神经脊柱外科手册

Handbook of Spine Neurosurgery

主　编　王作伟　菅凤增

科学出版社

北　京

内 容 简 介

　　本书由神经外科、骨科、疼痛科等多学科医学专家共同编写而成，全面介绍了脊柱脊髓外科基础、脊柱创伤、脊柱退行性疾病、脊柱脊髓畸形、脊柱脊髓肿瘤、脊柱脊髓感染性等疾病，并且介绍了脊柱脊髓常用手术技术。本书简明扼要，条理清晰，通过临床手册的方式编写，查阅方便，更加体现实用性，可为神经外科、脊柱外科、骨科、疼痛科临床医师和医学生提供有益参考。

图书在版编目（CIP）数据

神经脊柱外科手册/王作伟，菅凤增主编.—北京：科学出版社，2021.12
ISBN 978-7-03-070304-0

Ⅰ.①神… Ⅱ.①王…②菅… Ⅲ.①脊柱－神经病学－手册 Ⅳ.①R681.5-62

中国版本图书馆CIP数据核字（2021）第217542号

责任编辑：郝文娜 / 责任校对：张 娟
责任印制：赵 博 / 封面设计：吴朝洪

科学出版社 出版
北京东黄城根北街 16 号
邮政编码：100717
http://www.sciencep.com

三河市春园印刷有限公司 印刷
科学出版社发行 各地新华书店经销

*

2021 年 12 月第 一 版 开本：720×1000 1/16
2021 年 12 月第一次印刷 印张：23 3/4
字数：513 000
定价：198.00 元
（如有印装质量问题，我社负责调换）

编 者 名 单

主　编　王作伟　菅凤增
副主编　陈　赞　吴　浩　王兴文
编　者（以姓氏笔画为序）

马龙冰　首都医科大学宣武医院
王　凯　首都医科大学宣武医院
王　强　北京医院
王大明　北京医院
王兴文　首都医科大学宣武医院
王作伟　首都医科大学宣武医院
王俊杰　北京医院
王海峰　北京医院
王海澎　北京医院
邓永兵　重庆市急救医疗中心
申　剑　北京医院
邢大朋　首都医科大学宣武医院
乔广宇　中国人民解放军总医院
任佳彬　滨州医学院附属医院
刘　将　中国科学技术大学附属第一医院（安徽省立医院）
刘　鑫　滨州医学院附属医院
刘振磊　首都医科大学宣武医院
孙　宁　滨州医学院附属医院
孙兆忠　滨州医学院附属医院
杜越崎　首都医科大学宣武医院
李　瑞　滨州医学院附属医院
李维新　空军军医大学唐都医院
吴　浩　首都医科大学宣武医院
张　迪　首都医科大学附属北京儿童医院
张　璨　首都医科大学宣武医院
陆　军　北京医院
陈　赞　首都医科大学宣武医院

陈春美　福建医科大学附属协和医院
周马丁　首都医科大学宣武医院
周旭东　山东大学齐鲁医院
胡　岳　首都医科大学宣武医院
姚庆宇　首都医科大学宣武医院
晏　怡　重庆医科大学附属第一医院
奚　健　中南大学湘雅医院
菅凤增　首都医科大学宣武医院
董亚超　首都医科大学宣武医院
曾　高　首都医科大学宣武医院

前　言

　　随着观念的更新和技术的进步，神经脊柱外科已经发展成为一门新兴学科。随着脊柱外科的基础和临床研究不断深入，神经脊柱外科医师需要掌握的知识也越来越多，特别是刚刚进入临床从事神经脊柱外科的医师，经常面对着众多专业书无从下手，非常需要一本概念新、内容深入浅出、基础理论与临床实践紧密结合、查阅方便的参考书。为了满足年轻从业者的需求，我们编写了这本《神经脊柱外科手册》，介绍了基础知识、常见疾病、治疗方法、手术技巧等方面知识，方便读者理解神经脊柱疾病的诊断和治疗，特别融入了最新的基础知识和治疗理念。本书体现了编者们在神经脊柱外科方面积累的临床诊治、教学和科研实践经验。

　　本书从不同的视角分别介绍脊柱脊髓疾病，融汇了神经外科、骨科、疼痛科等不同科室对脊柱疾病的诊疗特点，包括脊柱创伤、脊柱脊髓畸形、脊柱脊髓肿瘤及感染等疾病的手术治疗方法，详细阐述了神经显微手术操作、神经微创手术操作等神经外科专长，还包括了脊柱稳定性的概念和固定融合技巧等传统骨科专长，希望本书能够成为一本真正的"神经脊柱外科"参考书，帮助读者更加全面地了解神经脊柱疾病的诊断和治疗，同时成为便于携带、查阅方便的工具书。

　　由于编写时间仓促，加之水平有限，书中难免存在不足之处，恳请读者提出宝贵意见。

王作伟　菅凤增
首都医科大学宣武医院
2021 年 5 月

目　录

第一部分

脊柱脊髓外科基础

第一节　脊柱脊髓解剖

一、概述

脊柱：是身体的支柱，位于背部正中，上端接颅骨，下端达尾骨尖。人类脊柱由 33 块椎骨（颈椎 7 块，胸椎 12 块，腰椎 5 块，骶骨、尾骨共 9 块）借韧带、关节及椎间盘连接而成（图 1-1-1）。脊柱上端承托颅骨，下连髋骨，中附肋骨，并作为胸廓、腹腔和盆腔的后壁。脊柱具有支持躯干、保护内脏、保护脊髓和进行运动的功能。

1. **脊柱的韧带**　脊柱依靠周围坚强的韧带维持稳定，脊柱的韧带分为短韧带和长韧带（图 1-1-2）。

（1）脊柱短韧带：相邻椎骨的椎弓之间称椎弓间韧带，由弹性结缔组织构成，呈黄色，故又称黄韧带。黄韧带有很大的弹性，连接着相邻的椎板，协助椎板保护椎管内的脊髓，并限制脊柱的过度前屈。此外，在各棘突之间、各横突之间，分别生有棘间韧带和横突间韧带。

（2）脊柱长韧带：在椎骨前面的是前纵韧带，上连枕骨大孔前缘，下达骶骨前面，紧贴椎体和椎间盘前面，厚实而坚韧，对脊柱稳定有重要作用。椎体后面的后纵韧带长度与前纵韧带相当，与椎体相贴部分比较狭细，但在椎间盘处较宽，后纵韧带可限制脊柱过度前屈及防止椎间盘向后脱出的作用。在棘突尖上还有一条上下连续的棘上韧带，在胸、腰、骶部紧贴棘突末端，至颈部则呈板片状，将两侧肌肉分开，且由弹性结缔组织构成，特称之为项韧带。

2. **弯曲**　正常情况下，脊柱有 4 个弯曲，从侧面看呈 S 形，即颈椎前凸、胸椎后凸、腰椎前凸和骶椎后凸。长期姿势不正和某些疾病（如胸椎结核、风湿性脊柱炎等）可使脊柱形成异常弯曲（如驼背）。

3. **活动度**　正常人的脊柱有一定的活动度，但各部位活动度不同，颈、腰段活动度较大，胸段活动度极小，骶段几乎无活动性。颈段可前屈、后伸各

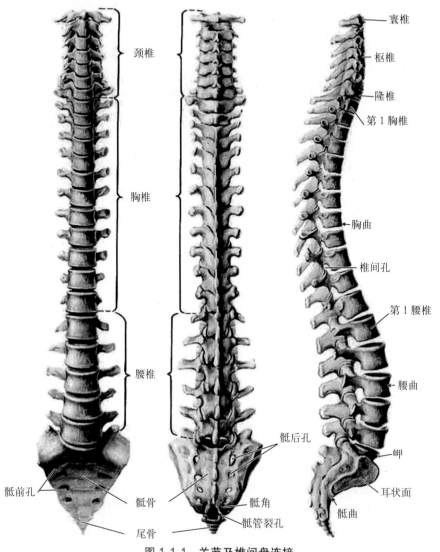

颈椎

胸椎

腰椎

骶前孔

骶骨

尾骨

骶后孔

骶角

骶管裂孔

寰椎

枢椎

隆椎

第1胸椎

胸曲

椎间孔

第1腰椎

腰曲

岬

耳状面

骶曲

图 1-1-1　关节及椎间盘连接

35°～45°，左、右侧弯各45°，旋转60°～80°。腰段在臀部固定的条件下可前屈75°～90°，后伸30°，左、右侧弯各30°～35°，旋转30°～35°。检查时医师固定患者肩部，嘱患者做前躬、后仰、侧弯、旋转等运动；检查胸椎活动度可先固定骨盆再旋转肩部，注意观察有无异常改变。

4. 脊髓　脊柱内部自上而下形成一条纵行的脊管，内有脊髓。

(1) 脊髓呈前后稍扁的圆柱体，全长粗细不等，位于椎管内，上端在枕骨大孔处与延髓相连，下端尖削呈圆锥状，称脊髓圆锥，圆锥尖端延续为一细丝，称终丝，终丝向下经骶管终于第2尾椎的背面，成人脊髓全长42～45cm。脊髓有两个膨大：上方一个称颈膨大，位于颈髓第3段到胸髓第2段，颈髓第6

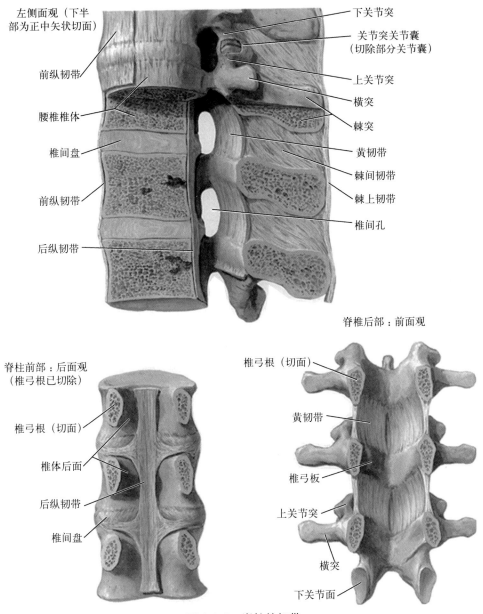

左侧面观（下半部为正中矢状切面）

前纵韧带

腰椎椎体

椎间盘

前纵韧带

后纵韧带

下关节突

关节突关节囊（切除部分关节囊）

上关节突

横突

棘突

黄韧带

棘间韧带

棘上韧带

椎间孔

脊椎后部：前面观

脊柱前部：后面观（椎弓根已切除）

椎弓根（切面）

椎体后面

后纵韧带

椎间盘

椎弓根（切面）

黄韧带

椎弓板

上关节突

横突

下关节面

图 1-1-2　脊柱的韧带

段处最粗；下方一个称腰膨大，始自胸髓第 9 段到脊髓圆锥，第 12 胸椎处最粗（图 1-1-3）。

（2）脊髓的表面有 6 条彼此平行的纵沟，前面正中较深的沟，称前（腹侧）正中裂，其前外侧有前（腹）外侧沟，前根纤维从其间走出；后面正中有一浅沟，称后（背侧）正中沟，其后外侧有后（背）外侧沟，后根纤维从其间进入脊髓。

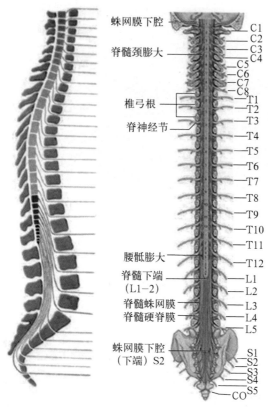

蛛网膜下腔
脊髓颈膨大
椎弓根
脊神经节
腰骶膨大
脊髓下端
（L1-2）
脊髓蛛网膜
脊髓硬脊膜
蛛网膜下腔
（下端）S2

C1
C2
C3
C4
C5
C6
C7
C8
T1
T2
T3
T4
T5
T6
T7
T8
T9
T10
T11
T12
L1
L2
L3
L4
L5
S1
S2
S3
S4
S5
CO

图 1-1-3　脊髓膨大处

在后正中沟与后外侧沟之间，还有后中间沟（图 1-1-4、图 1-1-5）。前、后根纤维在椎间孔处汇合，构成脊神经。在汇合之前，于后根处形成一个膨大，称脊神经节，内含假单极的感觉神经元。脊髓全长共发出 31 对脊神经，与每一对脊神经相对应的脊髓部分，称脊髓节，共有 31 节，即 8 个颈节、12 个胸节、5

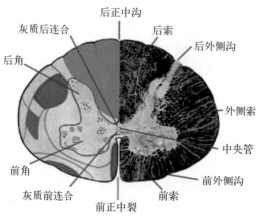

后正中沟
灰质后连合
后索
后角
后外侧沟
外侧索
中央管
前角
前外侧沟
灰质前连合
前索
前正中裂

图 1-1-4　后正中沟与后外侧沟

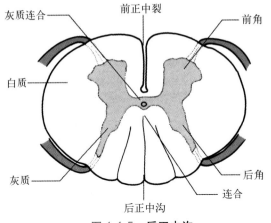

图 1-1-5　**后正中沟**

个腰节、5 个骶节和 1 个尾节。

（3）脊神经亦称脊髓神经，由脊髓发出的成对神经。人体共有 31 对，其中颈神经 8 对、胸神经 12 对、腰神经 5 对、骶神经 5 对、尾神经 1 对（图 1-1-6）。每一对脊神经由前根和后根在椎间孔处合成。前根由脊髓前角运动神经元的轴突及侧角的交感神经元或副交感神经元的轴突组成。纤维随脊神经分布到骨骼肌、心肌、平滑肌和腺体，支配控制肌肉收缩和腺体的分泌。后根上有脊神经节，由传入神经元细胞体聚集而成，后根由感觉神经元的轴突组成，其末梢分布全身各处，能感受各种刺激。脊神经出椎间孔后即刻分为前支、后支，每支内均含传入、传出纤维。后支一般细小，分布于脊柱附近较小区域内的皮肤和肌肉。前支粗大，分布到颈部以下其余各部位的皮肤和肌肉。其中除第 2～11 对胸神经前支沿肋间分布外，其余神经的前支都先交织成丛，再由此丛发出分支分布于所支配的区域。这些脊神经分别形成颈丛、臂丛、腰丛和尾丛，而且均左右成对。

脊髓与脊柱在发生发展过程中，由于两者生长速度出现不平衡（脊髓的生长速度慢于脊柱），成人脊髓的下端仅达第 1 腰椎下缘，因此腰、骶、尾部的脊神经根，围绕终丝聚集成束丝呈垂直下降，形成马尾。由于第 1 腰椎以下已无脊髓，所以临床上一般在第 3、4 腰椎间进行穿刺。

【脊柱的发育】

脊柱的发育是由中胚层的生骨节细胞围绕脊髓和脊索形成的。胚胎早期，每侧体节腹内侧面分出一团间充质细胞，即生骨节。生骨节逐渐移向中线脊索周围。起初生骨节组织的节段包绕脊索与体节对应，当进一步发展时，每个生骨节的尾端部分变致密，并和下位生骨节的头端连接起来，形成新的节段称椎骨原基，即后来的椎体。椎体形成后不久，在其背面伸出密集的间充质，形成神经弓，包围脊髓。腹面形成肋突，肋突在胸椎形成肋骨，在颈、腰椎与横突相合。椎骨原基形成软骨，后骨化为椎体。椎体中的脊索完全退化，但在椎间

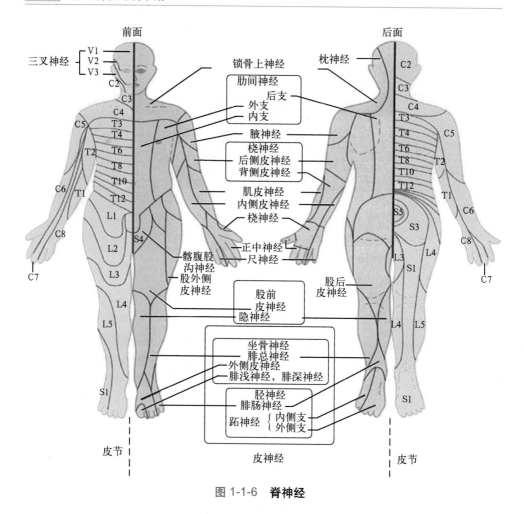

图 1-1-6 脊神经

隙中央的脊索却保留下来，增长并经过黏液样变性，形成髓核。髓核周围的纤维组织分化成纤维软骨环，与髓核共同构成椎间盘。临床上偶尔遇到骶尾部的脊索组织残留并异常生长而形成肿瘤，压迫周围组织产生腰骶痛及盆腔脏器功能障碍。

生骨节旁的生肌节组织，原来与生骨节位于同一节段，当生骨节重新组合之后，则处于两相邻椎骨间，并逐渐发育成脊旁肌肉。原位于生骨节间的动脉，此时处于椎体腰部，形成脊间动脉，即以后的肋间动脉及腰动脉。神经则位于两椎骨间，通过后来形成的椎间孔与脊髓相接，称脊神经。

在出生时的椎骨，在椎体和两侧椎弓各有一个骨化中心。出生后1年，胸、腰椎两侧椎弓完全融合。颈椎在第2年初融合。骶骨较晚，在7～10岁时融合，融合不良易形成脊柱裂。椎弓与椎体的融合，颈椎在3岁时，胸椎在4～5岁时，腰椎在6岁时，骶椎在7岁时或更晚。次发骨化中心在青春期时才出现。

脊柱的分节和包绕神经管是一个复杂的演化发育过程，在发育过程中脊椎的发育缺陷可形成半椎、楔椎、蝶椎、融合椎、移行椎，是常见的脊椎畸形之一。更常见的发育障碍是两侧椎弓对合障碍形成的脊柱裂。较轻的脊柱裂多为腰骶椎骨的后弓没有合并，但脊神经正常，表面皮肤正常或仅有小凹或有色素沉着及毛发，因临床无症状，常在 X 线片中发现，称隐性脊柱裂；重者可同时有脊神经、脊膜或脊髓的膨出，产生相应的脊神经功能障碍。

在胚胎 1～3 个月时，脊髓和脊柱的长度一致，在以后的发育过程中，脊柱的生长迅速超过了脊髓，致脊髓末端在椎管内上升。在出生时其末端位于第 3 腰椎水平，成人时期末端位于第 1 腰椎下缘。第 2 腰椎以下的脊膜称为终丝，仍连于尾骨水平。随着这种生长不相称的结果，腰骶脊神经就从脊髓的发出处，斜行到相应的脊柱节段出椎间孔处，脊髓以下的神经呈马尾状，称为马尾神经。腰椎穿刺、碘水造影，均在此水平以下进行，以免刺伤脊髓。

新生儿的脊柱是由胸椎后凸和骶骨后凸形成的向前弯曲，这两个弯曲可以最大限度地扩大胸腔、盆腔对脏器的容量。婴儿出生时，颈部始呈稍凸向前的弯曲，当出生后 3 个月婴儿抬头向前看时，即形成了永久性向前凸的颈曲以保持头在躯干上的平衡。在出生后 18 个月幼儿学习走路时，又出现了前凸的腰曲，使身体在骶部以上直立。

这样的脊柱出现了人类所特有的 4 个矢状面弯曲：2 个原发后凸和 2 个继发前凸。胸椎的后凸是由于胸椎椎体前窄后宽的结果，而颈部的继发前凸主要是由椎间盘的前宽后窄构成的，其椎体则前后等高或前方稍矮。腰椎的前凸则除了椎间盘的前高后矮外，第 4、5 腰椎椎体亦变得前高后矮；第 3 腰椎椎体不定，仍多为方形，而第 1 腰椎、第 2 腰椎椎体仍适应胸腰段的后凸而呈后高前矮的形态。

完成 4 个弯曲的人类脊柱在站立位时，重力线应通过每个弯曲的交接处，然后向下以髋关节稍后方，膝踝关节稍前方而达地面。腰椎前凸在每个人并不一致，女性前凸较大。老年性驼背患者为保持直立位，腰椎前凸亦增加。老年人椎间盘退变后，颈椎及腰椎前凸可减少。脊柱的弯曲可协助椎间盘减少振荡，但却使支撑力减少，在弯曲交界处容易损伤（如第 12 胸椎，第 1 腰椎）及慢性劳损（如第 4、5 腰椎）成为腰痛的易发病处。

脊柱的前凸增加称前凸，常见于腰椎及骶骨水平位的人。过大的弧形后凸常见于胸部，如为骤弯则称为成角畸形，常见于骨折、结核。向侧方的脊柱弯曲称为侧凸。这些都影响脊柱的承重和传递功能，故为病理状态，可导致腰痛。人类直立运动已有 300 万～500 万年的历史，但直立后的脊柱仍不能完全适应功能的需要，特别是腰骶交界处的慢性劳损，常为腰痛发病的基础。

二、颈椎的解剖

颈椎位于头以下、胸椎以上的部位，即脊柱颈段，共 7 块，围绕在颈髓及其脊膜的四周。由椎间盘和韧带相连，形成向前凸的生理弯曲。颈椎的特点是椎体较小，呈椭圆形，横突上有横突孔，椎动脉和椎静脉由此孔通过；棘突短而分叉；上下关节突的关节近似水平位，使颈部能灵活运动。相邻椎骨上下切迹围成椎间孔，有脊神经和血管通过。

【骨性结构】

颈椎共 7 块，其中第 3、4、5、6 颈椎为典型椎骨，第 1、2、7 颈椎为非典型椎骨。

典型颈椎的特征：①椎体较小，左右径大于前后径，上面凸起（形成侧缘关节），下面凹陷。②椎孔较大，呈三角形。③所有颈椎的横突孔中都有椎血管(椎动脉、椎静脉) 走行，第 7 颈椎横突孔中无椎动脉走行。

第 1 颈椎（寰椎）没有椎体，呈环状，由前弓、后弓和侧块构成。前弓后面的齿凹与第 2 颈椎的齿突形成关节。侧块上的椭圆形凹陷与颅底的枕骨髁形成寰枕关节，使头能做点头动作。

第 2 颈椎(枢椎)有一向上的指状凸起称齿突。寰椎可围绕齿突做旋转运动。寰椎、枢椎共同组成寰枢关节，寰枢关节由 3 个独立的关节构成，其中 2 个由寰椎侧块的下关节面和枢椎的上关节面构成，另一个由枢椎齿突的前关节面和寰椎前弓后面的齿凹构成（图 1-1-7、图 1-1-8）。寰枢关节的微小错位及其周围组织的损伤、劳损、退行性改变易形成寰枢关节半脱位。寰枢关节是高位脊髓及生命中枢所在处，严重的寰枢关节半脱位可导致高位截瘫、呼吸肌麻痹，甚至危及生命。

第 7 颈椎的棘突特别长近似水平，末端不分叉，形成结节，在皮下易触及，常用来计数椎骨序数的标识（图 1-1-9）。

颈椎相邻椎板呈叠瓦状紧密排列，椎板间有大量软组织填充，向上附着于

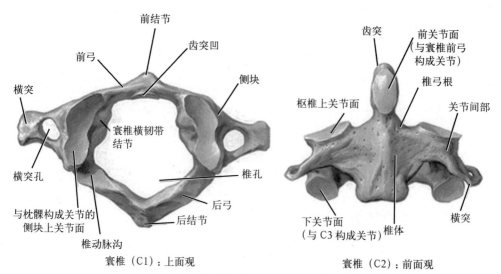

寰椎（C1）：上面观　　　寰椎（C2）：前面观

图 1-1-7　颈椎的齿突关节（上面与前面）

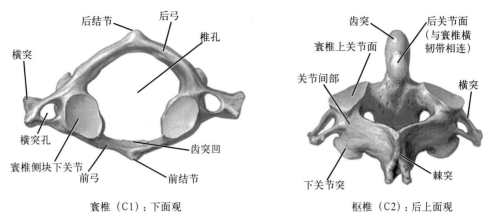

寰椎（C1）：下面观　　　　　　　　枢椎（C2）：后上面观

图 1-1-8　颈椎的齿突关节（下面与后上面）

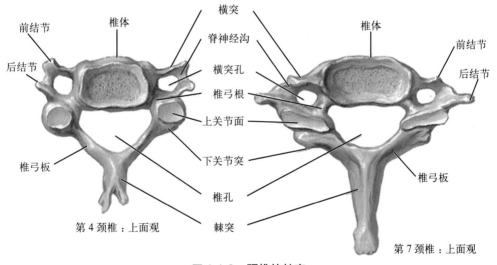

第 4 颈椎：上面观　　　　　　　　第 7 颈椎：上面观

图 1-1-9　**颈椎的棘突**

上位椎板下缘前面，向下附着于下位椎板上缘后面，向外延续至关节突关节囊。清理软组织后，见相邻椎板上、下缘在关节突关节内侧重叠，形成顶端向外的横行 V 形结构，即 V 点。Kim 等将其作为脊柱内镜下确定责任节段的手术标识。

颈椎关节突关节是由邻位椎骨的上、下关节突构成的关节，允许两颈椎之间有少量运动。颈椎关节突关节面与冠状面成 45°～55°，其运动较自由。孙兆忠等研究发现，在脊柱内镜下，V 点外下方，颈椎关节突关节间隙后方最内侧端垂直线与下关节突内下端的交点是一个明确的骨性标志点，称其为 O 点（origin point），可作为经皮颈椎后路内镜下颈椎间盘切除术（percutaneous posterior endoscopic cervical discectomy，PPECD）内镜下恒定的骨性标志点（图 1-1-10）。

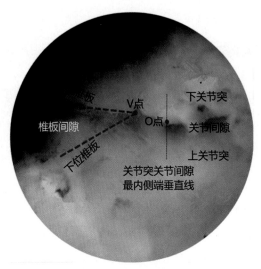

图 1-1-10   内镜下恒定的骨性标志点

孙兆忠等认为，O 点能精准定位椎管内结构；O 点与硬脊膜外侧缘距离恒定（4～5mm），这提示术者自 O 点向内 4～5mm 处不要伤及硬脊膜；O 点水平恒定对应椎间隙，有助于术者在该水平寻找突出的颈椎间盘；O 点投影的深面或其附近绝大多数为同节段的颈神经根，自 O 点开骨窗时，应注意不伤及其深面的颈神经。O 点投影在 C3/4～C5/6 节段，多位于椎间孔内、靠近椎间孔外口，在向外开骨窗减压时达 O 点（椎间孔外口）即可实现对颈椎间孔的减压，无须切除关节突关节，这与以往研究认为需切除颈椎关节突关节并小于 1/2 不同；在 C6/7～C7/T1 节段 O 点投影紧贴硬脊膜外侧缘，甚至在其表面，需向外磨削开窗 2～3mm 才能对椎间孔减压。

【颈椎周围肌肉】

颈椎周围肌肉大体可分为两大部分：颈前部肌群和颈后部肌群。颈椎周围肌肉构成颈椎动力平衡系统。

1. 颈前部肌群 包括颈阔肌、胸锁乳突肌、舌骨上下肌群；其中舌骨上下肌群对颈椎的屈曲影响不大。颈前部肌群主要起到屈曲颈椎的作用（图 1-1-11）。

（1）颈阔肌：位于浅筋膜内，起自胸前上部的皮下组织，肌束斜向上内越过锁骨，有些肌束附着于下颌骨下缘，多数肌束则和面部的皮肌融合，肌前分较厚。颈部浅静脉位于肌的深面；皮神经穿过肌至其浅面。面神经的颈支越过下颌角降至其深面支配。此肌收缩时使颈皮肤呈现横皱纹，减少下颌和颈侧面之间的凹陷；帮助降下颌、下唇及口角。

（2）胸锁乳突肌：位于颈部侧面，是重要的体表标志和分区标志，它将颈部分为前、后三角。起端有 2 头：①胸骨头缘起自胸骨柄前面；②锁骨头扁，起自锁骨上面为内侧 1/3。两头合并，行向上后，止于颞骨乳突外侧面和上项线外侧

1/3。肌的浅面有颈阔肌、颈外静脉、耳大神经及颈皮神经经过；深面有颈部大血管和颈丛，以及颈前深层肌和胸膜顶。此肌主要接受来自枕动脉和甲状腺上动脉的分支；副神经行经此肌深面时发支供给本肌（运动）；颈丛分支（C2 ～ C3）支配其感觉。功能：直立时，一侧肌收缩，使颈侧屈向本侧，面部转向对侧并向上；

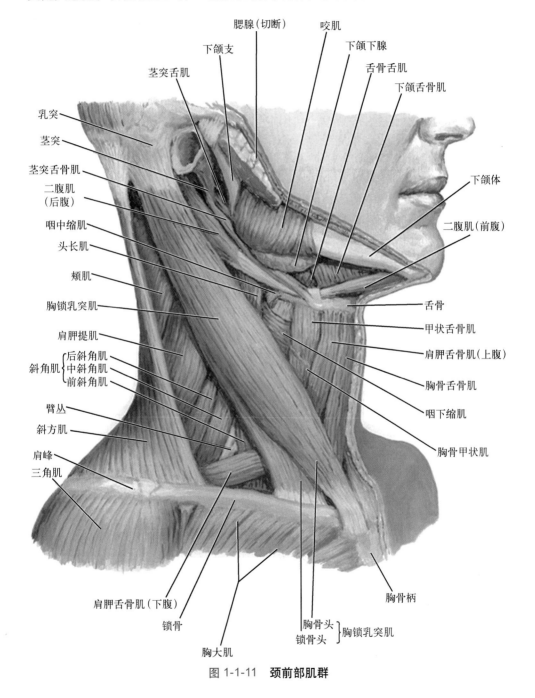

图 1-1-11　**颈前部肌群**

两侧同时收缩，拉头向前；仰卧位时，两侧肌收缩，即可抬头；头固定时，可提胸廓前份，有助于深吸气。胸锁乳突肌痉挛是斜颈的原因之一。

（3）舌骨上下肌群：胸骨舌骨肌、肩胛舌骨肌、胸骨甲状肌和甲状舌骨肌。它们和腹直肌来源相同，都属于腹侧浅肌层。原始的舌骨下缘肌块分为浅、深两层。①浅层分为内、外侧两部，即胸骨舌骨肌与肩胛舌骨肌；②深层断为上、下两段，附着于甲状软骨斜线，斜线以上为甲状舌骨肌，斜线以下是胸骨甲状肌。

2. 颈后部肌群　①颈浅肌群包括颈斜方肌、头颈菱形肌；②颈深肌群包括颈部夹肌、最长肌、颈髂肋肌、颈半头棘肌。颈后部肌群主要起到后伸颈椎的作用。

【颈神经】

颈神经位于颈部，共有 8 对（图 1-1-12）。第 1 ~ 7 对颈神经在相应颈椎椎弓上方的椎间孔出椎管；第 8 对颈神经在第 7 颈椎与第 1 胸椎之间的椎间孔出椎管。颈神经的前支在颈部组成颈丛和臂丛。第 1 ~ 4 颈神经的前支组成颈丛，第 5 ~ 8 颈神经的前支组成臂丛。前支为运动纤维，后支较相应的前支粗大，为感觉传入纤维，经椎骨横突之间向后穿行。颈神经的分布，按照脊髓节段，呈节段性分布。颈丛神经分布于胸锁乳突肌、膈肌、胸膜及枕部、耳郭、颈前区和肩部的皮肤；臂丛神经分布于上臂的肌肉和皮肤；后支分布于枕、项、背部的肌肉和皮肤。第 1、2 颈神经根离开脊髓后并不通过椎间孔，而直接沿椎体进入分布区。因此，第 1、2 神经根容易遭受直接外伤，但不存在受椎间孔压迫的可能性。

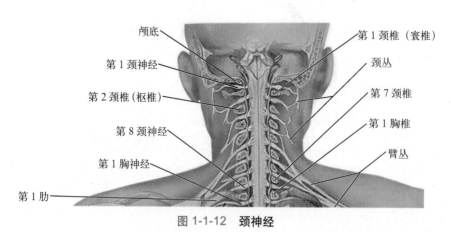

图 1-1-12　颈神经

第 1 颈神经其前支位于寰椎后弓的椎动脉沟内，于椎动脉的下侧向外行，绕寰椎侧块的外侧向前，然后在寰椎横突前侧下降，与第 2 颈神经的升支在颈内静脉的后侧相互吻合，形成颈神经丛的第一襻。第 1 神经的后支为枕下神经，由寰椎后弓上缘穿出，多数是从椎动脉与后弓之间穿出，少数是从椎动脉上方穿出。然后枕下神经发出分支至头后大直肌、头后小直肌、头上斜肌和头下斜肌，支配这 4 块肌肉。第 1 颈神经穿行于枕骨与寰椎后弓之间，经椎动脉沟，在椎动脉的下侧穿出寰枕膜。

第 2 颈神经位于寰椎后弓和枢椎之间，在寰枢椎形成的拱内朝背外侧走行，继而分成前支和后支。第 2 颈神经及其分支与寰枢后膜紧密相连，后支位于寰枢后膜的背侧面，与第 1 颈神经后支交通后分为较细的外侧支和较粗的内侧支，内侧支即为枕大神经。在平枕外隆突处，枕大神经距后正中线的距离一般为 2 ~ 4cm；在平寰椎后弓结节处，一般是旁开 1 ~ 1.5cm；在平枢椎棘突处，一般是旁开 2 ~ 2.5cm。其支配区除部分项肌外，其余伴随着枕动脉分布于枕部的皮肤。有的在半棘肌的深面、头下斜肌的表面发出小支与枕下神经和第 3 颈神经吻合。第 2 颈神经的前支横行越过寰枢关节囊的外侧，水平走行至上关节突平面，固定在头下斜肌的肌筋膜上，头下斜肌筋膜也固定在寰枢后膜上，斜下走行环绕着中斜角肌或提肩胛肌的前上部，通过吻合支与第 1 颈神经的前支联合在一起形成一个共干。此神经共干向后背侧越过中斜角肌，在胸锁乳突肌的后方转向枕颈部。在胸锁乳突肌后方分为两个上升的浅表支，此浅表支发出分支与第 3 颈神经前支联合，枕小神经发出分支环绕着胸锁乳突肌，走行至耳后部，分布于乳突的后外侧部。另外，一部分神经至枕部后中线附近，也可直接发出分支与第 3 颈神经的腹侧支联合，发出枕小神经。枕小神经分布的变异最多，分布范围比较广，在枕后部与枕大神经分支间有众多吻合。一般认为，枕小神经分布于枕部及耳郭背面上 1/3 的皮肤，耳大神经分布于耳郭背面及腮腺区的皮肤。

第 3 颈神经后支绕过 C3 关节突后，穿过横突间肌分为内侧支、外侧支和交通支，第 3 颈神经后支的内侧支为枕神经，分布于枕外隆凸附近的皮肤。发出的交通支支配口裂以上枕外隆凸下方的项背部及枕部皮肤，并与枕大、枕小神经相交通。内侧深支穿过关节周围纤维组织，支配 C3/4 关节突关节。

第 4 ~ 8 颈神经后支由骨纤维孔进入横突间区，穿过横突间肌后分为内侧支和外侧支。内侧支的深支支配颈部棘间肌，浅支走行于颈半棘肌与多裂肌间，穿过斜方肌起点变为皮支，内侧支还发出关节支，支配相邻关节突关节。外侧支在头半棘肌起点处肌腱性组织中浅出，支配颈最长肌和颈夹肌。

颈交感神经干位于颈血管鞘后方，颈椎横突的前方，椎前筋膜的深侧。一般每侧 3 个交感节，分别称为颈上、中、下节。这 3 个神经节以节间支相互连接，并有吻合支与有关的脑神经相连接。颈上神经节位于 C4 和 C6 或 C7 横突前方，后侧为颈长肌及其筋膜。颈中神经节最小，位于 C4 处。颈下神经节位于 C7 横突与第 1 肋颈之间，形状不规则。在椎动脉起始部的后方，常与 T1 脊神经节合并，称为颈胸神经节（星状神经节）。

【颈椎周围血管】

椎动脉起于锁骨下动脉第一段上壁，发出后穿经第 6 颈椎以上的横突孔，在寰椎侧块后方向内侧弯曲，穿经枕骨大孔进入颅腔，在脑桥下缘，与对侧椎动脉联合形成基底动脉。偶尔它可在第 5、第 4 或第 7 颈椎进入横突孔（图 1-1-13）。

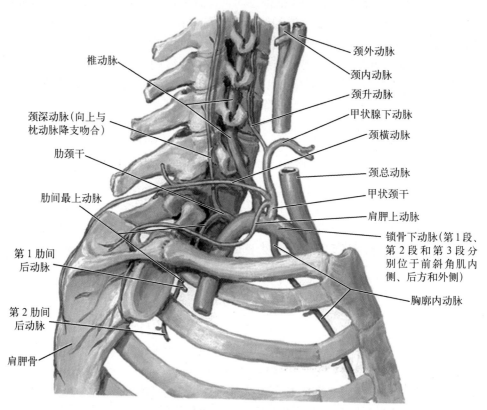

图 1-1-13　**颈椎血管**

椎动脉第 1 段在颈长肌和前斜角肌之间向后上行，在颈总动脉和椎静脉后方与甲状腺下动脉相交叉。左侧动脉则被胸导管跨过，该动脉后方有第 7 颈椎横突、星状神经节，以及第 7、8 颈神经后支。

椎动脉第 2 段穿经颈椎横突孔上升，并与星状神经节的分支和椎静脉构成的静脉丛伴行。此段椎动脉在颈 6～颈 2 脊神经前支前方，几乎垂直上升至枢椎横突孔，继而转向外侧达寰椎横突孔，此处开始为椎动脉第 3 段，经头外侧直肌内侧弯曲向后行至寰椎侧块内后方、第 1 颈神经前支外侧，继而行于寰椎后弓上面的椎动脉沟，在寰枕后膜下缘穿入椎管。此段位于枕下三角内并由头半棘肌覆盖，在第 1 颈神经后支和该动脉与寰椎后弓之间。

椎动脉第 4 段穿硬脑膜、蛛网膜在舌下神经根前方上行，在延髓前面斜上行至脑桥下缘处，与对侧动脉联合形成沿中线走行的基底动脉。

椎动脉紧贴椎弓根的外侧面和钩状突的外侧面，钩椎关节增生可致椎间孔狭窄，压迫神经根，在磨除增生的钩椎关节扩大椎间孔时，切勿突破椎弓根和钩状突的外侧面，否则可能伤及椎动脉。

三、胸椎的解剖

胸椎位于脊柱胸段，共 12 个。从上向下，椎体逐渐增大，这与负重有关。胸椎参与支持肋和构成胸廓的作用。

【骨性结构】

椎体的横切面呈心形，上位胸椎近似颈椎，下位胸椎则近似腰椎。在椎体侧面后份上下缘有上肋凹和下肋凹，上肋凹一般较下肋凹要大，与肋头相连接，形成肋头关节。椎孔为圆形，较颈椎的要小。横突末端前面有圆形的横突肋凹与肋结节相连接，形成肋横突关节。上、下关节突的关节面近似冠（额）状位，上关节突关节面平坦，而下关节突的则略凹陷，两者构成胸椎关节突关节。胸椎棘突较长，伸向后下方，彼此叠掩，呈覆瓦状，上、下部胸椎的棘突较平，中部最斜（图 1-1-14）。

第 1 胸椎的椎体的横径较矢状径大 2 倍，第 2 胸椎以下椎体横径变小，矢状径增长。横突自上而下逐渐变短。第 5～8 胸椎棘突最长。第 1 胸椎体侧有一个圆形上肋凹和半圆形下肋凹；第 9、10 胸椎椎体常只有一个上肋凹；第 11、12 胸椎椎体只有一个圆形的肋凹，横突短而无横突肋凹。

胸椎有 12 个椎体承受压缩载荷，椎弓主要承受拉伸载荷，椎板短而宽呈叠瓦状，可防止胸椎过伸活动。关节突关节的关节面呈冠状位，因此允许胸椎有一定范围的轴向旋转活动，并对向前的移位有较强的抵抗作用。椎骨、椎间盘及韧带共同维持胸椎的稳定性。胸椎的稳定性明显高于胸腰段等其他脊柱区域，这主要归功于胸廓环的存在。在前方由肋软骨与胸骨构成胸肋关节，在后方则由肋骨头与相应椎体、椎间盘及横突形成关节。

【胸椎周围肌肉】

胸椎后方肌肉分为背浅层肌和背深层肌。

1. 背浅层肌位于躯干背面浅层，包括斜方肌、背阔肌、肩胛提肌和菱形肌等（图 1-1-15）。

（1）斜方肌是三角形阔肌，位于项部及背上部；起自枕外隆凸、上项线的内侧 1/3、项韧带、第 7 颈椎至第 12 胸椎的棘突及棘上韧带。上部肌束斜向下外，止于锁骨外侧 1/3 的后缘；中部肌束横行向外，止于肩峰内侧缘及肩胛冈上缘；下部肌束斜向上外，止于肩胛冈的内侧部。在下部肌束的止端腱与肩胛冈内侧端之间，有一斜方肌腱下囊。肌起始处的腱膜以第 7 颈椎附近为最宽，向上及向下逐渐变窄，且有光泽，称为菱形腱镜。两侧斜方肌常不对称；偶见上部与中部肌束分离；肌的头部或下位胸椎起点可能缺如；锁骨部止点有时内移或缺如。斜方肌受副神经和第 2～4 颈神经的前支支配；由颈横动脉、肩胛上动脉、肋间后动脉、颈深动脉及枕动脉分支供给。功能：全肌收缩可拉肩胛骨移向脊柱；

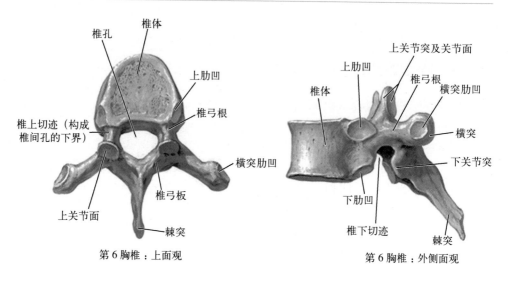

第6胸椎：上面观　　　　　　　第6胸椎：外侧面观

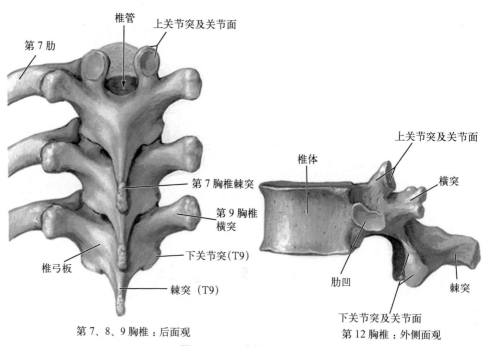

第7、8、9胸椎：后面观　　　　第12胸椎：外侧面观

图 1-1-14　**胸椎的椎体**

上部肌束上提肩胛骨外侧角，与前锯肌下部肌束拉下角外旋的作用形成力偶，外旋肩胛骨下角，助臂上举，并协同肩胛提肌上提肩胛骨；下部肌束下降肩胛骨内侧部，协同胸小肌下拉肩胛骨。肩胛骨固定时，两侧肌收缩使头后仰；一侧收缩使头颈屈向同侧，面仰向对侧。肌电图研究表明，斜方肌在肩上提、缩后、臂屈和外展时，皆有电位活动：肩上提时肌上部活动明显，缩后时中部和

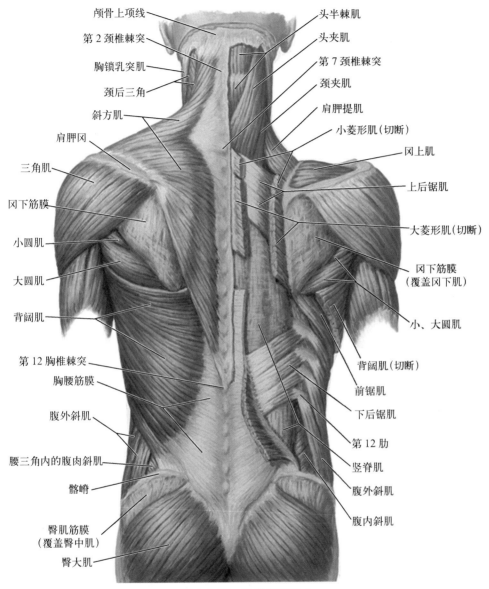

颅骨上项线
第 2 颈椎棘突
胸锁乳突肌
颈后三角
斜方肌
肩胛冈
三角肌
冈下筋膜
小圆肌
大圆肌
背阔肌
第 12 胸椎棘突
胸腰筋膜
腹外斜肌
腰三角内的腹肉斜肌
髂嵴
臀肌筋膜
（覆盖臀中肌）
臀大肌

头半棘肌
头夹肌
第 7 颈椎棘突
颈夹肌
肩胛提肌
小菱形肌（切断）
冈上肌
上后锯肌
大菱形肌（切断）
冈下筋膜
（覆盖冈下肌）
小、大圆肌
背阔肌（切断）
前锯肌
下后锯肌
第 12 肋
竖脊肌
腹外斜肌
腹内斜肌

图 1-1-15　**胸椎背浅肌肉**

下部活动最大。在直立位、上肢不负荷时，斜方肌上部电位静息或仅有轻度活动；重度负荷时活动增加。

（2）背阔肌是全身最大的阔肌，呈直角三角形，位于腰背部及胸部后外侧。它以腱膜起于下位 6 个胸椎棘突棘上韧带、胸腰筋膜后层（借胸腰筋膜起于全部腰部棘突、骶中嵴及髂嵴后部外唇），并以肌齿起自下位 3、4 个肋骨外面，有时有小部分肌束起自肩胛骨下角背面。肌束聚向外上，转绕腋窝后壁大圆肌的下缘，至其前面，以扁腱止于结节间沟底及小结节嵴。近止点处肌束的排列次序上下倒置，即该肌下部的肌束止于高处，上部肌束止于低位。背阔肌在肱骨的止点最低处较大圆肌者略高。背阔肌止端腱与大圆肌腱之间有一恒定的背阔肌腱下囊；在肌的上缘与肩胛下角之间亦常见一滑膜囊。自背阔肌上缘约在腋后襞中点处，有时分出一小肌束，经腋窝连于胸大肌或喙肱肌腱的深面，或附于肱二头肌长头腱、臂筋膜、胸小肌下缘甚至喙突，此肌束称为腋弓。偶有一薄肌束起自背阔肌下缘延至肱三头肌长头或鹰嘴。背阔肌借以起始的椎骨及肋骨的数目可减少或偶有增多。背阔肌上缘、肩胛骨内侧缘与斜方肌下外缘所围成的三角区称为听诊三角。背阔肌下外缘、髂嵴上缘与腹外斜肌后缘所围成的三角区称为腰三角。背阔肌受胸背神经支配。接受胸背动脉及颈横动脉降支的血液供给。其神经血管门的位置接近止端，较恒定，有利于作为肌瓣移植。功能：可内收、内旋及伸臂；协同胸大肌胸肋部和大圆肌，对抗阻力下拉举起之臂；当臂高举并固定时，可牵引躯体向上向前。肌电图显示：深呼吸时背阔肌收缩辅助吸气。

（3）肩胛提肌呈带状，位于颈部外侧，被斜方肌上份及胸锁乳突肌所覆盖。它起自上位4个颈椎横突，肌束斜向下外后，止于肩胛骨内侧缘的肩胛冈以上的部分。偶见一肌束至枕骨、乳突、第1～2肋、斜方肌或前锯肌等。此肌受肩胛背神经支配，接受颈横动脉或颈浅动脉分支的血液供给。功能：上提肩胛骨；肩胛骨固定时，则向同侧屈颈。

（4）菱形肌：①大菱形肌起自上位4、5个胸椎棘突及棘间韧带，肌束斜向下外，止于肩胛骨内侧缘肩胛冈内侧端以下的部分。②小菱形肌起自下位两个颈椎棘突及项韧带，止于肩胛冈内侧缘肩胛冈内侧端以上的部分。大、小菱形肌多相融合，分界不清；小菱形肌有时缺如。它们受肩胛背神经的支配；接受颈横动脉和上部肋间后动脉分支的血液供给。功能：两肌收缩时，拉肩胛骨向上内。

（5）后锯肌：①上后锯肌是斜方形的薄肌，位于菱形肌深面，它以薄腱起于项韧带大部、下位2个颈椎、上位2个或3个胸椎棘突及棘上韧带。肌束斜向下外，以肌齿止于第2～5肋、肋角外侧的上缘及外侧面。此肌受第2～4肋间神经支配；接受肋间后动脉及颈深动脉分支的血液供给。功能：上提第2～5肋，助吸气。②下后锯肌位于背阔肌中部的深面，以腱膜起自下位2个胸椎和上位2个腰椎的棘突及胸腰筋膜中层。肌束斜向上外，以肌齿止于第9～12肋，适在肋角的外面（第12肋无肋角）。此肌接受第9～11肋间神经及肋下神经支配，由相应部位的肋间后动脉供给血液。功能：向下后牵拉第9～12肋。上、下后锯肌起止点的数目常有增减；有时在连结两肌的筋膜中有一肌束。

2. 背深层肌群包括夹肌、竖脊肌、横突棘肌、棘间肌、横突间肌与肋提肌（图1-1-16）。

（1）夹肌呈三角形，位于顶部与背上部，被斜方肌和上后锯肌遮盖。分为头夹肌和颈夹肌。

（2）竖脊肌粗大，呈长索状，列于棘突外侧，下迄骶骨上达枕骨，沿途均有起止。它以总腱及肌束起于骶骨背面，髂嵴后部、腰椎棘突及胸腰筋膜，肌向上分为外侧、中间及内侧 3 列纵行的肌柱。①外侧列附着于肋骨，称为髂肋肌；②中间列附着于横突称为最长肌；③内侧列附着于棘突称为棘肌，最薄弱。每列自下而上又可分为 3 部。肌电图证实，竖脊肌伸直脊柱的作用与抗重力有关。自直立位伸脊柱时，竖脊肌首先出现一短促的爆发性电位活动，进一步拉伸则是身体重力作用，竖脊肌呈电静息。但用力后伸时，竖脊肌可有收缩。自立位缓慢屈脊柱时，竖脊肌由于对抗重力而收缩。当脊柱充分屈曲时，脊柱的被动结构承受负荷，竖脊肌无活动，呈静息电位。

（3）横突棘肌位于竖脊肌的深面，由许多斜行的肌束组成，分别起自下位

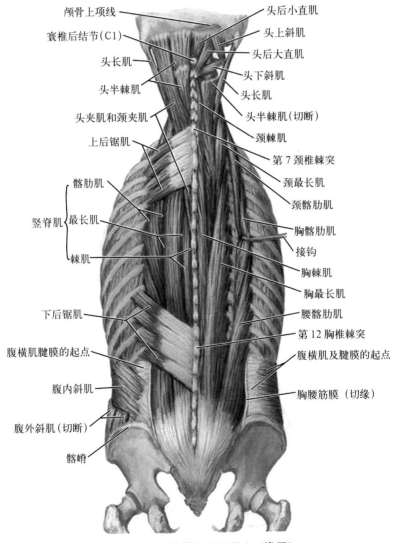

图 1-1-16　**胸椎深层肌群 A（浅层）**

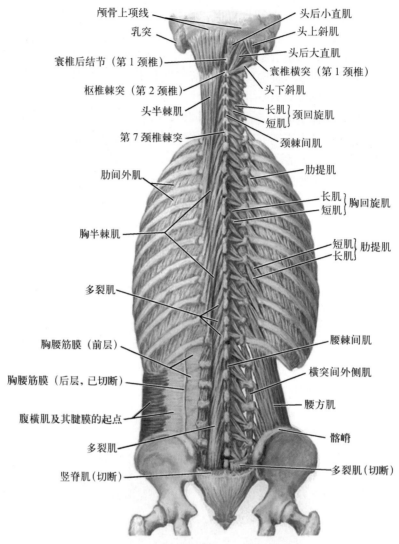

图 1-1-16　胸椎深层肌群 B（深层）

椎骨的横突，斜向内上方，止于椎骨的棘突。此肌自浅而深可分 3 层：①浅层是半棘肌，肌束斜越 4 ~ 6 个椎骨；②中层为多裂肌，肌束斜越 2 ~ 4 个椎骨；③深层称为回旋肌，肌束最短最斜，越过 1 个椎骨者称为长回旋肌，连结邻位 2 个椎骨者称为短回旋肌。

（4）棘间肌位于邻位椎骨的棘突之间，贴靠于棘间韧带的两侧。胸棘间肌仅存在于上位 2 个胸椎及下位 2 个胸椎的棘突之间；有时见于第 2、3 胸椎的棘突之间。它们受相应的脊神经后支的支配；由颈深动脉、肋间后动脉及腰动脉分支供给。功能：协助后伸脊柱。

（5）横突间肌是位于邻位椎骨横突之间的短肌，在颈部及腰部较发达。胸横突间肌是单个小肌束，主要存在于第 10 胸椎至第 1 腰椎的横突之间。受脊神经后支支配。功能：侧屈脊柱。

（6）肋提肌每侧 12 块，肌束斜向下外，与肋间外肌后缘平行，分为肋短提肌与肋长提肌。①肋短提肌：起自第 7 颈椎和第 1 ～ 11 胸椎横突尖，止于各下位椎骨所连接的肋骨肋结节与肋角之间。②肋长提肌：起自第 8 ～ 11 胸椎横突尖，止于各下位第 2 个肋的肋结节与肋角间的上缘和外侧面。它们受相应部位的胸神经后支支配，接受肋间动脉分支的血液供给。功能：提肋，侧屈并回旋脊柱。

背阔肌、竖脊肌、多裂肌、深层脊椎旋转肌、腰方肌等任何肌肉的紧绷或筋膜限制都会减少胸椎的活动度。

【胸神经】

胸神经共 12 对，出椎间孔后即分出后支和前支。后支较短，分布于躯干背侧，肌支支配胸半棘肌、多裂肌、回旋肌、胸棘肌、横突间肌、棘间肌、胸髂肋肌和胸最长肌；皮支管理肩、背、臀部（外侧）的皮肤感觉。胸神经的前支较长，除第 1 对的大部分参加臂丛、第 12 对的小部分参加腰丛之外，其余的皆不成丛（图 1-1-17）。

第 1 ～ 11 对，各自位于相应的肋间隙内，称肋间神经；第 12 对位于第 12 肋下方，称肋下神经。肋间神经在肋间内、外肌之间，肋间血管的下方，沿各肋沟前行，于胸腹壁侧面，发出外侧皮支，分布于胸腹侧壁的皮肤。第 4 ～ 6 肋间神经外侧皮支，还发出乳房外侧支至乳房，主干继续向前，其中上 6 对肋间神经至胸骨侧缘浅出，下 5 对肋间神经和肋下神经，斜向前下进入腹内斜肌和腹横肌之间，再穿过腹直肌鞘，浅出皮下。这些浅出的前皮支，分布于胸、腹前壁的皮肤；第 2 ～ 4 肋间神经的前支，还发出乳房内侧支分布于乳房；此外，肋间神经还发出细支，分布于胸、腹膜壁层。肋间神经和肋下神经的肌支，支配肋间内、外肌，腹内、外斜肌，腹横肌和腹直肌等。

胸段的交感神经与脊神经同行，可以称为内脏神经，调节指挥内脏的活动，其中胸心神经、内脏大神经、内脏小神经、内脏最下神经等，分别分管心脏、胃、肝、胆、胰、小肠和肾的功能。因此，胸椎的错位与整个内脏功能及全身健康状况有极密切的关系。

【胸椎周围血管】

椎静脉系由椎内、外静脉丛及连接其间的椎体静脉和椎间静脉组成，该静脉系缺乏静脉瓣膜，除在本系统内广泛吻合外，还与颅、颈、胸、腰、骶部的静脉交通。因此，椎静脉系是沟通颅内、外和上、下腔静脉系的重要途径，在静脉回流中起调节作用（图 1-1-18）。此外，来自盆部或腹部的感染、肿瘤或寄生虫，也可经此途径直接侵入颅内或其他远位器官。在临床上常通过椎静脉造影，以明确诊断椎管内的病变。

椎内静脉丛位于硬膜外隙，连绵不断，纵贯椎管全长，上端在枕骨大孔处形成一个集密的静脉网连接椎静脉、枕窦、乙状窦、基底静脉丛、枕髁导静脉和舌下神经管静脉丛，下端在骶管裂孔处沟通椎外静脉丛。该静脉丛主要接受由椎骨和脊髓回流的静脉血，按其部位可分为前后两部分，即椎内静脉丛前部

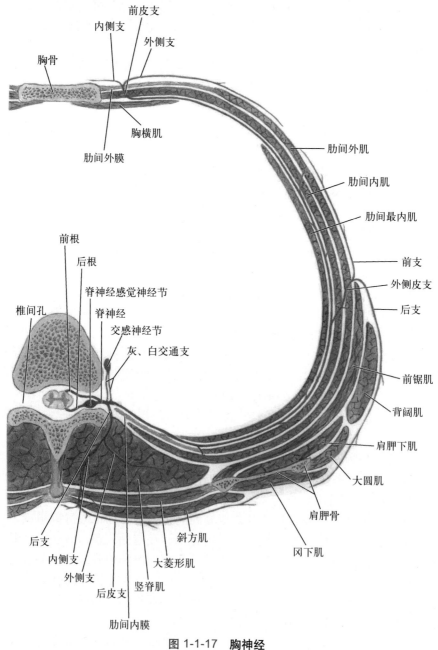

图 1-1-17　**胸神经**

和椎内静脉丛后部，两者相互吻合。

　　椎外静脉丛攀附于脊柱周围，收集椎骨及其附近结构的静脉血，它与椎内静脉丛通过椎体静脉、椎间静脉和穿行椎管后壁的小静脉相吻合，并汇入椎静脉、肋间后静脉、腰静脉和骶外侧静脉等。椎外静脉丛以横突为界分为椎外静脉丛前部和椎外静脉丛后部，以颈静脉丛和骶前静脉丛较发达。

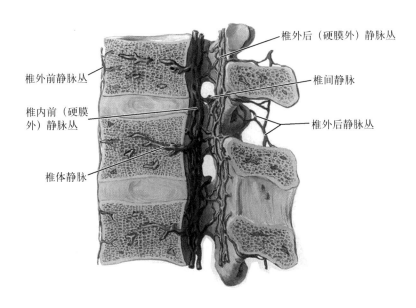

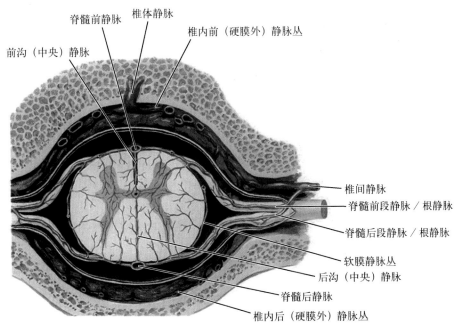

图 1-1-18　**胸椎周围血管**

椎体静脉是椎体内一些呈放射状的静脉湖，影像学上称之为椎静脉管，它们向后形成 1、2 个短干在椎体中部后面连接椎体后静脉，向前外通过椎体上的小孔连接椎外静脉丛前部。椎体静脉具有贮血功能，还把静脉血从透明软骨板的毛细血管网和骨松质的狭窄空间里运送至椎静脉丛。

椎间静脉与脊神经根伴行通过椎间孔（管），引流脊髓和椎内、外静脉丛的静脉血，依部位不同分别汇入椎静脉、肋间后静脉、腰静脉和骶外侧静脉。

四、腰椎的解剖

【骨性结构】

腰椎有 5 个，椎体高大，前高后低，呈肾形。椎孔大，呈三角形，大于胸椎，小于颈椎。关节突呈矢状位，上关节突的关节面凹，向后内侧，下关节突的关节面凸，向前外侧。上关节的外侧有一乳突，棘突为四方形的骨板，水平地突向后。横突短而薄，伸向后外方，根部的后下侧有一小结节，称为副突，在发生过程中横突与肋同源，副突应为真正的横突（图 1-1-19）。第 1~3 腰椎的横突逐渐增长，以第 3 腰椎最长，第 4、5 腰椎的则逐渐变短。第 5 腰椎椎体特别大，椎体前面特别高，当第 5 腰椎与骶骨相接时，构成向前凸的岬。

关节突关节属滑膜关节，能够完成有限的滑动。关节囊薄而松弛，附着于相对上、下关节突关节面周缘，在下腰椎关节囊变得较为紧张。在腰椎，关节突关节面几乎呈矢状位，上关节突关节面朝向后内，下关节突关节面朝向前外。下腰椎关节突关节即腰椎小关节，属联合关节。下腰椎在日常活动中，对躯体承重、弯曲、旋转发挥重要作用（图 1-1-20、图 1-1-21）。

腰椎的上关节突由椎弓根发出向内，与上一节腰椎的下关节突相接，后者由椎板发出，向外。因此，椎间关节的方向呈矢状位，但向下逐渐变为斜位，至第 5 腰椎，几乎呈冠状位。第 5 腰椎上关节突的关节面多数呈凹面型，少数为平面位，下关节突的关节面变化较大，以凸面型和平面型为主，其次为凹面型和波浪（或 S 形）型（图 1-1-22）。关节面倾斜度的变化较大，两侧常不对称。上关节面与矢状面所成夹角，右侧平均为 48.2°±12.2°，左侧平均为 49.6°±12.3°；下关节面夹角，右侧平均为 46.6°±10.5°，左侧平均为 49.7°±12.2°，关节突可以增大、内聚，在后外侧突向椎管或向前倾而使侧隐窝狭窄。

下腰椎关节突关节的方向性具有一定的变异性。彭裕文报道称上关节突关节面的朝向有 3 种：①矢状位，在上 4 个腰椎中占多数。②中间位，多见于第 5 腰椎。③冠状位，与冠状面接近。根据上下关节突关节面的形态和相互关系，刘旭林将关节突关节分为 4 种类型：Ⅰ 型，平行型，上下关节突关节面呈直线平行。Ⅱ 型，环抱型，上关节突关节面呈弧形且凹面较大，下关节突呈相应的弧形凸面，为上关节突所环抱。Ⅲ 型，反环抱型，与 Ⅱ 型相反，下关节突包绕

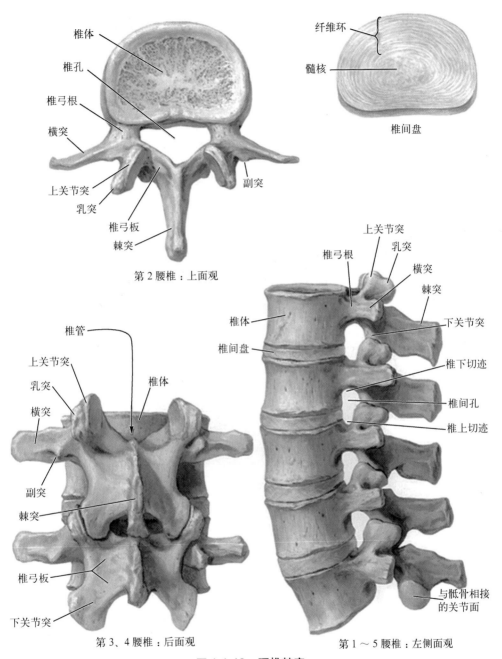

第2腰椎：上面观

椎间盘

第3、4腰椎：后面观

第1～5腰椎：左侧面观

图 1-1-19　腰椎棘突

上关节突。Ⅳ型，双环抱型，上下关节突均分为内外两部分，一部分环绕相应的关节突，而另一部分则被相应的关节突所环绕,关节突关节间隙呈 S 形弯曲状。目前公认小关节对维持腰椎稳定性起重要作用，限制椎间关节的扭力和剪力运动，能够对扭转载。

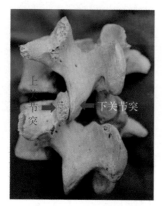

图 1-1-20　**上下关节突**

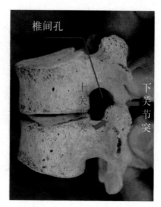

图 1-1-21　**椎间孔**

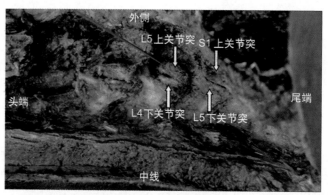

图 1-1-22　**术中腰段标识**

【腰椎周围肌肉】

腰大肌是位于腰椎两侧的长肌,它大部分位于腰椎椎体与横突之间的陷沟内,肌纤维以羽状形式向外下方排列走行,形成上下较细、中段较粗的类似纺锤状的条形肌肉。起自第 12 胸椎体、第 1～5 腰椎体和椎间盘的侧面,以及全部腰椎横突的前面和下缘。肌束向下与髂肌结合,形成一肌腱,穿过腹股沟韧带的肌腔隙,沿髂耻隆起的前面及髋关节囊的前内侧面下行,止于股骨小转子。腰大肌大部分位于 T12 至 L4 椎体与横突之间陷沟内,其上部肌纤维可延伸至后纵隔最下部及膈肌的后方。大部分腰大肌以肌齿形式连接在 T12 至 L4 椎体和椎间盘边缘处,外侧部分连接于 T12 至 L4 腰椎横突,向下与髂肌共同形成髂腰肌腱,经腹股沟韧带下肌腔隙,止于大腿根部内侧的股骨小转子。正中矢状面之腰大肌外缘间距为 40～63mm,L3 横突最长,该处的肌腹横径最宽,是腰大肌肌纤维最集中部位。T12 至 L4 椎间孔位于肌肉附着处的后方,腰椎横突前方,腰脊神经由此发出。近固定时,此肌收缩,可使大腿屈并外旋。远固定时,一侧收缩,使躯干向同侧屈,两侧肌肉收缩,则屈脊柱腰段而使躯干前屈。腰大肌受腰丛的肌支（T12 至 L4）支配。

髂肌位于髂窝内，为扇形的扁肌，起自髂窝，向下逐渐集中，与腰大肌联合成一个肌腱，止于股骨小转子。近固定时，此肌与腰大肌一起，可使大腿屈并外旋。下固定时，一侧肌肉收缩，使躯干侧屈，两侧肌肉同时牵引骨盆前倾。髂肌受腰丛肌支（L1 ～ 4）支配。

腰大肌与髂肌一起合称为髂腰肌。髂腰肌对大腿的前摆起重要作用。常采用正踢腿、负重高抬腿跑、悬垂举腿、仰卧起坐等辅助练习发展髂腰肌的力量。

【腰神经】

腰神经共 5 对，发自脊髓的腰节。腰神经各自穿出椎间孔后，即分为后支和前支。①腰神经的后支：在横突间内侧肌的内侧向后行，即分成内侧支和外侧支。各腰神经后支的内侧支，皆分布于多裂肌。下 3 对腰神经，还发出细支到骶部的皮肤。上 3 对腰神经后支的外侧支，斜行向外，支配附近的竖脊肌；其皮支穿背阔肌腱膜，在竖脊肌的外侧缘，跨过髂嵴后部，至臀部皮下，称臀上皮神经。第 1 腰神经的外侧支较小，分布于臀中肌表面的上部；第 2 腰神经外侧支，分布于臀中肌表面下部和臀大肌浅层；第 4 腰神经外侧支细小，终于骶棘肌下部；第 5 腰神经外侧支，分布于骶棘肌，并同第 1 骶神经相交通。②腰神经的前支：由上而下逐渐粗大。第 1 ～ 4 腰神经的前支，大部分组成腰神经丛（有 50% 的第 12 胸神经的前支分支加入腰丛）。第 4 腰神经的小部分和第 5 腰神经合成腰骶干，参加骶神经丛的组成。

L3、L4 神经根前支位置相对恒定，始终走行于下位横突的前面，因此位于腰大肌和腰方肌之间的横突可作为手术时定位腰神经的标记。术中从后面钝性剥离腰大肌显露椎体侧方时，可以横突为标识，寻找并保护 L3、L4 神经根前支，避免损伤。

腰骶神经根的特点是越靠近尾端，发出点相对越高，尤其是 S1 神经根。同时 L1 至 S1 神经根走行的角度越来越小，变化明显。神经根的长度则逐渐变大，L5 达到最长，S1 则又稍短。神经根自上而下神经根的直径逐渐变大。

神经根出椎管后紧贴上一节段椎弓根的下缘行走，经椎间孔向前、下、外方走行并形成神经节，L1 至 S1 神经节逐渐变大，S1 神经节体积最大，位置更靠近头侧。所以，椎间孔镜下腰椎间盘切除术，建立工作通道时，最好建在椎间孔的下 1/3 处，以免损伤或挤压腰神经。

神经根离开硬膜囊后向前下外方行走，自上而下斜度逐渐增加，与硬膜囊的夹角也不同。L4 神经根发自第四腰椎椎体上缘，L4 神经根与硬膜囊夹角 $22°～28°$，L5 则达到 $34°～40°$，近乎垂直（图 1-1-23）。

腰骶神经根穿出椎间孔后随即分为腰神经前支、后支、脊膜支和交通支。后支至腰椎横突间韧带内侧缘的骨纤维孔处，分为腰神经后内侧支和腰神经后外侧支。后内侧支向后向下穿过横突间隙，走行于横突底部和上关节突连接处的沟内，在关节突关节的下方转向内侧，通过位于腰椎乳突与副突之间骨沟处的骨纤维管，自外上斜向内下走行重叠分布于腰椎间关节连线内侧的关节囊、韧带及背部深层肌肉。其中多裂肌由腰神经后内侧支唯一支配，且每个肌束仅由单一分支支配，分支间并无交通。损伤可导致肌肉失神经神经后外侧支较粗，除 L5 外，宽度均在 1mm 以上，出骨纤维孔后，沿横突上缘自骶棘肌深面向下外背侧走行，在发出点有小分支到同位和下位小关节，然后进入骶棘肌，皮支从骶棘肌外侧缘穿深筋膜至皮下。

　　腰神经前支出椎间孔后在腰大肌、腰方肌间穿行并分别于两侧相互连接吻合为腰骶丛，在行程中位置相对固定。

　　腰交感干位于腰椎前外侧腰大肌与椎体相结合处形成的沟内，左侧腰交感干位于腹主动脉外侧，右侧腰交感干位于下腔静脉外侧缘后方。交感干和腰丛神经之间有交通支相连。在 L5 椎体平面穿髂总血管后方至 L5 或 S1 椎间盘处紧贴椎间盘纤维环斜向前内下走行，在骶骨岬平面紧贴骶骨岬前外侧缘向后下至第 1 骶前孔内侧缘走行（图 1-1-23）。

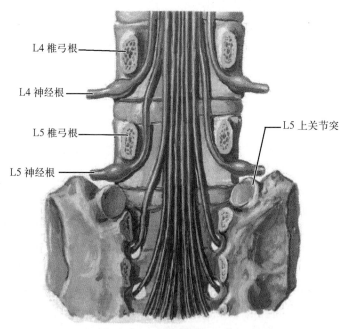

图 1-1-23　L4、5 神经根同椎弓根位置关系

　　L3 至 S1 椎间孔前上缘至腰交感干的垂直距离分别为（27.21±2.04）mm、（27.40±2.11）mm、（26.89±2.33）mm，位置相对恒定，交感干和腰丛神经之间有交通支相连。左、右侧交感干至椎间孔前上缘的垂直距离差异无统计学意义。

　　开放手术中由椎间孔前上缘向前显露 L3～5 椎体侧方时，要注意保护其间的交通支；当向前分离至约 27mm 时，要防止损伤腰交感干。经侧方椎间孔入路内镜手术时，损伤腰部交感干的可能性较小，有可能在椎间孔附近伤及交感干和腰丛神经之间的交通支，损伤后患者可能出现下肢变凉、少汗等症状。

　　侧方腰椎椎间融合术（direct lumbar interbody fusion，DLIF）、极外侧腰椎椎间融合术（extreme lumbar interbody fusion，XLIF）是经过腰大肌深面的腰丛达椎间盘侧方后进行椎体间的融合手术，损伤腰丛的概率较大；斜外侧入路腰椎椎间融合术（oblique lumbar interbody fusion，OLIF）设计的手术入路为了避免损伤腰丛，是经过腰大肌前缘与腹主动脉左侧缘之间的间隙进入，包括椎体间铰刀、试模、椎间融合器等操作器械均需由腹前外侧进入，同时逐渐移动到垂直于椎间盘侧方，之后进行椎体间的融合手术，以防止损伤腰大肌深面的腰丛、椎间孔内的腰神经及椎管内的马尾神经，术前应行 MRI 检查以评估腰大肌前缘与腹主动脉左侧缘之间的距离≥ 18mm（图 1-1-24）。

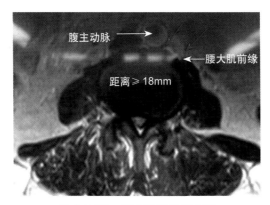

图 1-1-24　**腹主动脉与腰大肌**

　　OLIF 术中 X 线定位导棒前端于侧位先定位椎体前后径正中线偏后位置，然后由腹前外侧向背侧推进，试模、融合器能置于椎体中 1/3；若定位导棒前端位于 X 线侧位椎体前后径正中线偏前位置时，则试模、融合器在椎体前 1/3 的可能性大。OLIF 术中扩张叶片对腰大肌的牵拉和挤压、过度推挤腰大肌，都有可能损伤腰丛，导致下肢肌力下降。术中椎体间铰刀过度突破对侧纤维环，有损伤对侧腰丛的可能，出现对侧下肢肌力下降（图 1-1-25、图 1-1-26）。

　　【腰椎周围血管】

　　下腰椎腰动脉起自腹主动脉后壁，紧贴椎体行走。腰椎间盘突出，椎体侧方中央部位凹陷，腰动脉横跨椎体侧方凹面的浅沟内，在腰大肌和交感干的深面，动脉位于静脉的下方。此处腰动脉走行位置相对恒定，并被软组织附着，可以较为容易的找到和分离腰动脉。手术时，可在此处直接结扎腰动脉以减少术中出血；术中若出现椎间孔区出血，也可压迫此处暂时止血。

　　在腰动脉的下方，有交感干的分支与腰动、静脉伴行，右侧还通过下腔静脉后方。在椎体侧方附近发出滋养椎体的动脉 1 ～ 3 支。腰动脉在椎体侧方近椎间孔前缘，向后发出较为粗大的横突前支，靠近并经过横突根部下方前内侧，

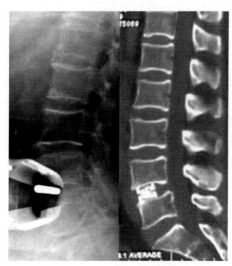
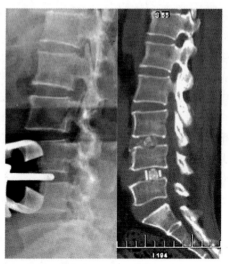

图 1-1-25   术中腰椎显示   图 1-1-26   术中位置

在横突间隙内，于横突间韧带的腹侧向外走行，穿腹横肌腱膜后进入腹横肌与腹内斜肌之间；向后内发出脊支进入椎间孔及营养神经根；向后外发出背侧支于横突根部之间达腰椎后方。

孙兆忠等对下腰椎腰动脉进行了解剖学研究，发现腰动脉发出 3 个分支：横突前动脉、脊支和背侧支直径达（2.35±0.06）mm。脊支和背侧支在椎间孔区先后发出，横跨椎间孔区。脊支发出细小分支进入神经根及椎间孔内，在靠近椎间孔时，发出背侧支，即腰动脉后支。背侧支（也称腰动脉后支）继续后行在横突下，供给后部骨骼和脊柱旁肌肉（图 1-1-27 至图 1-1-29）。

腰动脉的脊支和背侧支在靠近椎间孔前缘先后发出，横跨椎间孔区。脊支发出细小分支进入椎间孔内及营养神经根的分支；背侧支在横突根部下方，继续向后行，滋养脊柱后部骨性结构和脊柱旁肌肉。若在椎间孔外损伤动脉的分支后出血，由于椎间孔被脂肪、血管、神经、韧带等软组织封闭，血肿不会进入椎管内影响脊柱内镜下操作，但有可能形成深部血肿，产生腰部酸胀不适、疼痛或发生感染的可能。

在椎间孔区附近，手术操作时，在 L3 椎弓根外侧缘处应注意 L3 动脉的分支；L4 动脉的分支较粗大 [（2.35±0.06）mm]，多走行在 L4/5 椎间孔上 1/3 处，与腰神经根（出口神经根）伴行；损伤动脉后，内镜下大量出血，无法探查出口神经根的病理改变。所以，在椎间孔上 1/3 处尽量避免损伤该动脉。椎间孔下 1/3 区，动脉分支相对少而细小 [（1.52±0.11）mm]，在该区域操作时，可能出血相对较少，但在脊柱内镜下仍然清晰可见到该动脉；损伤后镜下视野也不清楚，最好用射频电凝止血。孙兆忠也证实了 Viswanathan R 描述的动脉弓形环绕神经主干的现象，若此处出血，电凝时切勿伤及神经主干及其分支。

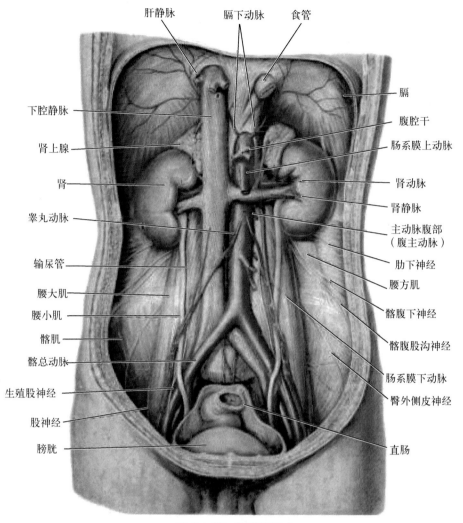

肝静脉　　膈下动脉　　食管

下腔静脉

肾上腺

肾

睾丸动脉

输尿管

腰大肌

腰小肌

髂肌

髂总动脉

生殖股神经

股神经

膀胱

膈

腹腔干

肠系膜上动脉

肾动脉

肾静脉

主动脉腹部
（腹主动脉）

肋下神经

腰方肌

髂腹下神经

髂腹股沟神经

肠系膜下动脉

臀外侧皮神经

直肠

图 1-1-27　**脊柱旁肌肉**

　　在横突前区，24 例（66.67%）的 L3 横突前动脉由横突间隙上 1/3 内侧斜向外下达中 1/3 外侧，10 例（27.78%）由上 1/3 内侧向下达下 1/3 外侧；21 例（63.64%）L4 横突前动脉由上 1/3 向下达下 1/3 处，10 例（30.30%）由上 1/3 向下达中 1/3 处。

　　腰椎静脉分为 4 组：前组、后组、椎管内静脉丛和椎间孔 - 神经根管静脉丛。①前组以腰静脉为主，在腰动脉上方，接受椎体小静脉，最后流入髂总静脉及下腔静脉。②后组以关节间静脉和上关节静脉为主，与同名动脉伴行，接受后方附件的回流，汇入椎间孔静脉丛。③椎管内静脉丛接受椎体后半部的回流，在椎体后面的静脉窦孔处形成粗大的薄壁静脉，横行向神经管内延伸，在椎管侧方形成纵行的椎管内前静脉丛，串珠状，从追挂内前静脉丛发出椎间静

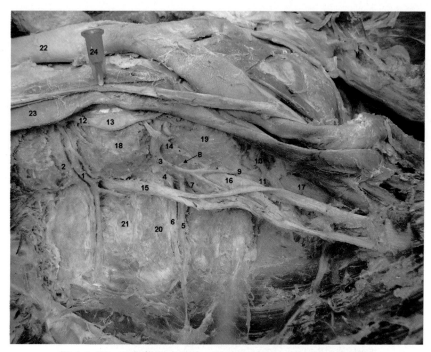

图 1-1-28　**下腰椎侧方动脉、静脉及神经的毗邻关系（右侧）**

1. L3A；2. L3 静脉；3.L4A；4. L4 静脉；5. L4 横突前动脉；6. L4 横突前静脉；7. L4A 背侧支；8. L4A 脊支；9. L5A（L4A 延续的分支）；10. 髂腰静脉；11. L5 横突前静脉；12. 交感神经；13. 交感神经节；14. 交感神经与腰丛间的交通支；15. L3 脊神经前支；16. L4 脊神经前支；17. L5 脊神经前支；18. L3/4 椎间盘；19. L4/5 椎间盘；20. L4 横突；21. 腹横肌；22. 腹主动脉；23. 下腔静脉；24. 注射针头

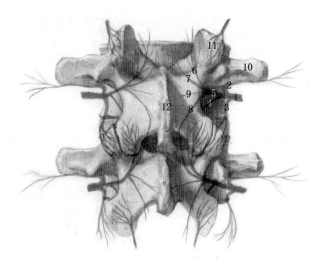

图 1-1-29　**腰动脉分布**

1. 腰动脉；2. 横突前支；3. 降肌支；4. 脊支；5. 升肌支；6. 关节突支；7. 升支；8. 降支；9. 棘突支；10. 横突；11. 关节突关节；12. 棘突

脉，进入神经根管内静脉丛。④椎间孔 - 神经根管静脉丛以椎间静脉（神经根静脉）和腰升静脉为主干。每一腰椎有 2 对椎间静脉，与神经根伴行。直接接受椎弓根，上、下关节突和横突前静脉的回流。椎间静脉注入腰升，下端与髂总静脉相通，上端注入奇静脉或半奇静脉（图 1-1-30）。

　　腰椎的静脉没有瓣膜，血流呈双向性，一般注入下腔静脉。1967 年，Cooper 指出硬脊膜外静脉丛位于疏松网状脂肪组织内，由于胸腹腔压力增高，血流可向相反方向流动，使硬脊膜外静脉压增高，再加某些诱因，如咳嗽、翻身、弯腰等，静脉压可急剧增高；如果静脉壁发育异常，即可导致静脉壁破裂，引起硬脊膜外血肿。

　　易西南等发现腰静脉在椎体中间沟内多走行于同名动脉上方，也有部分走行于动脉下方。腰静脉与腰动脉相比，腰静脉在数量和位置上都存在较大的变异，并且静脉管壁薄弱、弹性差、属支变异复杂，使其更易在手术显露中受损。

　　在椎体侧方髂腰静脉均走行于闭孔神经的深面，绝大多数走行于腰骶干浅面。髂腰静脉多汇入髂总静脉，也可汇入下腔静脉，其形态学变异较大，缺失

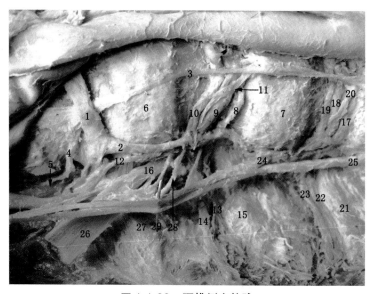

图 1-1-30　腰椎侧方静脉

1. 髂腰静脉；2. 腰升静脉；3. 交感干；4. 交感干与 L5 脊神经前支的交通支；5. L5 神经根前支；6. L4/5 椎间盘；7. L3/4 椎间盘；8. L4 静脉；9. L4 动脉；10. L4 静脉与腰升静脉的交通支；11. 交感干与 L4 脊神经前支的交通支；12. L5 动脉（L4 动脉的分支）；13. L4 静脉横突前支；14. L4 动脉横突前支；15. L4 横突；16. L4 神经根前支；17. L3 静脉；18. L3 动脉；19. L3 静脉与腰升静脉的交通支；20. 交感干与 L3 脊神经前支的交通支；21. L3 横突；22. L3 静脉横突前支；23. L4 动脉横突前支；24. L3 神经根前支；25. L2 神经根前支；26. 股神经；27. L5 横突；28. L4 动脉到腰丛的分支；29. 固定针

率高，在椎体侧方与相应椎体无恒定的位置关系。

腰升静脉多起源于髂腰静脉，也可起自髂总静脉，在椎体、椎弓根及横突根部形成的沟内纵行向上走行，并紧靠腰丛后内方，沿途与节段性腰静脉相交通，向上续为奇静脉和半奇静脉。腰升静脉形态变异较大，缺失率高。

L3、L4 静脉位置较恒定，走行于相应椎体的中央沟内，在术中容易显露，损伤的机会较小。而髂腰静脉和腰升静脉变异较为显著，在椎体侧方与相应椎体无恒定的位置关系，对其出现率争议较大：郭学利对 42 具成人尸体标本下腔静脉属支的研究中未发现腰升静脉的存在；Vinay 等对 8 具尸体解剖中发现髂腰静脉和腰升静脉存在于每侧标本中；孙兆忠观察显示髂腰静脉出现率 69.05%，腰升静脉出现率 54.76%。髂腰静脉和腰升静脉位于下腰椎侧方，缺失率高，形态变异较大，在腰丛处，两者间有许多细小的静脉交通支，主干外径相对粗大。

椎体的静脉网丰富（图 1-1-31、图 1-1-32），与椎管内静脉间有交通支相连。其中椎管内静脉分为 3 组：①椎管内后静脉；离椎间盘较远。②椎管内前静脉；在椎管横突冠状线之前，沿椎管前面有两个纵行静脉系统，此静脉在椎弓根部弯行向内，在椎间盘部弯行向外。在椎弓根内侧，这个静脉在滋养孔与椎骨内静脉相交通。椎管内前静脉紧贴椎间盘后面，位于硬脊膜及马尾神经之前。③根静脉；为节段静脉，对每一个腰椎为成对静脉，分别在两侧椎弓根的上下，下 1 对静脉与神经根密切相关。根静脉经锥间孔穿出。

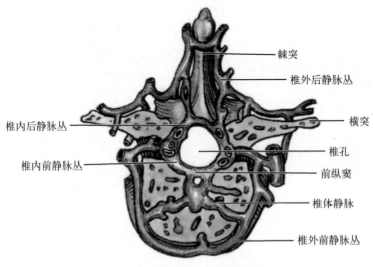

棘突
椎外后静脉丛
椎内后静脉丛
横突
椎孔
椎内前静脉丛
前纵窦
椎体静脉
椎外前静脉丛

图 1-1-31　椎体静脉

髂腰静脉和腰升静脉之间及其与椎管内静脉间有许多静脉交通支，它们与腰丛的位置关系紧密、复杂，甚至难以分离，开放手术止血时，切勿盲目钳夹

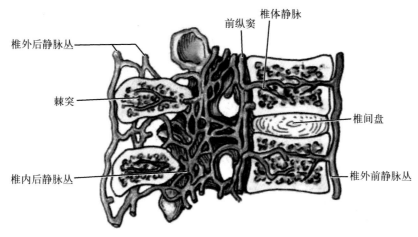

图 1-1-32　**椎体静脉侧面**

和电凝伤及腰丛神经。在脊柱内镜下，在水压作用下椎管内静脉壁薄、透明，又无静脉瓣。所以，一旦内镜下出血应考虑静脉损伤的可能，要应用水压、射频、明胶海绵等止血。

五、骶尾椎的解剖

人的骶椎位于对耳轮上下脚起始部隆起处至肾穴外上方这一段，由下而上依次为骶 1 ～ 5。

【骨性结构】

骶骨呈倒三角形，底向上，尖向下，前面凹陷，上缘中分向前隆突称岬，中部有 4 条横线，横线两端有 4 对骶前孔。背面粗糙隆凸，正中部为骶正中嵴，中间部为骶中间嵴，此嵴外侧有 4 对骶后孔，孔外侧部有骶外侧嵴。骶前后孔与骶管相通，有骶神经前、后支通过。骶管下端的裂孔为骶管裂孔，两侧向下突出为骶角。骶骨外侧部上份有耳状面，与髋骨耳状面相关节，耳状面后方骨面凹凸不平称骶粗隆。人体的 5 块骶椎合成的 1 块骨。为骨盆的后壁，上与第 5 腰椎相连，下与尾骨相连（图 1-1-33）。

尾椎位于骶骨之下方，由 4 节退化椎骨结合而成，构成脊柱尾端（图 1-1-33）。除了骨与尾骨的韧带及其他小韧带附着在上面外，部分的臀大肌也附着在其上，这也是尾椎疾病患者时而感觉臀部不适的原因。

【骶神经】

骶神经有 5 对，在骶管内分为后支和前支。

1. 骶神经的后支　上 4 对经骶后孔穿出，第 5 对在骶尾后韧带之间从骶管裂孔穿出。上 3 对穿出处被多裂肌覆盖，也分为内侧支和外侧支。第 4、5 骶神经的后支无分支。①外侧支：上 3 对骶神经后支的外侧支相互间、与第 5 骶

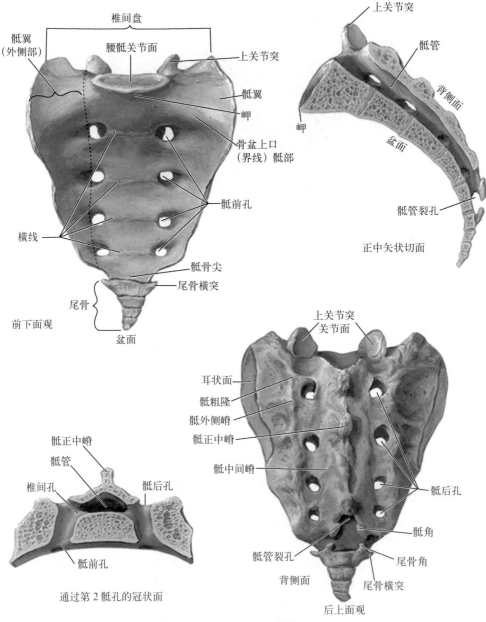

椎间盘

骶翼
（外侧部）

腰骶关节面

上关节突

骶翼

岬

骨盆上口
（界线）骶部

骶前孔

横线

骶骨尖

尾骨横突

尾骨

盆面

前下面观

上关节突

骶管

背侧面

岬

盆面

骶管裂孔

正中矢状切面

骶正中嵴

骶管

椎间孔

骶后孔

骶前孔

通过第 2 骶孔的冠状面

上关节突
关节面

耳状面

骶粗隆

骶外侧嵴

骶正中嵴

骶中间嵴

骶后孔

骶角

骶管裂孔

背侧面

尾骨角

尾骨横突

后上面观

图 1-1-33　骶尾椎体

神经后支的外侧支之间，在骶骨背面结合成袢。从此袢发支，到骶结节韧带后面，又形成第二列神经袢。从第二列袢分出 2、3 个皮支，穿臀大肌和固有筋膜，至浅筋膜内，分布于从髂后上棘至尾骨尖端的臀部内侧皮肤一称为臀中皮神经。②内侧支：细小，终于多裂肌。

2.骶神经的前支　上 4 对经骶前孔进入骨盆，第 5 对在骶骨和尾骨之间进入骨盆。各支的大小不一，上部者大，愈往下愈小。这些神经的前支，相互结合，形成骶丛。

【尾神经】

尾神经有 1 对，在骶管内分为后支和前支。

1.尾神经的后支　在骶管内和前支分开后，经骶管裂孔，并穿过骶管下部的韧带分出，不分叉，同第 5 骶神经的后支结合成袢，从袢发出皮支，分布于被盖尾骨部的皮肤。

2.尾神经的前支　同第 5 骶神经的前支形成尾丛，第 4 骶神经的前支以一小部分加入尾丛。第 5 骶神经前支，从骶管裂孔穿出，在骶骨角的下侧，绕骶骨外侧转向前，穿尾骨肌至盆面，同第 4 骶神经前支的降支结合成小干，在尾骨肌的盆面下降。尾神经前支从骶骨裂孔穿出，绕尾骨的外侧缘，穿尾骨肌，在尾骨肌盆面和第 4、5 骶神经前支所合成的干结合，形成尾丛（图 1-1-34、图 1-1-35）。从尾丛分出肛尾神经，分布于尾骨附近的皮肤。

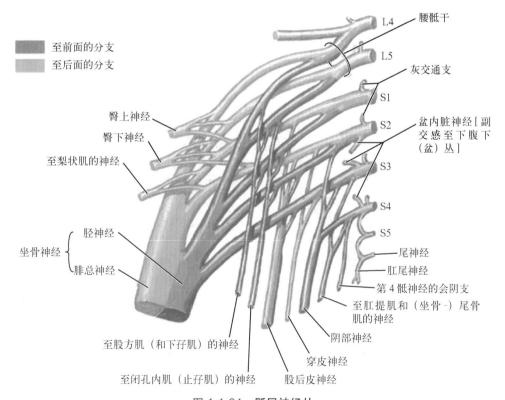

图 1-1-34　骶尾神经丛

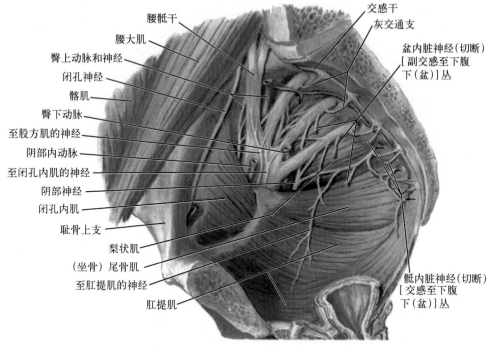

腰骶干
腰大肌
臀上动脉和神经
闭孔神经
髂肌
臀下动脉
至股方肌的神经
阴部内动脉
至闭孔内肌的神经
阴部神经
闭孔内肌
耻骨上支
梨状肌
（坐骨）尾骨肌
至肛提肌的神经
肛提肌

交感干
灰交通支
盆内脏神经（切断）
［副交感至下腹
下（盆）］丛

骶内脏神经（切断）
［交感至下腹
下（盆）］丛

图 1-1-35　神经丛解剖

（孙兆忠　孙　宁　刘　鑫　李　瑞　任佳彬）

参 考 文 献

刘鑫，孙兆忠，程艳，等. 颈椎后路经皮内镜开窗安全性 3D-CT 分析 [J]. 中国矫形外科杂志，2018, 26(3):247-251.

刘鑫，孙兆忠，王红艳，等. 颈椎后路经皮内镜椎间孔减压解剖学与 3D-CT 分析 [J]. 中国矫形外科杂志，2017, 25(21):1988-1992.

孙兆忠，郑振阳，李瑞，等. 经皮颈椎后路内窥镜术安全性的应用解剖学 [J]. 中国矫形外科杂志，2017, 25(7):652-656.

孙兆忠，仲江波，房清敏，等. 下腰椎腰动脉的应用解剖学研究 [J]. 中国矫形外科杂志，2010, 18(17):1453-1456.

杨斌辉，欧阳振，赵金龙，等. 前路 I 期病灶清除加植骨融合内固定治疗腰骶段结核 [J]. 中国骨伤，2013, (7):546-548.

易西南，沈民仁，罗刚，等. 腰椎侧面节段血管神经的应用解剖 [J]. 中国临床解剖学杂志，2005, 23(5):470.

Datta JC, Janssen ME, Beckham R, et al. The use of computed tomography angiography to define the prevertebral vascular anatomy prior to anterior lumbar procedures[J]. Spine, 2007, 32(1):113-119.

Kim CH, Kim KT, Chung CK, et al. Minimally invasive cervical foraminotomy and discectomy for laterally located soft diskherniation [J]. Eur Spine Journal, 2015, 24 (12):3005-3012.

Papanastassiou ID, Jain S, Baaj AA, et al. Vertebrectomy and expand able cage placement via a one-stage, one-position anterolateral ret roperitoneal approach in L5 tumors[J]. J Surg Oncol, 2011, 104(5):552-558.

Scheufler KM.Technique and clinical results of minimally invasive reconstruction and stabilization of the thoracic and thoracolumbar spine with expandable cages and ventrolateral plate fixation[J]. Neuro surgery, 2007, 61(4):798.

Tribus CB, Belanger T. The vascular anatomy anterior to the L5 ～ S1 disk space[J]. Spine, 2001, 26(11):1205.

Wood KB, De Vine J, Fischer D, et al. Vascular injury in elective anterior lumbosacral urgery[J]. Spine, 2010, 35(9):66-75.

第二节　物理及影像学检查

一、物理检查

脊柱脊髓疾病的专科体格检查主要包括运动、感觉、反射和自主神经功能 4 部分。除专科体格检查外，一些与脊柱脊髓疾病可能相关的伴随体征，如皮肤和甲床的变化、肢体的畸形等全身体格检查的内容也不应忽略，应在详细了解和分析病史的基础上做出重点检查。体格检查内容和顺序必须根据病情和诊疗需要进行个体化。没有一个可以适用于任何患者的体格检查流程。

（一）运动检查

运动检查主要包括肌力、肌肉体积 / 萎缩、肌张力 / 痉挛。肌力评估常用的是改良 MRC 肌力分析系统（表 1-2-1），主要评估肌群和检查方法见表 1-2-2。

表 1-2-1　**肌力分级（改良 MRC 分级系统）**

肌力分级	描　　述
0	全瘫，无可测知的肌肉收缩
1	可触及或观察到肌肉收缩，但不能引起关节运动
2	消除重力影响，可进行全范围的关节活动
3	能抗重力进行关节最大范围活动，但不能抗阻力
4-	能抗轻度阻力进行运动
4	能抗中度阻力进行运动
4+	能抗较大阻力进行运动
5	正常，能抗充分阻力进行运动

表 1-2-2　常用的肌群肌力检查方法

节段	肌肉	作用	支配神经	检查方法
上肢				
C5	三角肌	肩关节外展	腋神经	被检者保持上臂水平外展位，检查者将肘部向下推压
C6	肱二头肌	肘关节屈曲	肌皮神经	被检者保持肘部屈曲、前臂外旋位，检查者将其伸直
	桡侧腕伸肌	腕关节伸直外展	桡神经	被检者前臂内旋、指部放松，保持腕关节背伸位，检查者自手背偏桡侧下压
C7	肱三头肌	肘关节伸直	桡神经	被检者保持肘关节伸直位，检查者将其屈曲
	桡侧腕屈肌	腕关节屈曲外展	正中神经	被检者指部放松，保持腕关节屈曲位，检查者于掌面偏桡侧用力将其伸直
C8	指浅屈肌	近端指间关节屈曲	正中神经	固定近端指节，被检者屈曲中段指节，检查者加阻力
T1	骨间肌	手指分开或收拢	尺神经	被检者手指伸直并分开，检查者试将中三指聚拢或被检者手指伸直夹住纸条，检查者试将其拉出
下肢				
L2、3	髂腰肌	髋关节屈曲	股神经	被检者仰卧屈膝，保持髋部屈曲，检查者将大腿向足侧推压
L4	股四头肌	膝关节伸直	股神经	被检者仰卧位，保持膝关节伸直，检查者屈曲之
L5	拇长伸肌	拇趾伸直	腓深神经	足部固定于中立位，被检者伸直拇趾，检查者加阻力
S1	腓肠肌	足部跖屈	胫神经	被检者膝关节伸直，跖屈足部，检查者加阻力

（二）感觉检查

感觉检查包括针刺觉、温度觉、轻触觉和本体感觉。

针刺觉和温度觉主要代表脊髓侧索的功能，体表皮节与感觉节段分布关系见图 1-2-1。本体感觉又称深感觉，主要代表脊髓后索的功能，主要通过关节位置的判断或关节骨突出部位的音叉振动评估。

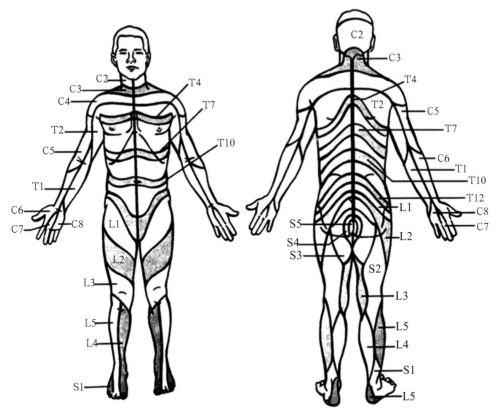

图 1-2-1 体表皮节与感觉节段分布

（三）反射检查

反射检查包括腱反射、浅反射、病理反射。

腱反射的常用分级见表 1-2-3，常用腱反射和神经根对应关系见表 1-2-4。浅反射主要为腹壁反射和提睾反射，常用于急性脊髓损伤患者的评估。病理反射多为牵张反射或锥体束征，如 Hoffman 征、Babinski 征、髌 / 踝阵挛。对于颈 / 胸椎脊髓疾病和运动神经元疾病的患者，均应注意检查锥体束征和感觉平面。

表 1-2-3 腱反射的分级

分级	定义
0	无反射引出（全瘫）
+	低于正常
++	正常
+++	活跃
++++	亢进，可伴有阵挛

表 1-2-4　肌腱反射与神经根的对应关系

神经根	肌腱反射
C6	肱二头肌和肱桡肌
C7	肱三头肌
L4	膝腱反射
S1	踝反射

（四）自主神经功能

通常作为一般体格检查的补充项目，包括皮肤、指（趾）甲的改变，竖毛肌试验和皮肤划痕试验可反映自主神经功能的完整性，确定脊髓损伤节段。

（五）特殊体格检查要点

1. 颈椎

（1）压颈试验：左（右）旋转颈部并自头顶轴向施加压力可诱发颈椎间盘突出或椎管狭窄所致的神经根症状。

（2）与肩部疾病的鉴别：神经根型颈椎病不会导致肩关节外展时的疼痛。

2. 腰椎

（1）神经牵拉试验：牵拉神经根可诱发受压神经根对应区域的疼痛。

（2）直腿抬高试验（Lasegue 征）：患者仰卧位，伸膝抬高下肢（屈髋），记录出现下肢疼痛或麻木感的抬高角度，< 60° 或明显小于对侧为阳性；在直腿抬高的同时，加行踝关节背屈可明显诱发疼痛症状，称为直腿抬高加强试验阳性。

（3）股神经牵拉试验：患者俯卧位，膝关节屈曲 90°，伸髋诱发疼痛为阳性。

（4）髋部疼痛需与髋关节或骶髂关节疾病相鉴别：4 字试验可诱发病变区域疼痛。

（5）下肢疼痛需与下肢血管源性疾病相鉴别：触诊足背动脉、胫后动脉，下肢皮温、水肿情况。

二、影像学检查

（一）X 线片

应用广泛、廉价、简单易行，作为外伤、畸形及退行性病变的首选检查方式，也是术后评估内固定等置入材料位置、形态及融合情况的首选检查，动力位 X 线片对于椎体失稳意义较大。缺点是无法直接获得椎间盘、脊髓或神经根受压的影像。

1. 颈椎 X 线片　正常表现和常用测量线见图 1-2-2。

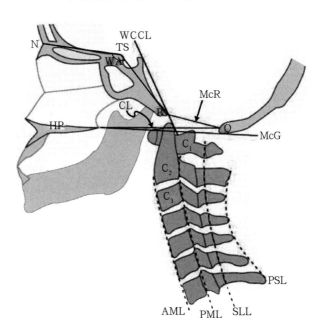

图 1-2-2　颈椎轮廓线和诊断颅颈交界区畸形的常用线

N. 鼻根点；HP. 硬腭；TS. 鞍结节；B. 颅底点（枕大孔前缘中点）；O. 枕后点（枕大孔后缘中点）；CL. Chamberlain 线；McG. McGregor 线；McR. McRae 线；WA. Welcher 颅底角；WCCL. Wackenheim 斜坡 - 中央管线

（1）颈椎轮廓线：在颈椎侧位片上可见 4 条轮廓线，正常状况下每条线均是平滑的曲线。

①前缘线（anterior marginal line，AML）：沿椎体前皮质表面的连线。

②后缘线（posterior marginal line，PML）：沿椎体后皮质表面的连线，也是骨性椎管的前缘。

③椎板线（spinolaminar line，SLL）：沿着棘突基底的连线，标志着骨性椎管的后缘。

④棘后线（posterior spinous line，PSL）：沿棘突顶点的连线。

（2）颅颈交界区常用测量线和参数：以下测量参数可用于外伤、类风湿关节炎、先天发育异常等原因所致寰枢椎脱位或半脱位、颅底凹陷症等。各疾病的诊断标准详见相应疾病的章节。

① Chamberlain 线：硬腭后缘至枕大孔后缘的连线。齿状突在此线以上的部分不应超过 3mm 或半个齿状突高度，超过 6mm 肯定为病理性改变。

② McGregor 线：硬腭后缘至枕骨最低点的连线。齿状突在此线以上的部分不应超过 4.5mm。

③ Wackenheim 斜坡 - 中央管线：即斜坡骨面的延长线；如斜坡为弧形时，则为后床突和枕大孔前缘中点的连线。齿状突应与此线相切或位于此线下方。

④ Welcher 颅底角：以鞍结节为顶点，前连鼻根，后连枕大孔前缘，形成的交角。＞ 140°考虑扁平颅底。

⑤ McRae 线：枕骨大孔前、后缘中点的连线。齿状突尖平均位于该线下方约 5mm，不应高于此线。

⑥寰齿间隙（ADI）：寰齿间隙通常指的是前寰齿间隙，即颈椎侧位 X 线片上，齿状突前缘和寰椎前弓的最近距离，其正常上限分别为：成年男性 3mm，成年女性 2.5mm，儿童 4mm。ADI 的异常增加提示寰椎横韧带损伤。

⑦寰齿后间隙（PADI）：寰齿后间隙是骨性椎管在前后位上的直径，即齿状突后缘与寰椎后弓前缘的距离，在寰枢关节半脱位的诊断中亦有价值。

2. 腰骶椎 X 线片　腰骶椎的 X 线片可以反映椎体高度的变化（如椎体压缩骨折）、椎间隙的变窄（通常是椎间盘退行性变等病变的征象）等。

侧位相可测量骨性椎管的前后径（表 1-2-5），另可显示腰椎滑脱，特别是加做过屈过伸位相时，有助于评估动力学失稳。

表 1-2-5　侧位 X 线片上腰椎管前后径（椎板线至椎体后缘距离）参数

项目	距离（mm）
正常人群	22 ～ 25
正常低限	15
严重的腰椎管狭窄	＜ 11

直立位后前位相可以提供脊柱侧弯和矢状位平衡的信息，用于脊柱侧弯患者的评估和测量。后前位相还应注意椎弓根的完整性、椎弓根的溶骨性改变、骨质破坏甚至消失是脊柱骨转移瘤的特征性表现。斜位相常用于评估峡部裂。

（二）CT 扫描

1. CT 较 X 线片有着更高的分辨率，可显示骨性结构的更多细节，有助于发现潜在的骨神经压迫、无明显移位的骨折等病变。

2. CT 为密度成像，根据 CT 值的高低，可对组成成分进行一定的判断。表 1-2-6 示常见物质 / 组织的 CT 值范围。

3. CT 的缺点在于软组织的分辨力有限，对神经系统显示差；被检查者存在放射暴露风险；金属物件可导致密度明显增高或出现伪影。

（三）磁共振成像（MRI）

1. MRI 是大多数脊柱脊髓疾病患者的主要检查项目。

2. 作为无射线暴露的无创检查，MRI 对软组织病变具有重要的诊断价值，

表 1-2-6　脊柱 CT 常见物质 / 组织的 CT 值参考范围

组织 / 物质	CT 值范围（HU）
椎间盘	55～70
硬膜囊	20～30
脑脊液	5
骨	600
钙化	100～300
新鲜出血	75～80
脂肪	35～40

联合平扫＋增强扫描，可以对病变的位置（髓内、硬膜下、硬膜外）和性质（血肿、感染、肿瘤、创伤）进行鉴别。

3. MRI 的安全性信息可参考网站：www.MRIsafety.com 或 www.IMRSER. org。

4. MRI 的常用序列

（1）T_1 加权像：又称"解剖序列"，多数病变在 T_1 加权像为低信号（图 1-2-3）。

①高信号：脂肪（包括骨髓）、亚急性期（超过 48h）出血、黑色素、Onyx

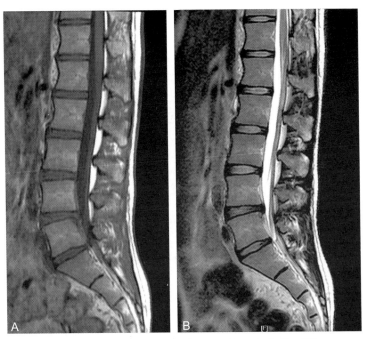

图 1-2-3　磁共振 T_1 加权像（A）和 T_2 加权像（B）

栓塞剂。

②低信号：水、脑脊液、骨皮质。

（2）T_2 加权像（图 1-2-3）：又称"病变序列"，大多数病变在 T_2 加权像为高信号，包括病变周边的水肿。

①高信号：游离水。

②低信号：脂肪、骨皮质。

（3）STIR 序列：又称抑脂序列。对于骨骼病变敏感度更高。

①增强扫描时对脂肪区域的显示更清晰。

②显示骨水肿的情况对确定骨折的时程有重要意义。

5. MRI 在常见脊柱脊髓病变的应用

（1）脊髓损伤

① MRI 可以量化评估脊髓受压程度和损伤范围。

②可鉴别脊髓水肿和出血：水肿 T_1 低、T_2 高；新发出血 T_1、T_2 均高。

③ STIR 序列对于髓内病变的发现和鉴别更敏感。

（2）椎间盘退行性变

①与年龄相关，可以是老年人群的常见影像改变，必须结合临床进行诊断。

② MRI 可以显示椎间盘含水量下降、终板及韧带肥厚、椎体序列不稳的征象。

③增强 MRI 扫描可以鉴别复发的椎间盘突出（无血管，无增强）和术后瘢痕（有血管、增强）。

④椎间盘突出的影像分类

突出：突出的髓核和间盘存在连接，其宽度与突出的髓核相同甚至更宽。

脱出：脱出的髓核直径大于与椎间盘连接的宽度。

游离：脱出的髓核与原来的椎间盘已无连接。

⑤根据轴位片上椎间盘突出的位置可分为中央型、侧隐窝型、椎间孔区、追功能区、极外侧型、前方突出。

（王俊杰）

参考文献

Baaj A, Mummaneni PV, Uribe JS, et al. Handbook of spine surgery[J]. Thieme, 2016, 158(5):1017.

Edward Benzel. Spine Surgery:Techniques, Complication Avoidance and Management[M]. 3rd ed. Elsevier, 2012.

Ehni G. Significance of the small lumbar spinal canal:cauda equina compression syndromes due to spondylosis[J]. J Neurosurg, 1969, 31(5):490-494.

Parkinson M. Aids to the examination of the peripheral nervous system[M]. 4th ed. Saunders, 2000.

第三节　诊断和鉴别诊断

　　脊柱脊髓疾病患者多需手术干预治疗，但术前获得病理诊断可能性较低，而且有些症状缺乏特异性。随着神经影像技术的进步及其使用上的便利性，医师有过分依赖影像学证据的趋势。因此，为了获得更加严谨全面的诊断，神经脊柱外科医师必须掌握对不典型症状的鉴别，结合病史、体格检查和各项辅助检查做出正确的初步诊断。本文将从发病部位、起病缓急、临床表现 3 个方面讨论鉴别诊断的要点。

　　【病史和体格检查】

　　1. 病史　疼痛的部位、程度、起病情况和加重因素都有助于确定病因（表1-3-1）。有的患者虽然主诉上肢痛，但仍应检查下肢功能，以确定颈椎病变的程度。症状的持续时间和进展情况都应进行充分的考虑，对于前次治疗的效果如何、当前病程所处的阶段对于诊断的判定都具有不可小觑的作用。此外，患者自身的职业、生活习惯等非医学因素，亦有助于推断所患疾病。

表 1-3-1　**病史与可能的诊断**

可能的诊断	相关病史
肿瘤	肿瘤病史
	体重突然下降
	年龄 > 50 岁
	保守治疗 > 1 个月无效
	疼痛持续 > 1 个月
	卧床疼痛无缓解
	夜间痛
	吸烟史
骨折	存在骨量减少或骨质疏松
	激素应用史
	年龄 > 50 岁
	弥漫性特发性骨肥厚症或强直性脊柱炎
	创伤（年轻人严重的创伤，老年患者轻微的创伤）
感染	发热
	不正当的静脉或经皮注射药物
	近期或已知的感染
	免疫抑制性疾病
	应用免疫抑制药
	结核接触史

续表

可能的诊断	相关病史
马尾或圆锥损伤	进行性下肢无力
	进行性平衡或协调障碍
	直肠或膀胱功能障碍或尿潴留
	性功能障碍
	会阴或马鞍区的麻木或感觉异常
严重的或进展性的神经根病	肢体关键肌显著无力或进行性运动障碍

2. 体格检查　对患者进行细致而全面的体格检查是非常必要的。①观察患者的步态，明确病变是否影响运动功能，这是最为易获得临床资料，也往往被年轻医师所忽略。②进行系统的体格检查，分为 3 个方面：视诊、初诊、神经系统（表 1-3-2 至表 1-3-8）。

表 1-3-2　脊柱脊髓疾病相关的异常步态

异常步态	步态描述	可能的诊断
痉挛性步态	偏瘫患者的瘫痪侧下肢因伸肌肌张力高而显得较长，且屈曲困难，患者行走时偏瘫侧上肢的协同摆动动作消失，呈内收旋前屈曲姿势，下肢伸直并外旋举步时将骨盆抬高为避免足尖拖地而向外旋转后移向前方故又称划圈样步态	由于大脑皮质、皮质下、脑干的血管栓塞等损伤皮质脊髓束，皮质麻痹、变性疾病、多发性硬化及脊髓损伤引起痉挛性步态。当病变为一侧时出现对侧轻偏瘫，而当病变为双侧时出现双侧轻截瘫
醉汉步态	步态异常在起步、转弯与改变步速时加重。可有严重的步伐共济失调，但不伴有眼震、构音障碍或上肢辨距不良	脊髓小脑综合征脊髓小脑病变引起的综合征，是以宽基步、躯干不稳、缓慢的和犹豫的步态、步伐不规则伴有蹒跚步态为特征
跨越步态	患者每迈一步都过度地屈髋与屈膝，在黑暗处或路不平的情况难于行走，Romberg 试验阳性	因脊髓后索或感觉纤维受损引起的步态，常见于急性感染性多神经炎（Guillain-Barre 综合征）、遗传性疾病（进行性神经病性肌萎缩）
剪刀样步态	如果股部近端肌无力，表现为鸭步步态（waddling gait）或 Trendelenburg 步态。如果肌肉无力严重可引起突然屈膝，因足下垂引起行走时高抬腿，重落地步态，并经常摔跤	脊神经根、周围脊神经、神经肌肉接头或肌肉病变引起的症状

表 1-3-3 **脊柱脊髓疾病相关的体格检查**

视诊			
	脊柱弯曲度	脊柱后凸	小儿——佝偻病
			儿童、青年——胸椎结核（成角畸形）
			胸椎弧形后凸，脊柱强直固定——类风湿关节炎
			老年人——骨质退行性变
		脊柱前凸	腰椎滑脱、大量腹水、腹腔巨大肿瘤、晚期妊娠
		脊柱侧凸	佝偻病，慢性胸膜肥厚
	脊柱活动度	活动受限	软组织损伤、骨质增生、骨质破坏、椎间盘脱出
触诊			
	压痛	病变位置较浅	腰背肌损伤
	叩击痛	病变位置深在	脊椎结核、椎间盘脱出及脊椎外伤或骨折
	棘突位置变异	椎体滑脱	向后滑脱——棘突冒出
			向前滑脱——棘突凹陷
	肋脊角触痛	肾区病变	

表 1-3-4 **脊柱脊髓相关的神经系统体格检查——肌力**

级别	判定标准
0	无肌肉收缩活动
1	可看到或触到有肌肉收缩活动，但无关节活动
2	所产生的动作不能胜过其肢体的重力
3	可抵抗地心引力而活动
4	稍能抵抗检查者的阻力
5	正常肌力

表 1-3-5 **脊柱脊髓相关的神经系统体格检查——肌张力检查及可能的诊断**

检查方法	患者在完全放松情况下握住患者的肢体以不同速度和幅度来回活动，注意所感到的阻力	
肌张力增高	折刀样	上运动神经元瘫痪，典型：脑血管病
	铅管样	见于锥体外系病变，如帕金森病
	齿轮样	见于帕金森病
肌张力低	常见于下运动神经元瘫痪及小脑病变、脊髓损伤	

表 1-3-6　**脊柱脊髓相关的神经系统体格检查——感觉功能检查**

浅感觉	痛觉	用大头针轻刺皮肤，每次轻重程度尽量一致
	触觉	用棉絮在皮肤上轻轻掠过
	温度觉	冷水 0～10℃，温水 40～50℃ 交叉地接触患者皮肤
深感觉	位置觉	检查者以 5° 左右的幅度，轻轻移动患者的手指和足趾关节，请患者说出移动方向
	振动觉	将 128Hz 的音叉振动后置于骨隆起处，让患者说出振动的感觉和持续时间

表 1-3-7　**脊柱脊髓相关的神经系统体格检查——重要肌肉对应肌节**

肌节	对应肌肉群
C5	肘部屈肌、肩外展和外旋肌群
C6	肘部屈肌、手腕伸肌和肩外旋肌群
C7	伸肘肌群，腕旋前肌
C8	示指伸肌，指外展及屈肌，拇指外展
T1	指外展
L2	屈髋
L3	屈髋，髋内收，伸膝
L4	伸膝，踝背屈
L5	踝背屈，第 1 足趾伸展，踝内翻，髋外展及内旋

表 1-3-8　**脊柱脊髓相关的神经系统体格检查——反射检查**

反射	内容	对应脊髓或阳性意义
浅反射	腹壁反射	上 T 7、8，中 T 9、10，下 T 11、12
	提睾反射	L1、2
	肛门反射	S4、5
深反射	肱二头肌反射	C5、6
	肱三头肌反射	C6～8
	桡骨骨膜反射	C5、6
	膝腱反射	L2～4
	跟腱反射	S1、2

反射	内容	对应脊髓或阳性意义
病理反射	Babinski Chaddock Oppenheim Gordon Hoffmann Rossolimo	阳性:锥体束损伤,上运动神经元损伤(中枢性瘫痪,硬瘫) 阴性:正常或下运动神经元损伤,脊髓损伤,周围性瘫痪(软瘫)

【鉴别诊断】

脊柱脊髓疾病的鉴别诊断是最终诊断前的必备工作,只有经过严密的鉴别诊断才可得到相对比较严谨合理的初步诊断。鉴别诊断是建立在大量临床资料基础之上的逻辑思维过程:纳入可疑疾病、排除否定疾病、确定初步诊断。由于本章节隶属于《脊柱脊髓外科手册》的第一部分——基础部分,因此着重讨论鉴别诊断的思路,而非对各种脊柱脊髓疾病进行逐个分析或简要介绍。详细而具体的鉴别诊断,会在各个章节分别叙述。

脊柱脊髓疾病的鉴别诊断应从 3 个方面分别考虑(鉴别流程见图 1-3-1)。

1. **按疼痛性质鉴别**　临床表现是医师最先获得临床资料之一,这为鉴别诊断提供了重要的第一手资料,包括对疼痛的描述、相关体征和症状(表 1-3-9)。首先对疼痛进行评估,结合发热与否和体重减轻、卧位不起、晨僵、急性发作或内脏成分,才可对疾病进行初步分类。基于上述信息,进一步的实验室和影像学资料可为初步诊断提供坚实的佐证。

表 1-3-9　脊髓髓内外肿瘤鉴别

项目	髓外肿瘤	髓内肿瘤
自发痛	根性,出现早	难定位的烧灼感
感觉缺失	可为半切型	向下发展
鞍区感觉障碍	常存在	鞍区回避
下运动神经元损害	节段,束颤少	广泛,束颤多
上运动神经元损害	明显,早	晚
腱反射改变	早期增高	晚期增高
病理征	出现早	出现晚
营养改变	不明显	明显
Froin 综合征	早	晚

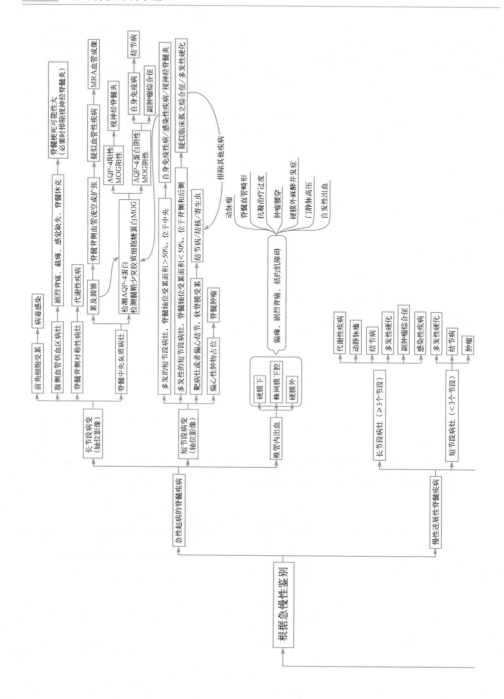

根据急慢性鉴别

急性起病的脊髓疾病

长节段病变（轴位影像）

短节段病变（轴位影像）

椎管内出血

- 前角细胞受累 → 病毒感染
- 腹侧血管供血区病灶 → 脊髓血管供血性疾病
- 脊髓背侧对称性病灶 → 代谢性疾病
- 脊髓中央质病灶 → 累及圆锥 → 脊髓背侧血管流空或扩张 → 脊髓死可能性大（必要时排除视神经脊髓炎） → MRA血管成像

- 剧烈背痛、截瘫、感觉缺失、脊髓休克
- 疑似血管性疾病

检测AQP-4蛋白
检测髓鞘少突胶质糖蛋白MOG

- AQP-4阳性 MOG阳性 → 视神经脊髓炎
- AQP-4蛋白阴性 MOG阴性 → 自身免疫疾病 / 副肿瘤综合征 → 结节病

- 多发的短节段病灶 → 脊髓轴位受累面积>50%，位于中央
- 多发性的短节段病灶 → 脊髓轴位受累面积<50%，位于背侧和后侧 → 自身免疫性病 / 感染性脊髓炎 → 疑似临床孤立综合征 / 视神经脊髓炎 → 多发性硬化
- 靶病灶或者偏心结节 → 结节病 / 结核 / 寄生虫
- 偏心性肿物占位 → 脊髓肿瘤

硬膜下
蛛网膜下腔
硬膜外
→ 偏瘫、剧烈背痛、括约肌障碍

→ 排除其他疾病
- 动脉瘤
- 脊髓血管畸形
- 抗凝治疗过度
- 肿瘤腔空
- 硬膜外麻醉并发症
- 门静脉高压
- 自发性出血

慢性进展性脊髓疾病

长节段病灶（>3个节段）
- 代谢性疾病
- 动静脉瘘
- 结节病
- 多发性硬化
- 副肿瘤综合征
- 感染性疾病

短节段病灶（<3个节段）
- 多发性硬化
- 结节病
- 肿瘤

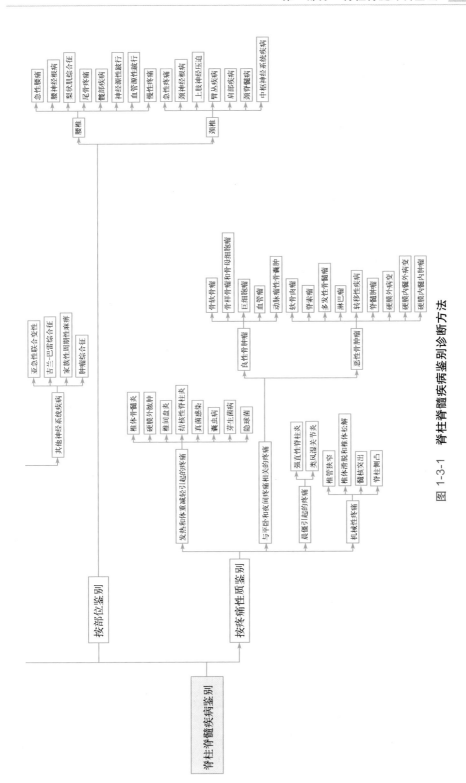

图 1-3-1 脊柱脊髓疾病鉴别诊断方法

2.按起病缓急鉴别　接诊患者时，必须考虑当前疾病的进程和发病的缓急，这对于判定可能疾病的性质至关重要（图1-3-2）。通过大致的判断，为急性病症节约更多的时间，减少不必要的鉴别诊断带来的各项人力物力成本。

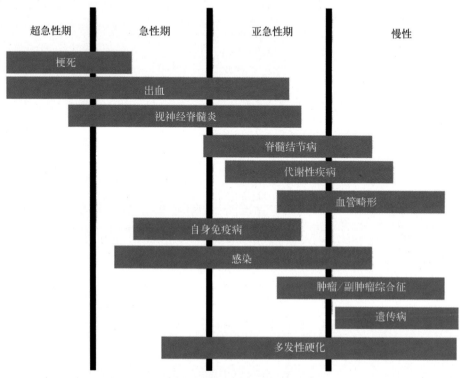

图 1-3-2　脊柱脊髓疾病起病缓急分类

3.按部位鉴别　通过询问病史并结合影像学资料，可以准确判断病变发生的节段。有些疾病发生在特定的节段，因此可以通过病变位置进行大致分类，缩小鉴别诊断的范围（表1-3-10）。

表 1-3-10　圆锥病变和马尾病变的鉴别

项目	圆锥	马尾
自发痛	少见，双侧对称，会阴及股部	突出，严重，呈根痛性质，可不对称，会阴及下肢
感觉障碍	鞍区，双侧对称，可有感觉分离	鞍区，可不对称，无感觉分离
运动障碍	少见	明显，不对称
反射改变	仅踝反射消失	膝、踝反射消失
括约肌障碍	出现早且明显	出现晚
起病情况	较快，双侧性	渐进，不对称

（周旭东　姚庆宇）

参 考 文 献

Mariano R, Flanagan EP, Weinshenker BG, et al. A practical approach to the diagnosis of spinal cord lesions[J]. Pract Neurol, 2018, 18(3):187-200.

第四节 一般治疗原则

一、保守治疗

保守治疗不是对脊柱脊髓疾病的消极处理，而是指与手术治疗相对应，运用药物治疗、物理治疗、休息和运动、手法治疗及注射治疗等非手术治疗手段帮助患者缓解疼痛、恢复神经功能的治疗方法。大多数脊柱退行性疾病患者在刚开始出现症状时，可以通过一系列保守治疗得到一定程度的缓解甚至痊愈，无须进行手术。只有当出现进行性神经功能障碍、严重的神经综合征或保守治疗效果不佳时，手术治疗才作为优先选择。

保守治疗的方式多样，以下就各类型治疗方法的基本原则做简单讨论。

1. 药物治疗

（1）镇痛药物：在出现疼痛症状的早期，可以尝试使用非甾体抗炎药物，如布洛芬（Ibuprofen）或萘普生（Naproxen），可以适当缓解急性下腰痛。不良反应可能会累及肾脏、胃肠道及心血管，老年患者更常见。对乙酰氨基酚曾被作为下腰痛患者缓解疼痛的一线药物所使用，但越来越多的证据表明对乙酰氨基酚对急性下腰痛的镇痛效果不明显，同时由于其可能导致患者肝损害，目前已不推荐将其作为下腰痛的首选镇痛药物。强效镇痛药物（如阿片类药物和曲马朵）可以用于急性下腰痛或严重的根性疼痛，但应注意限制，只有在常规镇痛药物无效或有禁忌证时才考虑应用。阿片类药物使用时间一般不超过3d，很少超过7d。相较于阿片类药物，曲马朵在依赖性和便秘等不良反应上的风险较低，使用时间可放宽到2周，之后应改为非甾体抗炎药。

（2）肌松药：该类药物可减轻肌肉痉挛，但尚未有证据表明其对疼痛有缓解作用。通常配合非甾体抗炎药或对乙酰氨基酚使用。常见副作用为镇静、困倦，可能会影响患者生活、工作或驾驶，应酌情使用或推荐睡前使用，时间一般不超过3周。环苯扎林（Cyclobenzaprine）是该类药物中相对优选的药物。苯二氮䓬类（Benzodiazepines）药物不推荐使用，原因在于其对疼痛缓解和功能改善作用不明显，同时有潜在的依赖性。

（3）口服类固醇类药物：该类药物的效果与安慰剂无明显差异。秋水仙碱治疗下腰痛的效果仍存争议，使用该药物后腹泻等不良反应常见。抗癫痫药、抗抑郁类药物对于治疗慢性下腰痛效果不明显。

2. **物理治疗**　物理治疗是应用天然或人工的物理方法对疾病进行干预，如光、电、磁、热等。热疗法可以在一定程度上缓解肌肉痉挛，但效果甚微且不持久。经皮神经电刺激治疗腰背痛效果亦不明显。间断的颈椎牵引有助于突出间盘的恢复，牵引量可逐步增加至每次 10 ～ 15 磅（1 磅 =0.4536kg），牵引 10 ～ 15min，每日 2 ～ 3 次。相较于颈椎，腰椎牵引重量需达到患者体重的 2/3 以上，患者难以耐受或无法操作，意义不大。硬质支具可以减少脊柱活动度，从而减少脊髓所受损伤。特别是脊髓型颈椎病患者，佩戴硬质颈托可以有效降低因颈部活动而导致颈髓损伤的风险。病程＜ 6 个月的下腰痛患者，可建议短期（1 ～ 3 周）应用硬质腰围。病程≥ 6 个月的患者，佩戴腰围的疗效不明显。对于经常从事重体力劳动且患有下腰痛的患者，建议在工作时佩戴腰围，有一定的预防作用。而从事普通工作的下腰痛患者，预防性佩戴腰围的获益并不明显。对于脊柱畸形的患者，支具在矫正脊柱三维平衡方面则有更重要的意义。

3. **休息与运动**　对于症状性退行性脊柱疾病的患者，特别是长期从事体力劳动的人群，减少重体力劳动、改变不对称姿势或避免长时间保持同一种姿势（包括久坐）可以降低椎间盘压力，减少对神经根的刺激，从而缓解疼痛。对于脊髓型颈椎病患者，限制活动可降低损伤脊髓的风险。而对于根性症状明显的下腰痛患者，2 ～ 4d 的卧床休息对缓解症状有一定的帮助，但更长时间的卧床休息无助于症状的进一步改善，并可能会造成患者的无力、关节僵硬等不适，应鼓励患者逐步回归正常的活动。

在症状出现的早期（1 个月内），可以鼓励患者进行低强度的有氧运动，如慢走、骑行或游泳等，有益于神经功能的恢复。需要注意的是，在开始锻炼的初期（2 周内），症状可能会有所加重。但坚持并逐步增加强度相比终止锻炼会带来更好的结果。

4. **手法治疗**　按摩、脊柱推拿等手法治疗可能有益于急性下腰痛患者的症状改善，建议在症状初期使用（1 个月内），长期效果及对根性症状的改善效果不明。需要注意的是，在面对严重的进行性神经功能障碍并且诊断不明的情况时，不建议患者接受手法治疗。有研究指出，颈椎的手法治疗有可能导致椎动脉夹层、卒中、脊髓损伤及硬膜下血肿。圆锥综合征患者也应禁止腰椎的手法治疗。

5. **注射治疗**　介入式疼痛管理对于有持久疼痛症状的患者是一个很好的治疗选择。目前对于硬膜外注射类固醇激素是否有助于治疗急性根性症状尚存争议。一般认为当口服药物效果不佳或患者无手术指征时，硬膜外注射类固醇激素可作为短期改善，效果一般可持续数天到数周。与急性疼痛相比，慢性疼痛的效果不佳。临床多用于腰背痛或腰椎根性症状患者的治疗。对于无根性症状的患者，目前尚无证据表明硬膜外注射（包括类固醇激素、局部麻醉药物及阿片类药物等）药物有效。"扳机点"导致腰背痛的理论目前还存在争议，同时"扳机点"注射局部麻醉药物的镇痛效果不佳。小关节内注射治疗急性或亚急性（3

个月内）根性症状的研究较少，疗效仍存在争议，但可以为关节射频消融治疗提供一定的提示意义。硬膜外注射、"扳机点"注射及小关节内注射均不推荐用于慢性腰背部疼痛，仅可为特定患者暂时缓解疼痛，无法提供长期改善。目前暂无针灸治疗急性腰背痛的研究，一些研究指出针灸治疗对慢性下腰痛有效，但证据尚不充分。

二、手术治疗

脊柱手术不仅仅是一种治疗方式，更是具有专业性、独特性的医疗领域，通常用于治疗退行性疾病、创伤、不稳定、畸形、感染和肿瘤。脊柱手术可以由神经外科医师及骨科、创伤外科医师完成，涉及脊柱的治疗也可由放射科医师或普通外科医师进行。由于脊柱脊髓特殊的解剖结构，针对疾病特点及其定位已经发展出了许多手术方式，如显微镜下和内镜下椎间盘切除术、经皮技术等。无论手术技术如何进步，脊柱手术的首要目标是要尽可能地恢复患者的脊柱功能，提高患者独立生活的能力。具体来说，即解除神经压迫，稳定脊柱并且重建脊柱生理曲度。在整个手术治疗过程中，医师要充分考虑患者的主诉和期望，在手术的预期结果上与患者达成一致，绝不能片面地根据影像检查进行手术。

一旦医师和患者决定对脊柱疾病进行手术治疗，手术医师必须依照患者的疾病特点和整体健康状况来制订手术计划，有时也要考虑患者的经济情况。术前对患者就治疗方案进行说明，告知患者术后可能出现的情况及并发症，对疼痛、瘫痪、排尿和排便功能障碍等严重影响患者生活质量的情况要做更详细的解释，在患者充分知情的前提下签署同意书。

临床上脊柱脊髓病种繁多，虽然现在随着医疗技术的发展出现了多种多样的手术方法与手术方式，但由于缺乏足够的前瞻性随机对照研究数据，目前尚无权威的医疗指南。脊柱手术医师除了要依赖现有的临床资料及个人手术经验外，术中还必须遵从"Do no harm"，即"不伤害"这一首要原则，同时也要了解自身和所要进行手术的极限。为复杂的脊柱脊髓疾病找到一以贯之的手术方法是困难的，但脊柱手术应该遵从以下几个基本原则。

1. 充分解除神经压迫和注意保护脊髓和神经根，减少对周围组织的损害　显露满意的术野是手术成功和减少并发症的关键，应在使用微创技术的基础上尽可能显露解剖结构，解除神经压迫。无论前路或后路手术，保护周围组织的血供都十分重要。前路手术要特别注意保护毗邻的大血管，后入路手术则要严格地进行骨膜下分离肌肉，以减少术中出血，防止椎旁肌肉去神经化和去血管化。同时在处理靠近脊髓的节段动脉时要十分小心，应注意保护。手术操作推荐在放大镜或显微镜下进行，尽量减少牵拉或刺激神经根和脊髓。对于脊柱脊髓肿瘤，理想的情况是沿着肿瘤的边界完整切除，避免肿瘤块破裂。若肿瘤严重累及脊髓，与脊髓边界不清楚，则可从瘤内切除，力求切到与正常组织的边界。术中监测体感诱发电位和运动诱发电位有助于加强对脊髓的保护。为了保留神经功能，部分切除肿瘤也是可以接受的，但术后应根据肿瘤的性质辅以放化疗。

2. **保持脊柱生理曲度**　除了保护脊髓、神经根外，脊柱的另一个主要功能是在生理负重情况下保持人体正常的直立体位。一旦脊柱出现曲度异常，除了可能出现的姿态异常外，还可能出现持续的疼痛。因此，保持或恢复脊柱正常生理曲度是脊柱手术的关键问题。术中通常需要注意几点：①保持脊柱整体的矢状位平衡，防止出现颈、腰椎的后凸畸形，以及医源性平背畸形；②保持或恢复骨盆至正常位置；③重视局部脊柱节段的序列，防止相邻节段代偿性畸形的发生。

3. **保持脊柱稳定性**　脊柱是一个多关节多节段的复合体，其稳定性可以理解为在生理负重下阻止脊柱各结构移位损伤或刺激神经，以及防止结构改变产生的畸形、疼痛或神经功能障碍的能力。脊柱稳定性的丧失会导致正常姿态改变，进而出现疼痛，最终甚至会损害神经组织。通过手术对脊柱进行内固定及植骨融合，可以使失稳的脊柱重新获得稳定，防止畸形进一步进展，维持矫形效果，并通过减少病变节段的活动来减轻疼痛。但错误或失败的手术也会给脊柱稳定性带来巨大的破坏。术中保持或重建脊柱的稳定性应考虑以下几个方面。

(1) 根据病变的位置合理选择入路：早期脊柱手术通常采用后正中入路，随着人们对脊柱疾病认识的不断加深，逐渐出现了侧后方入路、侧方入路等方式。根据病变位置选择入路，可以保持脊柱固有的前凸或后凸的稳定结构，最大限度地减少手术操作对脊柱的破坏。一般情况下，如果病变位于脊柱前侧，宜选用前方入路进行减压和固定；如果病变位于脊柱后侧，从后方入路进行减压、固定较为合适。而当脊柱的不稳定是由于前后联合病变导致的，通常要考虑前后联合固定。

(2) 根据入路选择合适的内固定系统：适合后方入路的内固定系统包括小关节螺钉-钉棒和椎弓根螺钉-钉棒系统。前者一般适用于颈椎，而后者则可用于全脊柱。通常情况下，椎弓根螺钉的抗拔出力更高，但对于颈椎来说，小关节螺钉-钉棒系统已足以维持稳定。后路内固定系统的作用是稳定脊柱，以对抗屈伸、侧弯、轴向旋转和撑开的力量，但在对抗轴向负载或压缩力方面作用不佳。如果进行了前路减压，前路固定则是必要的。置入物可选用皮质骨移植、Cage 或人工间盘。前路固定主要提供稳定以对抗压缩，并且有一定抗前屈、侧弯和旋转的作用，可以添加椎体前板以增加后伸时的稳定性。如果手术对前纵韧带、后纵韧带等结构破坏较大，建议前板、Cage 和后路固定联合使用。在交界区域特别是颈胸段或胸腰段，可能要延长固定节段以增加稳定性。一般情况下，后路固定所提供的整体稳定性要高于前路固定，在处理极不稳定的脊柱时，后路固定通常是第一选择。

（3）理解内固定系统的作用：内固定技术在不停地发展，但内固定系统的基本作用仍是充当张力带，提供支撑，维持脊柱中立位，拉力螺钉效应和矫正畸形。理想的脊柱内固定系统应具有生物相容性好、强度高、操作简单和安全特点，同时内固定物材质不应影响术后影像学随访。

（4）植骨融合：脊柱固定手术的根本目的是建立固定节段的骨性融合，否则内固定系统终将失败、移位。只有在固定的椎体之间建立了骨性融合，才能达到永久的稳定。推荐从髂骨上取自体骨置入以提高融合效果，如果无法取自体骨，则可用骨替代品或合成物替代。

4. 尽早恢复脊柱脊髓功能　脊柱手术的根本意义之一在于帮助患者尽可能地恢复独立活动能力。术后长时期的卧床并不利于人体的恢复，甚至会引起循环和呼吸系统的紊乱。医师应鼓励患者在术后 24 ～ 48h 下床活动。手术及内固定系统的设计和使用应尽可能满足这一需要。

三、总结

无论是保守治疗还是手术治疗，核心目的是恢复患者的脊柱脊髓功能，帮助患者提高生活质量。为了达到这一目标，脊柱外科医师在制订治疗计划时除了应参考疾病特点，还应以患者的需要和期望为前提。如今治疗脊柱疾病相关的医疗技术在持续地发展，例如，内固定材料的改进、术中影像的广泛应用及微创技术的普及，这些技术的飞速发展为患者提供了更安全的治疗，明显改善了患者的预后。但不可否认的是，伴随技术的发展，脊柱外科领域也出现了过度应用内固定材料或过分追求新技术的现象。同时，我们也应意识到，除了技术，诸如医患关系、患者对治疗方案是否认同、术后康复等方方面面都会影响到治疗的效果。因此，脊柱外科医师在治疗脊柱脊髓疾病时应严格遵从基本原则，始终以患者获益为首要目标，从而为患者提供合理而必要的治疗。

（胡　岳）

参 考 文 献

菅凤增 . 简明脊柱内固定图谱 [M]. 北京：人民军医出版社 , 2014.

王忠诚 . 王忠诚神经外科学 [M]. 2 版 . 武汉：湖北科技出版社 , 2015.

Aebi M, Thalgott JS, Webb JK. AO ASIF Principles in Spine Surgery[M]. Springer-Verlag Berlin Heidelberg, 1998.

David Greg Anderson, Alexander R. Vaccaro. Decision Making in Spinal Care[M]. 2nd ed. Thieme, 2012.

Erik van de Kelft. Surgery of the Spine and Spinal Cord:A Neurosurgical Approach[M]. Springer, 2016.

H. Richard Winn. Youmans Neurological Surgery[M]. 6th ed. Saunders, 2011.

Harry N, Herkowitz, Steven R, Garfin, Frank J, Eismont, et al. Rothman-Simeone The Spine[M].
  6th ed. Saunders, 2011.

Howard S An. Principles and Techniques of Spine Surgery[M]. Lippincott Williams & Wilkins,
  1998.

Mark S. Greenberg. Handbook of Neurosurgery[M]. 8th ed. Thieme, 2016.

Max Aebi, Vincent Arlet, John K. Webb. AOSpine Manual:Principles and Techniques/Clinical
  Applications[M]. Thieme Medical Pub, 2007.

Michael P Steinmetz, Edward C. Benzel. Benzel's Spine Surgery[M]. 4th ed. Elsevier, 2016.

Uwe Vieweg, Uwe Vieweg, Frank Grochulla. Manual of Spine Surgery[M]. Springer-Verlag Ber-
  lin Heidelberg, 2012.

Vikas V, Patel, Alpesh Patel, James S, Harrop, et al. Spine Surgery Basics[M]. Springer, 2013.

第二部分

脊 柱 创 伤

第一节　脊柱创伤概述

　　脊柱创伤比较常见，占全身骨折的 5% ～ 6%，颈、胸、腰段的创伤各有特点，其中胸腰段脊柱骨折最多见，而颈段创伤时合并脊髓创伤所占比例最高，致残率也最高。有研究报道，北美脊柱创伤的年发病率：美国为 77/100 万，加拿大为 52/100 万；而在中国，有文章统计，北京为 60/100 万，上海为 53/100 万，据此来推算，中国每年新增 7 万～ 10 万脊柱创伤病例。

　　我国在脊柱创伤救治工作中还没有形成院前急救、院内多学科联合的成熟模式，致残率虽然有所下降，但总体来说还是处在一个比较高的比例。据国内统计，合并脊髓损伤的病例占脊柱创伤的 15% ～ 30%，其中，留下功能障碍的约 50%，治疗后仍致残的约 40%，这个比例相比国外合并脊髓损伤的脊柱创伤致残率明显是较高的。

　　脊柱创伤由于涉及部位广泛（由上至下涉及颅腔、口咽部、胸腔、腹腔、盆腔等），组织结构多样（包括肌肉、韧带、骨骼、关节、血管、神经、硬膜、脊髓等），其诊断治疗一直是一个交叉学科，涉及专业很多，其中与神经外科、矫形外科的关系最为密切。

　　在脊柱创伤的诊断处理当中，既需要按照创伤部位分类来评估，又要进行整体考虑，其中涉及很多的分类、分型、分级和评分的方法，不一而同，使得不同的专业学科也要在处置中遵循统一的原则和标准。脊柱创伤的判断标准之多，即使是专业从事脊柱脊髓工作的医师也要颇费工夫才能掌握，有些医师会质疑有无必要掌握这么多的标准，更多从业者希望有更加简明统一和高度概括的新标准产生，但直到目前，还没有这样的标准产生；相反，越来越多新的考量指标被纳入评分系统中，评价指标越来越精准的同时，系统也变得越来越庞杂。

　　创伤的复杂性决定了评估体系的复杂性，我们可以把不同的评估标准做大致的归类，分型分类标准是为了医师之间便于交流，更像是高度简化的行业术语，保证从事这一专业的医师之间有共同的语言，交流准确简练，即使没有影

像和病例资料，只要能够说出（如Ⅱ型齿状突骨折），就能完成同行之间非常
有效的沟通，这一点在学术交流和日常会诊、转诊时显得尤为重要；而分级和
评分系统则为医师选择什么样的处理方式提供了有力依据，尽管在很多的评分
系统中都会有模糊分值来发挥医师的主观性，但同时可以最大程度地保证处置
合理性和客观性，避免仅仅根据个人的主观经验来做决定。在掌握了如此庞杂
的评估标准之后，还要考虑到脊柱创伤的个体特例，有些时候也不能完全按照
标准来决定患者的处理方式，如无骨折脱位型脊髓损伤、合并强直性脊柱炎、
合并多发伤、跳跃性骨折等特殊类型的创伤。

　　综上所述，既要全面掌握各类分型、评分标准，又要灵活运用，结合实际
情况综合考虑，以神经减压、脊柱稳定、力线平衡为处理原则。

（李维新）

第二节　上颈椎创伤

一、寰椎创伤

　　寰椎连接枕骨和其他颈椎，是一节非典型的脊椎，外观呈椭圆环状，无椎体，
在环形两侧增厚变粗，称之侧块，其上下表面为斜向内前方的关节面。从侧块
伸出的前后椎弓在伸出部位为寰椎最薄弱部，也是最常见的骨折部位。

【症状与体征】

　　寰椎骨折脱位是颅颈交界区创伤中较常见的一种，在寰椎损伤中，约5%
合并齿突损伤。横韧带是颈1、2在屈曲时的主要稳定结构，寰椎骨折时，横
韧带可能会断裂。临床上见到的寰椎骨折脱位，神经症状轻重差异较大，严重
者当场死亡或伴有不同程度的脑干与延髓的挫伤，表现为四肢瘫和呼吸障碍；
而有的仅为枕颈部疼痛和活动障碍，神经症状不明显，但这类患者往往存在潜
在风险，需要及时做出评估判断伤情，确定处理方式并给予相应处置。

【分型】

　　1919年，Jefferson首先提出了根据解剖学部位的分型，将寰椎骨折分为5
型：前弓骨折、后弓骨折、前后弓同时骨折（Jefferson骨折）、单纯侧块骨折、
侧块伴后弓骨折。除了留下经典的Jefferson骨折描述之外，这种分型并无实际
的临床指导意义。

　　其后，Gehweiler等提出了相似的5分类法，仅去除侧块伴后弓骨折，增
加了横突骨折。Segal等结合CT扫描，在Gehweiler的5分类法基础上，又增
加了粉碎性骨折为单独一型，即将寰椎骨折分为6型。Spence等虽没有提出
明确的寰椎骨折的分型，仅根据横韧带的完整性将Jefferson骨折细分为稳定

型和不稳定型，这一分型对手术还是保守治疗具有很强的指导性，推荐对于横韧带完整的患者进行保守治疗，对于横韧带断裂的患者进行融合手术。随后，Dickman 等根据横韧带损伤的部位，进一步分型。Scharen 等则将 Gehweiler 和 Spence 分型简单结合在一起。Landells 在 Gehweiler 的基础上，将前弓或后弓骨折归为同一型，同时去除了横突骨折型，最终将寰椎骨折分为 3 型（图 2-2-1）。Levine 和 Edwards 也将寰椎骨折分为 3 型：后弓骨折、侧块骨折、前后弓同时骨折。Levine-Edwards 分型结合了骨折形态和损伤机制，相对最为常用，对治疗方案的选择也有一定的指导意义。但是无论如何，目前的分类系统中，没有任何一个分型系统能够包括所有类型的寰椎骨折，也没有任何一个分型系统能为所有患者做出确切的治疗选择和预后判断。

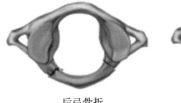 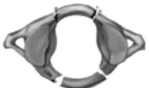 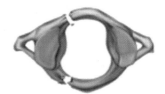

后弓骨折 前后弓同时骨折 侧块骨折

图 2-2-1 寰椎骨折

【检查与诊断】

Levine 和 Edwards 将寰椎骨折分为 3 型：后弓骨折、侧块骨折、前后弓同时骨折（Jefferson 骨折是寰椎骨折中的一种，为爆裂性骨折，骨折块分成 4 块，前后弓各有两处；也即只有这种前后弓各有两处折线的四部分骨折，才能诊断为 Jefferson 骨折；Jefferson 骨折不能与寰椎骨折的诊断等同）（图 2-2-2、图 2-2-3）。

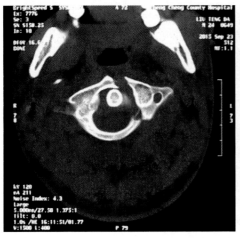 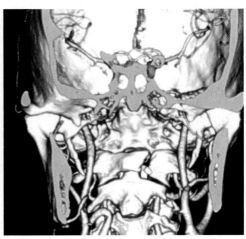

图 2-2-2 寰椎侧块骨折

需透照开口位 X 线片及侧位 X 线片，并在开口位 X 线片上测量了解寰椎压迫骨折与寰枢椎不稳的情况，正常的寰椎侧块外缘与枢椎关节突外缘在同一直线上，寰椎骨折者双侧侧块向外移位，侧块外缘超过枢椎关节突外缘。测量侧块向外移位的距离，两侧之和超过 6.9mm，表明寰椎横韧带断裂，导致寰枢不稳定。侧位 X 线片上可见到寰椎后弓双重骨折，骨折线经过椎动脉沟。

寰椎两侧块与齿状突间的距离相等而对称，寰椎前弓后缘与齿状突前缘，即寰齿间距正常为 3mm，在 3mm 内是较恒定的标识，如果寰齿间隙大于正常，可能为寰椎骨折合并横韧带断裂。

为了解寰枢区损伤细微结构的变化，宜采用断层摄片及 CT 扫描，常能显示寰椎暴裂的骨折分离状况，对确定其稳定程度是有益的。还应注意寰椎侧块内侧缘撕脱骨折，因其是横韧带撕裂征象，提示骨折不稳定。

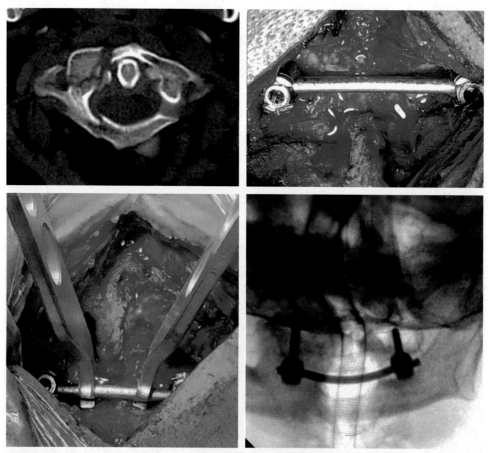

图 2-2-3　寰椎骨折单椎节固定体内折棒技术

二、枢椎创伤

【症状与体征】

枢椎也是脊柱中比较特殊的椎体，一般将枢椎骨折分为齿突骨折和枢椎椎弓根骨折。齿突骨折占颈椎骨折的 5%～15%，枢椎骨折的症状与体征与其他颈椎损伤类似、没有特异性。任何外伤后出现颈部持续疼痛和僵硬，伴或不伴神经压迫症状的麻木和无力，沿枕大神经分布区不适，常提示头枕区可能也有损伤。明确诊断可给予 X 线片、CT 检查，以免遗漏齿状突骨折。

【检查与诊断】

普通 X 线检查包括颈椎侧位、过伸和过屈侧位 X 线片检查。应注意，怀疑颈椎不稳定者，过伸、过屈位 X 线检查时应慎重。

有颈椎体前上缘的压缩骨折，动力位 X 线片上呈现不稳定，可确诊为 II 型骨折。大部分 I 型骨折，动力位 X 线片上可出现骨折线旁少许移位。对骨折线显示不清的无移位者，可增加拍摄体层片或 CT 片。CT 特别是三维 CT 重建可更清楚地观察到骨折线的走向，以及骨折线累及椎板的情况。

伴有脊髓神经症状的病例则应行 MRI 检查。MRI 检查可了解颈椎间盘的损伤情况，以及前后纵韧带的完整性及椎动脉的情况。影像上显示骨折线在 3mm 以内且无成角变形者，多属稳定型；骨折线超过 3mm 且伴有向前或向后成角变形者，则为不稳定型。严重者此时也可出现成角畸形。

【齿突骨折分型】

单纯性齿突骨折一般可分为 3 型。

I 型：齿突尖部骨折，不常见，可能由于翼状韧带撕脱造成，这一部位的骨折大多是稳定的。骨折线多呈斜形撕裂状，其发生率约为 5%，其稳定性可从伸屈动力性侧位 X 线片上得到证实。由于本型大多无移位，因而并发症少，预后较佳，一般不需要手术治疗。

II 型：为齿突颈部骨折，多见，占单纯性齿突骨折的 70% 左右，大多因头部侧屈暴力所致。此型骨折亦可因后伸力所致，而仰伸暴力甚少。因该处血供不佳，愈合率较低，稳定性差，因此一般需要手术治疗。

III 型：齿突基底部骨折，其发生率约为 25%；主要为头颈部遭受屈曲暴力所致；骨折线常延及枢椎椎体上部骨质及寰枢关节（图 2-2-4 至图 2-2-7）。但此处骨折较为稳定，且血供丰富，若无较大移位，预后一般较好。

齿突不连在临床上并不少见，是齿突骨折最易发生的并发症。齿突不连，尤其好发于骨折线，齿突 II 型骨折主要是由于该型骨折易发生寰枢椎脱位，因为齿突尖韧带与翼状韧带的牵拉可使骨折分离，且后方的横韧带的推挤也可使其移位。此外，附着于齿突腰部的组织还有来自前方的 2 个副韧带，其另一端附于颈 1 侧，当齿突骨折发生在齿突基部时，这些韧带可使骨折的头端与颈 2 椎体端之间呈现分离状态。

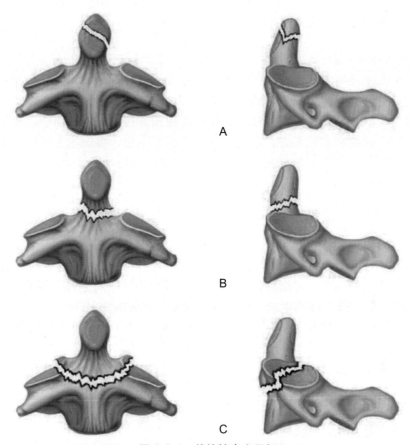

图 2-2-4　单纯性齿突骨折

A. Ⅰ型齿突尖部骨折；B. Ⅱ型齿突颈部骨折；C. Ⅲ型齿突基底部骨折

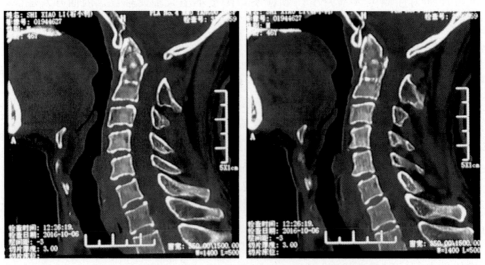

图 2-2-5　伴有 Klippel-Feil 综合征的Ⅲ型齿突基底部骨折

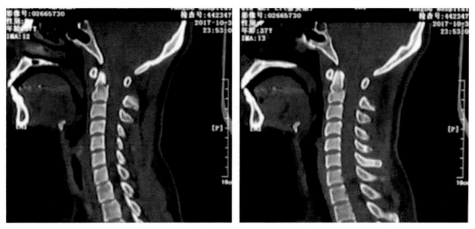

图 2-2-6　Ⅱ型齿突颈部骨折

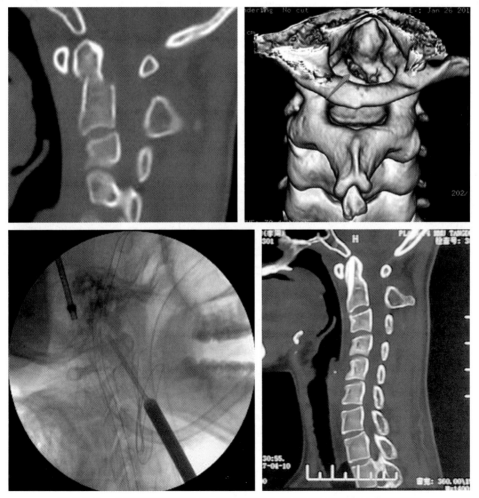

图 2-2-7　Ⅱ型齿突颈部骨折（骨折线前上至后下）前路拉力螺钉固定

对枢椎齿状突骨折的患者应积极治疗，根据骨折类型、移位情况及年龄等因素综合考虑，采取积极的治疗措施。

【保守治疗】

保守治疗包括直接石膏固定、牵引复位加石膏固定和 Halo 支架固定3 种。

【手术治疗】

手术治疗包括前路拉力螺钉骨折远近端加压内固定术，以保留寰枢椎的活动；也可以行后路寰枢椎复位固定，不做植骨融合，待骨折愈合后再拆除钉棒；也可以行后路融合术包括钢丝固定术、椎板钩固定和跨关节螺钉固定术。

三、枢椎椎弓骨折

枢椎椎弓骨折为枢椎椎弓峡部的骨折，因既往多见于被施绞刑者，故这种骨折通常称为 Hangman 骨折，又称外伤性枢椎椎弓骨折（图 2-2-8）。目前，这种骨折主要见于公路交通事故（急刹车时的颈部过伸）。所幸的是，这个部位的骨折使骨折块分离、同一平面化管扩大，因而很少损伤脊髓。

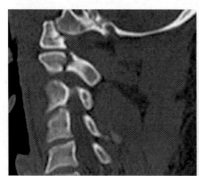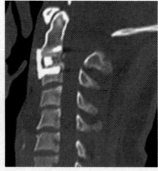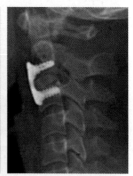

图 2-2-8　Hangman 骨折行 C2、3 前路 ACDF 手术

【损伤机制】

超伸展外力是枢椎弓部断裂的一个主要的损伤机制。Wood-Jones 于1912—1913 年描述了因悬吊产生的致命性枢椎骨折的病因学及生物力学，他们分析悬吊期间过伸牵引产生的特定位置，从而明确过伸是产生骨折的主要作用力。

【症状与体征】

枢椎椎弓骨折一般没有特殊症状和体征，仅有颈部持续疼痛和不适。

【检查与诊断】

进行 X 线、三维重建 CT 及 MRI 检查。

外伤病史及影像学检查可以明确诊断。

【治疗】

大多数枢椎损伤可以经过非手术治愈，多数枢椎骨折不伴有脊髓损伤。骨折无明显移位或易于复位者，可行头 - 颈 - 胸石膏固定，亦可选用 Halo-vest 支架固定。有显著移位及成角，经牵引或佩戴支架不能完全复位，有慢性不稳定存在或合并骨不连时，应行前路或后路颈 2、3 融合术。

（李维新）

第三节　下颈椎创伤

一、概述

下颈椎创伤指 C3 ～ 7 损伤，是致病或致残的常见部位。下颈椎损伤发病率较上颈椎明显增多，且其发病率有着逐年增高的趋势。早期诊断治疗，恢复脊髓功能，稳定颈椎是挽救生命、减少病残的关键。

【下颈椎创伤分型】

下颈椎创伤分型具有历史意义的主要有 Allen-Ferguson 分型（1982）、AO 分型（1994，Magerl）、SLIC 评分（2007，Vaccaro）、AOSpine（2015）。

1. Allen-Ferguson 分型（1982）　将间接暴力所致的下颈椎创伤根据创伤机制（按受伤时头所处的位置及所受暴力方向命名）分为 6 型：屈曲压缩型、垂直压缩型、牵张屈曲型、伸展压缩型、牵张伸展型、侧方屈曲型，这是一种依据创伤发生机制的分型。其每一种类型的创伤又根据严重程度分为 3 ～ 5 型（图 2-3-1），通过对受伤时头部位置和受力方向的不同，对创伤的特点及救治方式都有一定的指导意义。

2. AO 分型　是以骨折形态为依据的分型方式，将骨折分为 A、B、C 3 种类型（图 2-3-2）。

AO 分型系统分类分型层次多，类型极为详尽，很难全面掌握，A、B、C 3 种一级分类分别代表压缩型、牵张型和分离型，其下又各有亚型，亚型之下又有分类。总体来说，我们需要掌握的是 AO 的一级分类标准，实际上是以张力带损伤为关键点的分型，A 型为张力带完整的类型，B 型为前方或后方单一张力带断裂的类型，如果前后张力带同时断裂伴有移位或旋转则为 C 型，这是 AO 分型的核心内容所在。

3. SLIC 评分　2007 年，Vaccaro 等领导的脊柱创伤研究组提出了 SLIC 评分，在 AO 分型以形态为依据的基础上，加上了神经功能指标和椎间盘韧带复合体指标，并设定了分值，使得 SLIC 评分系统可以作为临床工作中下颈椎治疗的依据。仔细分析该系统，我们可以看到椎间盘韧带复合体（DLC）同 AO 分型

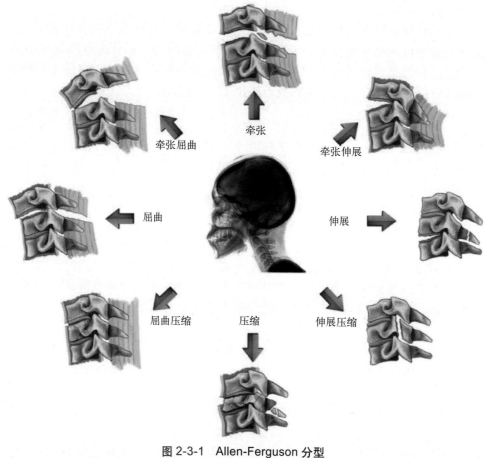

牵张屈曲

牵张

牵张伸展

屈曲

伸展

屈曲压缩

压缩

伸展压缩

图 2-3-1 Allen-Ferguson 分型

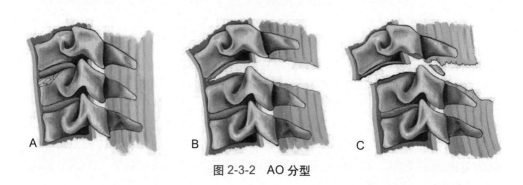

A B C

图 2-3-2 AO 分型

中所依据的前后张力带是一致的，所以 SLIC 的重要贡献是设定各项评分的分值和引进了神经功能指标。评分见表 2-3-1。

表 2-3-1　**下颈椎损伤分型 SLIC（Sub-axial Injury Classification）**

项目	分数
骨折形态	
无损伤	0
压缩型	1
爆裂型	2
牵张型	3
旋转及移位	4
椎间盘韧带复合体	
完整	0
不确定	1
确定断裂	2
神经损伤情况	
无损伤	0
神经根损伤	1
脊髓完全损伤	2
不完全损伤	3
持续性压迫	1

　　总评分＜4分，选择非手术治疗；总评分＞4分，以手术治疗为主；总评分等于4分，应根据具体情况酌情处理。系统中的神经功能评分并没有完全以 ASIA 评分为依据，抛开定位检查使之更为简洁，并且明确表述，不完全脊髓损伤比完全性脊髓损伤高1分，而伴有相应节段持续性脊髓压迫的要额外加1分，反映出该评分系统是立足于指导临床治疗的。SLIC 评分系统为下颈椎损伤手术或非手术治疗提供了较为客观的依据，该分类系统简便、易于掌握，对临床手术或非手术治疗的选择具有明确的指导作用，但在指导具体手术治疗上仍存在一定的不确定性，无法对手术入路进行判断。

　　4. AO spine　2015年，Vaccaro 与 AOspine 组织合作提出下颈椎创伤 AOspine 分类系统：根据骨折形态、小关节创伤、神经功能和患者特异因素4方面对颈椎创伤进行评估。

　　在这个全新的分类系统中，因为沿用了 AO 的骨折形态学分类，所以去除了 SLIC 评分系统中的 DLC 因素；考虑到下颈椎中侧块损伤对颈椎稳定性的影响（单侧30%以上），系统中加入了小关节损伤指标；首次引入了患者特异性因素这一重要因素。

　　【损伤分型】

　　损伤分型分别是 A 型损伤（图 2-3-3 至图 2-3-7），是无张力带创伤；B 型损伤（图 2-3-8 至图 2-3-10），有前方或后方张力带创伤；C 型损伤（图 2-3-11），前后方张力带均有创伤，造成椎体分离移位。

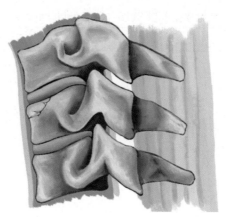

图 2-3-3　A0 亚型：椎体无骨折或不明显的横突或棘突骨折

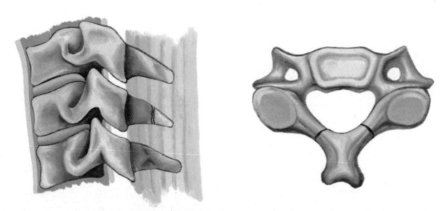

图 2-3-4　A1 亚型：椎体边缘压缩或嵌入骨折伴单个终板骨折，不累及椎体后壁

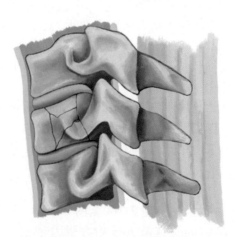

图 2-3-5　A2 亚型：劈裂或钳夹样骨折，骨折线累及上下终板，但无椎体后壁损伤

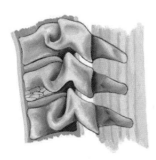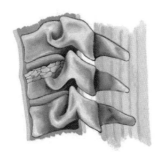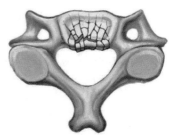

图 2-3-6　**A3 亚型**：椎体骨折影响单一终板，累及椎体后壁和椎管

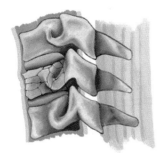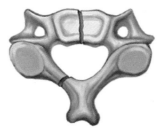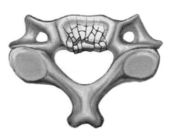

图 2-3-7　**A4 亚型**：椎体骨折累及上下终板和椎体后壁

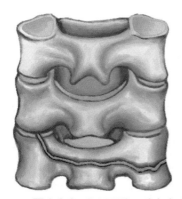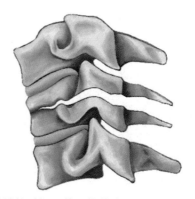

图 2-3-8　**B1 亚型**：后方张力带骨性结构破坏延伸至椎体前方

1. A 型损伤　椎体压缩性损伤。

A 型损伤累及前部结构 [椎体和（或）椎间盘]，包括临床不明显的损伤，如横突或棘突骨折。更严重的 A 型损伤出现椎体爆裂骨折伴椎体后部向后突入椎管，不伴有 PLC 的损伤及移位。A 型更进一步分为 5 个亚型。

A0 亚型：椎体附件（如横突或棘突）骨折，在下颈椎还包括椎板骨折及无明显骨折的脊髓中央管综合征。

A1 亚型：椎体边缘压缩或嵌入骨折伴单个终板骨折，不累及椎体后壁。

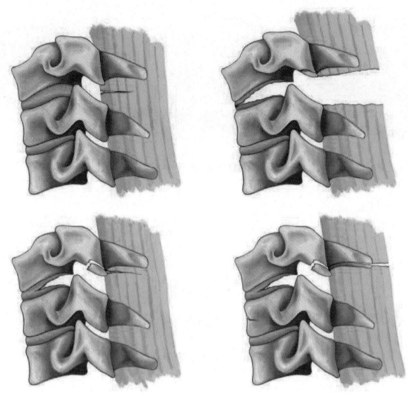

图 2-3-9　**B2 亚型**：后方关节囊韧带或骨性关节完全断裂或分离

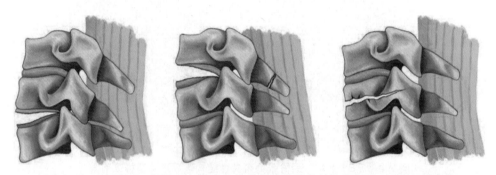

图 2-3-10　**B3 亚型**：损伤累及前方张力带或造成前方结构的分离（椎体／椎间盘）

　　A2 亚型：劈裂或钳夹样骨折，骨折线累及上下终板，但无椎体后壁损伤。

　　A3 亚型：不完全爆裂骨折椎体骨折影响单一终板伴任何累及椎体后壁和椎管的损伤。

　　A4 亚型：椎体骨折累及上下终板和椎体后壁。当 A2 亚型椎体劈裂或钳夹样骨折累及椎体后壁时归为 B 型骨折，下颈椎骨折线累及椎板但不伴有后方张力带损伤的也归为此类。

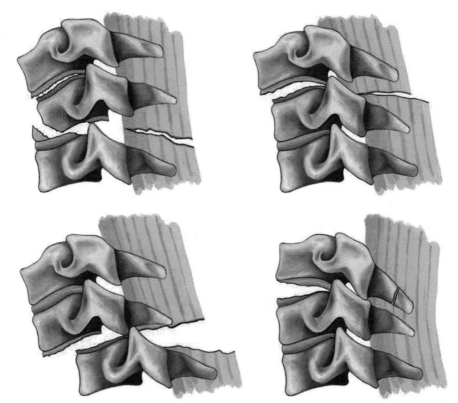

图 2-3-11　C 型损伤：特点是脊柱骨折节段头尾端在任何平面上的移位超出了正常的生理范围

2. B 型损伤　张力带损伤。

B 型损伤累及前方或后方张力带，B2、B3 型损伤常伴有椎体 A 型骨折，从 B2 型骨折开始，所有骨折类型均累及 2 个以上椎体及相关的椎间盘。

B1 亚型：后方张力带的单一骨性结构破坏延伸至前方椎体，也就是常说的"Chance 骨折"，不像 B2 亚型常累及一个椎间隙水平，B1 亚型仅累及单一椎体。

B2 亚型：后方张力带损伤伴或不伴骨性结构破坏，损伤结构可能为骨性、关节囊、韧带等。

B3 亚型：损伤累及前方张力带或造成前方结构的分离（椎体 / 椎间盘）。损伤可经椎间盘或椎体本身（见于强直性脊柱炎），完整的后方结构绞锁限制了整体移位。

3. C 型损伤　移位 / 分离损伤。

C 型损伤的特点是脊柱骨折节段头尾端在任何平面上的移位超出了正常的生理范围，由于 C 型骨折不稳定一节椎体相对于另一节椎体具有分离、移位、旋转趋势，所以无须再分亚型。C 型损伤也可能合并其他亚型骨折，合并相关的椎体骨折亚型都应单独的分类。

【小关节损伤】

下颈椎损伤分型中包含小关节损伤，下颈椎椎体无损伤或伴轻微损伤时，小关节损伤决定了颈椎剩余稳定性，这是将小关节损伤单独分类的主要原因。下颈椎损伤分型中包含 4 种小关节损伤类型，当小关节出现多种损伤类型时，以级别高的损伤类型为准；当椎体双侧关节同时损伤时，先描述右侧再描述左侧（图 2-3-12 至图 2-3-15）。

F1 型：关节损伤无移位，骨折块 < 1cm，累及侧块 < 40%。

F2 型：关节损伤具有潜在不稳性，骨折块 > 1cm，累及侧块 > 40% 或侧块移位。

F3 型：椎弓根或椎板破坏导致侧块漂浮，引起上下关节突分离。

F4 型：关节脱位或半脱位。

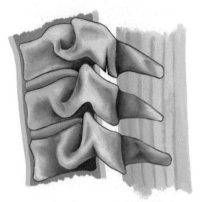

图 2-3-12　F1 型：小关节无移位骨折

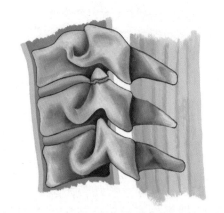

图 2-3-13　F2 型：关节损伤具有潜在不稳性，骨折块 > 1cm，累及侧块 < 40% 或侧块移位

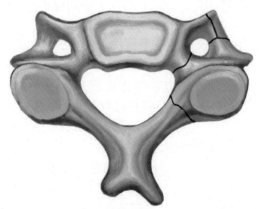

图 2-3-14　F3 型：椎弓根或椎板破坏导致侧块漂浮，引起上下关节突分离

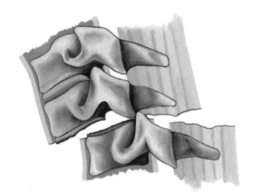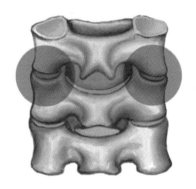

图 2-3-15 **F4 型：关节脱位或半脱位**

【神经功能障碍分级】

神经功能状态分为 5 级。

N0：神经功能正常。

N1：短暂的神经功能障碍。

N2：存在神经根损伤的症状或体征。

N3：不完全的脊髓或马尾神经损伤。

N4：完全性脊髓损伤。

NX：神经功能待定，用来表示一些特殊患者，多见于颅脑损伤、中毒、气管插管或镇静等而无法完成神经系统检查患者。

患者特异因素：M1，后方关节囊韧带复合体创伤；M2，严重颈椎间盘突出；M3，僵硬/代谢性骨病；M4，椎动脉创伤。AOspine 分型是一种全面且简洁的评价系统，目前具有相对较高的可信度。

以上的每一种分型和评分都有其优点，但也很难完全以其中某一种分型来指导下颈椎创伤的判断，必须全面掌握各种分型方法，结合临床病例来诊断和治疗。在实际工作中，采用 Allen 及 AO 分型进行影像学分析，对下颈椎创伤患者推荐应用 SLIC 评分和 AOSpine 分类系统，以便对创伤的关键指标进行评估，从而以重建张力带、恢复稳定性和神经减压的原则来选择手术入路。

二、Dvorak 循证指南

脊柱创伤研究组根据 SLIC 分类系统，制定了下颈椎创伤手术治疗指南，即 Dvorak 循证指南，对以下常见创伤类型制定了较为详细的临床治疗指南，也是我们临床实际工作中的重要参考标准，包括颈脊髓中央创伤综合征、压缩/爆裂骨折、牵张性创伤、小关节半脱位/对顶创伤、移位/旋转（图 2-3-16 至图 2-3-20）。

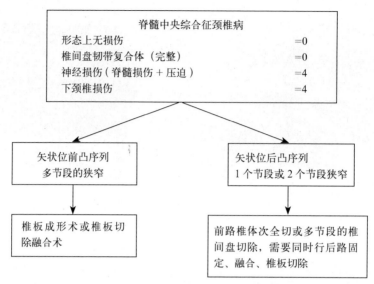

图 2-3-16　伴椎管狭窄的颈脊髓中央创伤综合征手术治疗指南

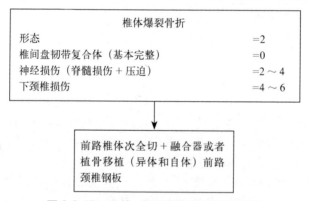

图 2-3-17　压缩 - 爆裂骨折手术治疗指南

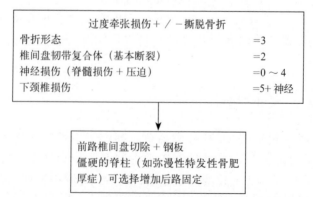

图 2-3-18　牵张性创伤手术治疗指南前方牵张

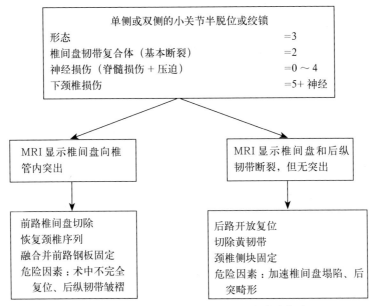

图 2-3-19 关节突半脱位 / 对顶手术治疗指南

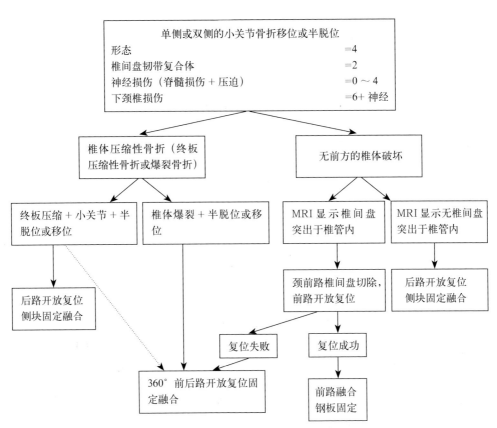

图 2-3-20 旋转 / 移位创伤手术治疗指南

结合以上指南，我们对下颈椎创伤做出手术入路总结。

1. 爆裂骨折合并脊髓创伤，建议前路手术。

2. 伸展牵张性创伤或不伴撕脱骨折，建议前路手术。

3. 屈曲牵张性创伤，无椎间盘创伤，首选后路手术；有椎间盘突出，可选前路手术；存在椎体骨折和双侧小关节脱位，建议行前后路联合手术。

4. 旋转 / 剪力创伤，无椎体骨折但存在椎间盘突出，行前路手术；无椎间盘时，行后路手术；存在椎体骨折或前路复位失败时，行前路后手术。

5. 中央型脊髓创伤根据脊髓受压节段数及颈椎生理前凸情况选择前路或后路手术。

（李维新）

第四节　胸腰椎创伤

脊柱骨折占全身骨折的 5%～6%，其中胸腰段骨折最常见，占脊柱骨折的 75%～90%。胸腰椎骨折最常累及的节段是胸腰段（T11 至 L2），约占胸腰椎骨折的 60%，其发生率在 7.5/10 万～117/10 万，主要原因在于胸腰段是相对固定的胸椎后凸和相对活动较多的腰椎前途的移行处，是小关节方向变化的衔接点，是生物力学的一个薄弱区。胸腰椎创伤的致病机制及其后的病理改变，不仅与胸腰椎的解剖特点和生理功能相关，而且与暴力的性质、患者受伤的位置有密切关系。脊柱骨折较常合并的严重并发症是脊髓创伤，发生率在 15%～30%，且常合并神经、内脏创伤，致残率较高。按发生率来讲，创伤常发生于 3 个节段：T11 至 L1 节段（52%）、L1～5 节段（32%）及 T1～10 节段（16%）。

【病因】

暴力是引起脊柱骨折的主要原因，分为间接暴力、直接暴力、肌肉拉力及病理性骨折。绝大多数骨折均为间接暴力所致，高处坠落足、臀部着地，弯腰工作时重物打击背部、肩部，使躯干前屈，产生屈曲型骨折。少数患者下落途中背部因物体阻挡使脊柱过伸，导致伸直性创伤。直接暴力所致的胸腰椎创伤较少。肌肉拉力往往导致脊柱附件（如横突、棘突）骨折。脊柱肿瘤或其他骨病，在轻微外力下即可造成骨折，是为病理性骨折。从暴力的性质、患者受伤的位置来看，如果患者高处坠落或滑倒后坐地，冲击力从下向上传递，创伤的部位多位于胸椎下部和腰椎上部。如果患者受重物砸伤，冲击力则从上向下传递，创伤的部位多位于上胸椎；在实际创伤过程中，患者所受的外力较复杂，多由 2 个或多种创伤机制所致，所以表现的创伤类型也多种多样。

【胸腰椎创伤分型】

胸腰椎骨折的分型方法有多种，如 Denis 分型、AO 分型、TLICS 分型

Lord-sharing 分类及改良 AOSpine 分级等，上述分型基于不同的侧重点进行分级或分型，各有优点和局限性，临床实际工作中常需结合多个分型来决定治疗方案。先将临床常用的胸腰椎骨折分型系统阐述如下。

1. Denis 分型   Denis 等学者于 1983 年首次描述了脊柱不稳定的 Denis 三柱模型（图 2-4-1）理论，这种模型将脊柱分为前柱、中柱和后柱。①前柱包括前纵韧带、椎体的前半部分及椎间盘的前半部分；②中柱包括后纵韧带、椎体的后半部分及椎间盘的后半部分；③后柱包括棘突、关节突、椎弓根、黄韧带、棘间韧带和关节囊。Denis 等学者将胸腰段创伤分为主要创伤和次要创伤。①主要创伤分为 4 大类型（16 个亚型不再赘述）：压缩骨折、爆裂骨折、屈曲 - 分离型骨（安全带骨折）折及骨折脱位。②次要创伤包括棘突及横突骨折、峡部骨折及关节突骨折。Denis 理论主要是建立在脊柱 X 线的基础上提出的，具有一定的局限性。随着影像学技术的发展，CT、MRI 可以提供比 X 线更详细的脊柱创伤相关信息，如骨折的解剖、后纵韧带复合体等，因此需要一种新的分类方法来指导临床工作。

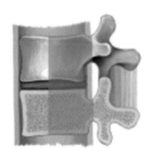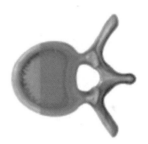

图 2-4-1   Denis 三柱模型

2. AO 分型   Magerl 在 Denis 理论的基础上，通过 CT 把胸腰段骨折分为 6 种类型：楔形压缩骨折、稳定爆裂性骨折、不稳定爆裂骨折、Chance 骨折、屈曲 - 分离型骨折及平移型骨折。AO 分型（图 2-4-2）是基于创伤形态而提出的，将创伤类型主要分为 A、B、C 3 型，然后根据骨折的形态、位置、移位的方向和韧带创伤情况分为 53 种不同的亚型，在临床应用较为复杂。

A 椎体压缩：A1 为压缩骨折，A2 为劈裂骨折，A3 为爆裂骨折。

B 牵张性创伤：B1 为后方韧带撕裂，B2 为后方骨性撕裂，B3 为经间盘前方创伤。

C 旋转性创伤：C1 为 A 型创伤合并旋转创伤，C2 为 B 型创伤合并旋转创伤，C3 为剪切旋转创伤。

无论是 Denis 分型，还是 AO 分型都只是对骨性结构的创伤程度进行了逐级分类，但对骨折稳定性并没有确切的判定标准，也没有将神经功能创伤程度包含在内，因此对于保守治疗患者及手术患者没有具体的临床指导意义。

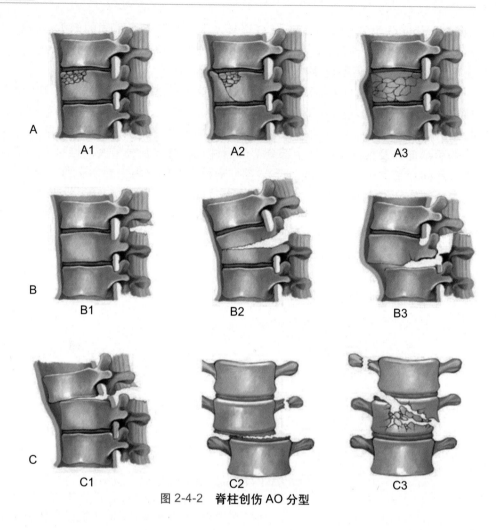

A　　　A1　　　A2　　　A3

B　　　B1　　　B2　　　B3

C　　　C1　　　C2　　　C3

图 2-4-2　脊柱创伤 AO 分型

3. TLICS 分型　2005 年，美国脊柱创伤研究小组制定了胸腰段脊柱脊髓创伤程度评分系统（Thoracolumbar Injury Classification and Severity Score，TLICS）。该系统包含 3 个方面：创伤形态、后方韧带复合体（PLC）状态及神经功能。TLICS 评分系统是一种评价胸腰段创伤的简单分类方法，其根据影像学、神经功能创伤程度和后纵韧带复合体的完整性对患者进行评分，分数≤ 3 分，建议保守治疗；分数 = 4 分，可手术治疗；分数≥ 5 分，应该手术治疗（表 2-4-1、表 2-4-2）。TLICS 评分系统是目前应用较广的一种分类方法，评分方法相对简单，对临床治疗有较强的指导价值。然而 TLICS 评分系统的有效性还需要进一步充分验证。

TLICS 评分较后来推出的 SLIC 评分早了 2 年，两者在评分指标上有着非常强的相似性。

表 2-4-1　胸腰椎创伤分类和严重程度评分（TLICS）

参数	得分
形态	
压缩	1
爆裂	2
移位 / 旋转	3
牵拉	4
神经学 / 损伤	
完整	0
神经根性损伤	2
脊髓 / 脊髓圆锥损伤	
完全性	2
不完全性	3
马尾综合征	3
后纵韧带复合体	
完整	0
不确定	2
断裂	3

表 2-4-2　治疗建议

总得分	治疗建议
≤ 3	保守治疗
4	可手术治疗
≥ 5	手术治疗

4. Lord-sharing 分类　McCormack 等根据 Denis 的三柱理论及 X 线、CT 检查提出了对骨折严重程度评估的 Lord-sharing（载荷分享）分类方法，即根据侧位 X 线片后凸畸形的程度、CT 矢状面椎体骨折粉碎的程度和 CT 横断面骨折块移位的程度进行评分，每项 3 分（图 2-4-3 至图 2-4-5）。

该评分系统主要用于评估脊柱前柱骨折后脊柱轴向对抗负荷能力，根据 Lord-sharing 分型，评分 < 6 分可行后路手术，6 ～ 7 分时行前路手术， > 7 分且合并脊柱脱位时行前后路联合手术。这是选择手术入路十分有价值的一个评分系统。

5. 改良 AOspine 分类系统　2013 年，Vaccaro 等对 1994 年 AO 分类系统进

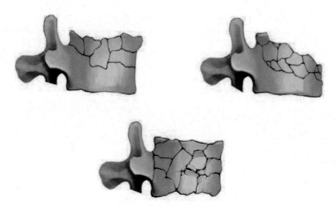

图 2-4-3　**矢状面骨折粉碎程度**：＜ 30%=1，30% ～ 60%=2，＞ 60%=3

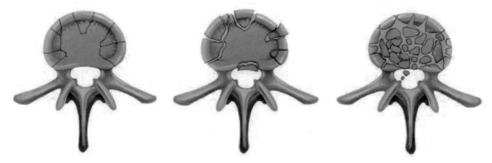

图 2-4-4　**横断面骨折块位移程度**：0、1mm=1，2mm=2，＞ 2mm=3

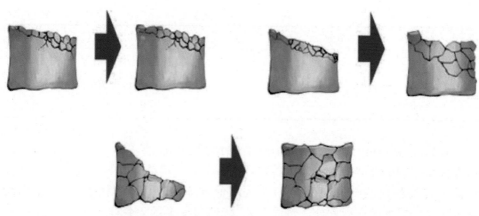

图 2-4-5　**矢状位后凸角度**：＜ 4°=1，4° ～ 9°=2，＞ 9°=3

行了改良，提出 TLAOSIS 系统，该分类系统整合了 Magerl 分类系统和 TLICS 分类系统的优势，综合考虑了骨折形态（A、B、C）、神经功能（N）、患者既往疾病状况（M）等对手术决策的影响可能性，为指导临床实践，规范临床诊疗等提供参考（表 2-4-3，图 2-4-6 至图 2-4-15）。

表 2-4-3　**AO spine 胸腰椎损伤新分类系统形态学分型**

骨折形态

　A 型：压缩骨折

　　AO 亚型 - 微损伤

　　　A1 亚型 - 边缘压缩

　　　A2 亚型 - 劈裂骨折或钳夹样骨折

　　　A3 亚型 - 不完全爆裂骨折

　　　A4 亚型 - 完全爆裂骨折

　　B 型：张力带破坏

　　　B1 亚型 - 单节段骨性后部张力带损伤

　　　B2 亚型 - 后部张力带损伤

　　　B3 亚型 - 过伸伤

　　C 型：移位 / 分离损伤

神经功能状态

　　　N0 神经功能正常

　　　N1 短暂的神经功能障碍

　　　N2 存在神经根损伤的症状或体征

　　　N3 不完全脊髓或马尾神经损伤

　　　N4 完全性脊髓损伤（ASIA 分级中的 A 级）

　　　NX[1]

病例特异的修正参数

　　M1 表示骨折伴有影像学检查（如 MRI）或临床检查发现的不确定的张力带损伤情况 [2]

　　M2 表示患者特异的合并症 [3]

---

　　1. 因颅脑损伤、中毒、多发伤、气管插管或镇静而无法完成神经系统检查者；2. 该修正指数对骨折结构稳定，而软组织存在损伤患者是否需要选择手术治疗具有指导意义；3. 这些合并症可能会对患者的手术决策造成影响。M2 修正参数包括但不限于强直性脊柱炎、风湿情况、弥漫特异性骨骼肥大症、骨质疏松或手术节段皮肤损伤者；TLAOSIS 分型系统中对骨折形态的分型也做出了改良，根据创伤机制将骨折形态分为 A、B、C 三大类，其中 A、B 型分别细分为 5 型和 3 型，较 1994 年版 AO 分类系统更加简洁实用

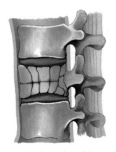
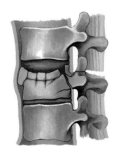
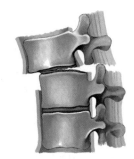

A. 椎体压缩骨折　　　　B：张力带创伤　　　　C：脱位或移位

图 2-4-6　**骨折形态**

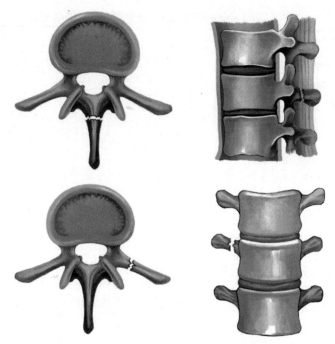

图 2-4-7　A0：微创伤

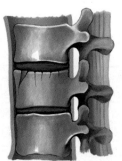

图 2-4-8　A1：边缘压缩

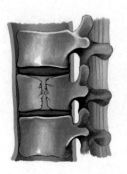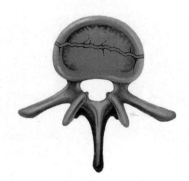

图 2-4-9　A2：钳夹样骨折

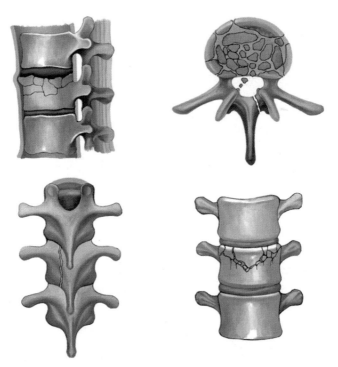

图 2-4-10 A3：不完全爆裂性骨折

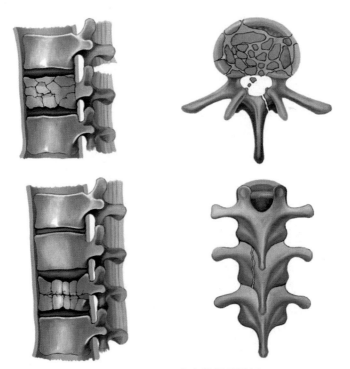

图 2-4-11 A4：完全性爆裂骨折

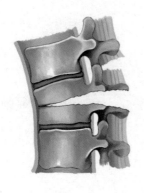
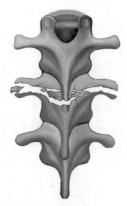

图 2-4-12　B1：单节段后方骨性张力带创伤

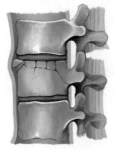
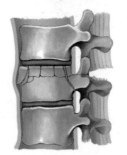
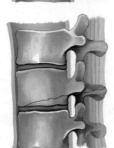
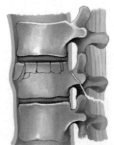

图 2-4-13　B2：后方张力带创伤

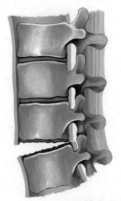
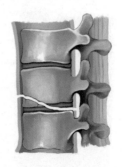

图 2-4-14　B3：过伸伤

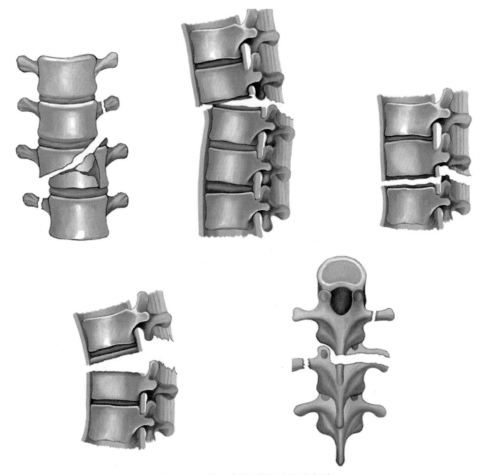

图 2-4-15 C：创伤移位 / 分离创伤

TL AOSIS 分型系统全面、细化的将各类因素综合到评分当中，从而根据评分结果指导临床治疗，评分 ≤ 3 分，建议保守治疗；评分 4 ~ 5 分，保守或手术均可；评分 > 5 分，建议手术（表 2-4-4）。

表 2-4-4 胸腰椎骨折 AO 分型

分型	分数
A 型：压缩性损伤	
A0	0
A1	1
A2	2
A3	3
A4	5

续表

分型	分数
B 型：牵张带损伤	
B1	5
B2	6
B3	7
C 性：移位损伤	
C	8
神经症状	
N0	0
N1	1
N2	2
N3	4
N4	4
NX	3
患者特定的修正	
M1	1
M2	0

【症状与体征】

胸腰椎创伤按其创伤部位、程度、范围及个体特征不同，临床表现和体征有很大差别。

对于无内脏、神经创伤的单纯胸腰椎骨折患者，患者表现为局部疼痛，往往程度剧烈，活动受限，而有些患者疼痛程度较轻或无任何临床症状。检查骨折部位有明显压痛及叩击痛，变换体位后疼痛症状加重。骨折后，腹膜后血肿刺激自主神经，可致肠蠕动减弱，患者可出现腹胀、腹痛、大便秘结等症状。

胸腰段创伤患者常合并其他部位的创伤，如肺部血气胸、腹部脏器创伤及脊髓、神经根创伤等。胸腰椎骨折创伤脊髓或马尾，导致创伤平面以下的运动、感觉、膀胱和直肠功能障碍、下肢迟缓性瘫痪，反射减弱或消失，其特点随脊髓创伤的程度和平面而异。脊髓创伤按程度轻重分为脊髓震荡、脊髓不完全创伤、脊髓完全创伤。

1. 脊髓震荡　脊髓创伤早期，表现为不完全瘫痪，24h 内开始恢复。往往是一种回顾性诊断，在患者神经功能完全恢复后做出。光学显微镜下脊髓无明显病理改变或有小范围渗出或散在出血点。

2. 脊髓不完全性创伤 不完全性脊髓创伤指创伤节段以下残留部分脊髓功能，可表现为 4 种综合征。

(1) 中央束综合征：最常见，上肢受累重于下肢。

(2) 前束综合征：运动功能丧失，但本体感觉触压觉保留。

(3) 后束综合征：比较罕见，丧失本体感觉触压觉保留，运动功能保留。

(4) Brown-Sequard 综合征：同侧运动功能丧失，对侧痛温觉丧失。

3. 脊髓完全性创伤 完全性脊髓创伤的标志是脊髓休克期后创伤节段以下感觉、运动和括约肌功能。胸腰椎圆锥创伤（S3～5）表现为骨盆肌麻痹，鞍区、会阴部感觉障碍，膀胱直肠功能失控，肛门反射和球海绵体反射阴性者为完全性圆锥创伤。马尾神经创伤表现为大腿、小腿足部及会阴部皮肤感觉减退或消失。

【检查与诊断】

根据患者的伤情，首先应该关注气道通畅，呼吸循环稳定，然后对患者进行全身和神经系统的详细体格检查。神经系统的体格检查应按照美国脊柱创伤协会（American spinal injury association，ASIA）的脊髓创伤标准神经分类方法进行检查，详细检查运动功能、皮节感觉及腰骶神经根的功能评估和反射情况（图 2-4-16）。

疑胸腰椎创伤的患者，应该首先拍摄胸腰椎 X 线片，是最初的筛查手段，价格便宜且检查速度快，可以根据需要拍摄正位、侧位、斜位或其他位置。

CT 检查对骨性结构、椎管形态显示良好，较 X 线检查有更多的优越性，可清晰显示骨折的部位、移位的方向及范围，观察脊柱创伤情况及椎管形态，初步判断有无受压、梗阻等改变，了解椎管狭窄程度。三维 CT 检查可以发现椎体旋转脱位及侧移位，CT 检查有助于了解椎管形态和脊髓受压情况。但 X 线、CT 检查对软组织结构显示欠佳。

对于神经创伤或意识不清的患者推荐进行紧急的 MRI 检查，MRI 对于脊髓、椎间盘和韧带创伤比 CT 具有明显的优势，可以显示脊髓创伤的部位、病变程度，以及椎间盘、韧带创伤情况，椎管内血肿在 T_2 像为低信号，水肿在 T_2 像为高信号。

【治疗】

胸腰椎创伤的治疗需要严格遵守创伤的治疗原则，患者的病情一旦稳定，需要进行全面的体格检查，尤其是神经系统专科体格检查，大多数没有神经功能症状的胸腰椎创伤多为稳定的创伤，可先采取保守治疗，对于少数存在神经功能症状的非稳定的胸腰椎创伤多采取手术治疗，根据患者病情，可选择前、后路减压内固定手术，手术的目的在于最大程度地恢复神经功能，重建脊柱的稳定性，减少患者的痛苦，早日恢复正常的生活。

对于 TLIC 评分 ≤ 4 分或 TL AOSIS 评分 ≤ 5 分可保守治疗的患者，可选择闭合性牵引复位、支具、石膏、卧床和镇痛药物等保守治疗方式。其目的主

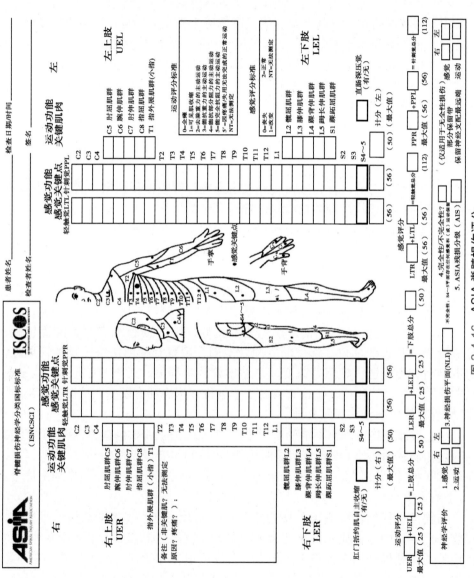

图 2-4-16 ASIA 脊髓损伤评分

要是维持脊柱稳定性及防治并发症。

对于急性胸腰椎创伤手术治疗可以重建局部的稳定性，恢复椎体的高度、序列和曲度，解除脊髓神经压迫，为神经功能恢复创造条件，并可使患者尽早活动，降低相关并发症发生率。但关于手术指征、手术时机、手术入路、是否内固定等选择仍存在争议。

此前有研究表明，脊髓灰质创伤后 1h 将出现不可逆性改变，白质在创伤 72h 后出现不可逆性创伤。目前的观点认为，对于进行性加重的脊髓及马尾创伤应尽早急诊手术，对于不完全或完全性脊髓创伤应早期手术治疗。但关于早期手术的时间点（24h、48h、72h）仍存在一定争议。考虑到创伤后患者一般需要经历转运、术前检查、评估等过程，建议伴有脊髓、马尾神经创伤的患者应尽可能在 24h 内手术治疗，解除脊髓、神经压迫，利于神经功能恢复。对于无脊髓创伤的胸腰椎骨折患者建议伤后 72h 内手术治疗，可降低相关并发症的发生率。

胸腰椎创伤的手术入路有前路手术、后路手术和前后路联合手术，具体选择何种手术入路应结合患者实际情况进行具体分析。以目前最为可靠用于评估和指导胸腰椎创伤的 TLIC 系统为例，它遵循的基本原则如下。

1. 对于存在椎体后方韧带复合体结构破坏的患者，一般需要进行后路手术。

2. 对于存在不完全性神经功能创伤而且其影像学检查证实创伤来源于椎管前方的患者，需进行前路减压手术。

3. 对于两种创伤均存在的患者，一般需要前后路联合手术。同时，可以结合 Lord-sharing 分类评估脊柱前柱骨折后脊柱轴向对抗负荷能力，从而决定手术入路。

4. 对于不稳定性胸腰椎骨折，短节段固定具有创伤小、最大程度保留脊柱运动节段等功能，但其在抗脊柱旋转及屈曲能力方面存在强度不足，而长节段固定可通过增加固定节段获得良好的稳定性，但创伤大，创伤脊柱运动节段多。

5. 对于严重的胸腰段屈曲牵张性创伤、骨折脱位或者椎体严重爆裂性骨折患者，应选择长节段固定，大多数胸腰椎骨折患者短节段固定均有良好的稳定性。此外，伤椎单侧或双侧置钉有利于矫正后凸畸形和恢复伤椎高度。

（李维新）

参 考 文 献

Denis F. Spinal instability as defined by the three-column spine concept in acute spinal trauma[J]. Clin Orthop Relat Res, 1984: 65-76.

Denis F. The three column spine and its significance in the classificationof acute thoracolumbar spinal injuries[J]. Spine (Phila, PA 1976), 1983, 8:817-831.

Gertzbein SD. Neurological deterioration in patients with thoracicand lumbar fractures after admission to the hospital[J].Spine, 1994, 19:1723-1725.

Klazen CAH, Venmans A, de Fries J, et al. Percuataneous vertebroplasty is not a risk factor fornew osteoporotic compression fractures:results from Vertos 2[J]. AJNR Am J Neuroradiol, 2010, 31:1447-1450.

Leucht P, Fischer K, Muhr G, et al. Epidemiology of traumatic spine fractures[J]. Injury, 2009, 40:166-172.

Magerl F, Aebi M, Gertzbein SD, et al. A comprehensive classification of thoracic and lumbar injuries[J]. Eur Spine J, 1994, 3:184-201.

McAfee PC, Yuan HA, Fredrickson BE, et al. The value ofcomputed tomography in thoracolumbar fractures:an analysis ofone hundred consecutive cases and a new classification[J]. J BoneJointSurg Am, 1983, 65:461-473.

Ponnappan RKL, Lee JY. Thoracolumbar trauma, in Fischgrund JS (ed), Orthopaedic Knowledge Update 9. Rosemont, IL, AmericanAcademyof Orthopedic Surgeons, 2008: 579.

Vaccaro AR, Daugherty RJ, Sheehan TP. Neurological outcome of early versus late surgery for cervical spinal cord injury[J]. Spine, 1997, 22:2609-2613.

第三部分

脊柱退行性疾病

第一节 颈 椎 病

一、概述

颈椎病是颈椎间盘退行性变及其继发病理性改变（颈椎间盘膨出或突出、椎体后缘和钩椎关节骨质增生、韧带增厚和钙化）导致颈椎神经根、脊髓、椎动脉、交感神经受压而出现的一组临床综合征。

二、流行病学

随着工作、生活方式的改变，伏案工作者逐年增多，颈椎病发病率呈上升趋势，发病年龄日趋年轻化。近期，欧洲的一项流行病学调查研究显示颈椎病的患病率为 12.47%；我国 1982 年的调查结果显示颈椎病的人群患病率为 17.19%，该病男女之间患病率比较，差异无统计学意义。

三、病因学

（一）颈椎退行性变

颈椎退行性变是颈椎病的主要原因，颈椎间盘退变往往是颈椎退变的始动因素。椎间盘由纤维环、髓核和软骨终板构成。纤维环的退变发生在 20 岁以后，早期为纤维组织透明变性、纤维增粗和排列紊乱，继而出现裂纹，进一步发展为纤维环的裂隙。髓核的退化晚于纤维环，一般在 24 岁以后发生，为髓核组织内黏蛋白的减少和水分含量的减少。退化的髓核组织在纤维环的裂隙薄弱部位逐渐形成突出。颈椎间盘退变后，椎间高度不同程度丢失，椎体间连接结构出现松弛，为代偿这种松弛，颈椎的椎板、关节突关节、钩椎关节、后纵韧带、黄韧带会出现不同程度的增生和肥厚。这些增生和肥厚的组织占据了椎管容积，使得椎管内脊髓、神经根、椎动脉等结构受到压迫，从而产生相应的临床症状。

（二）发育性椎管狭窄

颈椎椎管矢状径平均值在 14mm，最低值为 10mm，临床上一般把颈椎椎管矢状径小于 12mm 界定为颈椎管相对狭窄，小于 10mm 为颈椎管绝对狭窄。为避免身高、体型、性别这些因素的影响，临床上常采用比值法，也称为 Pavlov 比值，即椎管前后径与椎体前后径的比值，正常值大于 0.75。发育性椎管狭窄者，在颈椎退变基础上更容易出现脊髓神经根受压症状。临床上可以看到，有些人颈椎退变严重，骨质明显增生，但不发病，其原因就是颈椎管矢状径比较宽。而有些患者颈椎退变并不十分严重，但是出现症状而且比较严重，其原因往往是这些患者存在发育性椎管狭窄。颈椎管矢状径的测量对颈椎病的诊断和预后的判断都十分重要。

（三）慢性劳损

慢性劳损一般来自 3 种情况：①不良睡眠体位，例如，枕头过高；②不当的工作姿势，例如，长时间低头工作；③不适当的体育锻炼，例如，以头颈部为支撑点的倒立。

（四）颈椎的先天畸形

在颈椎病患者中，颈椎畸形的比例为正常人群的 1 倍。临床上较常见的与颈椎病发病相关的常见颈椎畸形是双节融合和三节融合。融合节段的上方和下方节段会出现应力增加，导致退变加快。

四、病理生理

颈椎病的病理生理尚存一定争议，总结起来主要有以下几点。

1. 增生的骨赘和增厚的黄韧带对脊髓造成的压迫，在发育性椎管狭窄或是颈椎半脱位的患者，这种压迫更为显著。

2. 脊髓血管受压导致的脊髓缺血。

3. 颈椎正常范围内的运动，由于骨赘增生的压迫和椎间盘突出的压迫也会对脊髓造成反复损伤，颈椎的前屈、后伸、两侧屈和旋转等动作都会对脊髓造成积累性损伤，特别是在颈椎过伸动作时，此时椎管有效容积减小，脊髓此时受到的损伤更为明显。

从组织学看，在脊髓受压部位的中央灰质会出现退变，在受压部位上方的脊髓后柱会出现退变，在脊髓受压部位下方的侧束会出现脱髓鞘改变。脊髓前束所受到的损伤相对比较弥散。受压的神经根会出现萎缩或水肿。

五、临床表现和分型

（一）神经根型颈椎病

1. **颈部症状** 主要由于髓核突出直接压迫窦椎神经所致，患者表现为颈后部疼痛，颈椎两侧椎旁肌肉疼痛，两侧斜方肌处疼痛，以及颈部僵硬和不适感。如果是由于椎体后缘骨质增生和钩椎关节骨质增生导致的神经根型颈椎病，其颈部症状可能较轻。

2. **根性痛** 这是神经根型颈椎病最常见的症状，其范围与受累节段脊神经分布相一致。相应脊神经分布支配区域内可出现疼痛、麻木、皮肤感觉减退等症状。

3. **根性运动障碍** 神经根受压后早期可出现肌张力增高，但是很快出现肌张力减弱、肌力减弱和神经根支配的相应肌肉萎缩症状。在手部以大鱼际肌、小鱼际肌和骨间肌最为明显。

4. **腱反射改变** 受压脊神经根所参与的反射弧出现异常。早期可以出现反射活跃，中后期主要是反射减退或消失，检查时需与健侧相对比。单纯根性损害不应有病理反射，如果出现病理反射则表示脊髓同时受累。

5. **特殊试验**

（1）臂丛牵拉试验（Eaton 征）：患者取坐位，头向健侧偏，术者一手抵患侧头侧，一手握患侧腕，向相反方向牵拉。因臂丛神经被牵张，刺激已受压之神经根而出现放射痛或麻木等感觉。

（2）压头试验（Spurling 征）：颈肩部疼痛患者，患者端坐，头后仰并偏向患侧，术者用手掌在其头顶加压。出现颈痛并向患侧手放射者，称之为压头试验阳性。

（3）肩外展试验（Bakody 征）：患侧肩关节外展上举位时根性症状缓解，常提示患者病变节段在颈 4 ～ 6。

6. **影像学检查** X 线检查，侧位片可见颈椎生理曲度变直、椎间隙高度变窄，正位片可见钩椎关节增生，斜位片可见椎间孔变小，侧位过屈过伸位片可见椎体间不稳定（两相邻椎体后缘在屈伸位位移大于 3mm）。磁共振检查可以清晰看出间盘突出、脊髓受压及椎管狭窄情况（图 3-1-1 至图 3-1-3）。

（二）脊髓型颈椎病

1. **锥体束征** 突出的颈椎间盘或增生的椎体后缘骨赘等对皮质脊髓束的直接压迫导致锥体束征阳性。临床症状上多从下肢无力、双腿发紧、抬步沉重感开始，逐渐出现双下肢踩棉花感、易跌倒、步态笨拙等。同时出现胸部束带感。检查时出现双侧下肢膝反射、踝反射亢进，髌阵挛、踝阵挛阳性。腹壁反射和提睾反射减弱或者消失。最后呈现痉挛性瘫痪。锥体束在脊髓内排列从内向外依次是颈、上肢、胸、腰、下肢及骶部神经纤维。

（1）根据锥体束受压部位不同可大致分为 3 种类型。

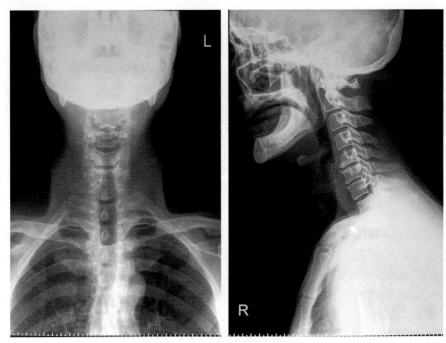

图 3-1-1　颈椎正侧位 X 线片

颈椎正位片可见颈 5/6 椎间狭窄，双侧钩椎关节增生，侧位片看见颈椎生理曲度变直，颈 5/6
前缘骨赘增生

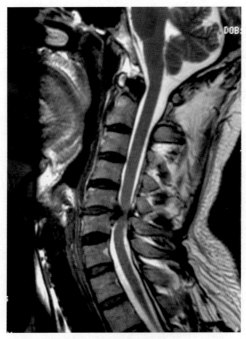

图 3-1-2　磁共振矢状位

T_2 加权像，颈 5/6 髓核突出，对脊髓造成压迫

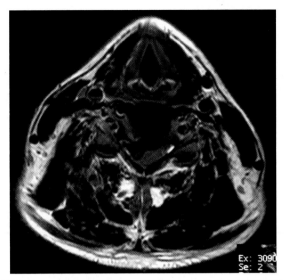

图 3-1-3　磁共振横断面，可见偏右侧突出的髓核组织

①中央型（又称为上肢型）：脊髓中央部位受压，故称为中央型。症状从上肢开始。一侧受压可出现一侧上肢症状，双侧受压则出现双侧上肢症状。

②周围型（又称为下肢型）：压力先作用于锥体束表面，因此先出现下肢症状，等压力持续增加波及深部纤维时出现上肢症状，而下肢症状重于上肢症状。其发生机制是脱出的髓核或增生的骨赘对硬膜囊和脊髓前部直接压迫所导致的。

③前中央血管型（又称为四肢型）：此型因脊髓前中央动脉受压引起，该血管支配区所在的脊髓前部缺血所导致的症状，上、下肢可同时受累。该型的特点是起病快，经治疗后痊愈快，保守治疗往往有效。

（2）根据症状轻重又分为轻中重 3 度。

①轻度：此型为早期，虽有症状，但患者仍可坚持工作。

②中度：症状中期，已经失去工作能力，但个人生活仍可自理。

③重度：患者需卧床休息，失去生活自理能力。重度者须早期手术去除致压物，保护脊髓功能。

2.肢体麻木　这主要是脊髓丘脑束同时受压所致。

3.反射障碍

（1）生理反射异常：根据受压脊髓节段的不同可出现上肢肱二头肌反射、肱三头肌反射、桡骨膜反射活跃或亢进，下肢膝反射和踝反射活跃或亢进。同时可以出现腹壁反射、提睾反射和肛门反射的减弱或消失。

（2）出现病理反射：Hoffman 征阳性率较高。病程后期髌阵挛、踝阵挛、Babinski 征及 Babinski 征的等位体征均可出现。

4.自主神经症状　临床上并不少见，但是往往被忽略。可涉及全身多个系统，其中以胃肠、心血管及泌尿系统较为多见。

5. **排便、排尿功能障碍**　多在病程后期出现，起初可以出现尿急、尿频、尿不尽及便秘。后期可出现尿潴留或大小便失禁。

6. **屈颈试验**　脊髓型颈椎病患者屈颈时可出现双下肢或四肢触电样感觉，为屈颈试验阳性。这主要是由于颈椎前屈时黄韧带增厚椎管容积减小，同时椎管前方的骨性或者软性致压物可直接撞击脊髓及其血管。

7. **影像学改变**

(1) X 线正侧位片及过屈过伸侧位片：X 线侧位片测量椎管矢状径绝对值常小于 14mm，50% 以上的病例椎管矢状径在 12mm 以下。Pavlov 比值常小于 0.75。侧位片可见椎体后缘骨赘形成，其矢状径从 1 ～ 6mm，大多长度在 3 ～ 5mm。侧位过屈过伸位片可见椎体间不稳定（两相邻椎体后缘在屈伸位位移大于 3mm）。另外，也可以见到椎体前缘骨赘增生，先天性融合椎及后纵韧带骨化等征象。

(2) MRI 检查：是每一例脊髓型颈椎病患者都应该做的检查，直接可以看到脊髓的致压物，并且可以观察到脊髓受压后水肿信号。对手术部位的定位和手术方式的选择都有指导意义。

(3) CT 检查：可以更准确的测量骨性椎管的矢状径和左右径，同时可以更准确的判断有无后纵韧带骨化等情况。

（三）椎动脉型颈椎病

此型临床症状不典型，诊断比较困难，目前尚存争议。其临床症状主要是椎 - 基底动脉供血不足症状，其次是椎动脉周壁上交感神经节后纤维受刺激所引起的交感神经症状，颈部症状较轻。

1. **一般症状**　可以有颈痛、颈后肌肉酸痛、颈部僵硬等症状。

2. **椎 - 基底动脉供血不足症状**

(1) 偏头痛：出现率在 80% 以上，常因头颈部突然旋转而诱发，以颞部为剧，多呈跳痛或刺痛。

(2) 迷路症状：主要表现为耳鸣、耳聋和听力减退。

(3) 前庭症状：主要表现为眩晕，其发生与转颈有关。

(4) 记忆力减退：患者记忆力减退与椎动脉供血不足有关。

(5) 视力障碍：40% 的病例出现视力障碍、视物模糊、复视等。

(6) 精神症状：患者精神抑郁者较多，可以伴有失眠、多梦等。

(7) 发音障碍：较少见，发生率小于 20%，主要表现为发音不清、声嘶及口唇麻木感，严重者可出现发音障碍。

(8) 猝倒：系椎动脉痉挛引起的椎体交叉处突然缺血导致的，多系突然发作，并有一定规律性。当患者在某一体位头颈转动时，突感头晕、头痛，患者立即抱头，双下肢似失控状无力，随即跌倒在地。发作前无任何征兆，发作过程中无意识障碍，跌倒后可自行爬起。

3. 自主神经症状　由于椎动脉周围有大量交感神经节后纤维，因此当椎动脉受累时会波及交感神经引起自主神经平衡失调。临床上以胃肠、心血管及呼吸症状为多。需要与这些器官的器质性疾病相鉴别。

4. 影像学特点

（1）X 线检查：正位片可见钩椎关节明显增生，斜位片可见椎间孔狭窄，也可以看到颈椎曲度变直这些常见的变化。

（2）DSA 技术：股动脉穿刺置管，做椎动脉造影不仅可以确定诊断而且可以准确定位。

（3）MRA 椎动脉成像：其准确程度不如 DSA 椎动脉造影，但是它属于无创检查，受患者欢迎。

（四）食管型颈椎病

1. 吞咽障碍　早期是进食质硬食物时有吞咽困难，进食后胸骨后有刺痛或烧灼感，严重者进食一般食物也出现吞咽困难。

2. 其他颈椎症状　单纯食管型颈椎病很少见，80% 食管型颈椎病患者合并有神经根或脊髓压迫症状。

3. 影像学改变

（1）X 线检查：在 X 线侧位片可以椎体前缘有较大骨赘，呈鸟嘴样。最常见的节段在颈 5/6，其次是颈 6/7。50% 患者食管受压的范围可达 2 个椎间隙。

（2）钡剂透视检查：在钡剂透视时可以清晰的看到食管狭窄的程度和部位。食管狭窄的程度与骨刺的大小呈正比，但是也与颈椎的体位有关，屈颈时食管松弛，钡剂更容易通过，而颈部仰伸时食管张力增加，狭窄加重，钡剂不易通过。

（3）MRI 检查和 CT 检查：均可以清晰看到椎体前方骨赘增生的情况。

（五）颈型颈椎病

有的学者提出颈型颈椎病的概念，这实际是临床上颈椎出现早期病变的一组颈症候群。往往发生于青壮年，在较长时间低头工作或学习后出现颈部酸胀痛和不适感。体格检查可发现颈部肌肉紧张僵硬，颈部活动度稍受限。X 线检查往往可见颈椎曲度不良，有些患者有颈椎不稳定表现。MRI 检查可见颈椎间盘退变表现。

（六）混合型颈椎病

同时有几种类型颈椎病的症状，可以某型表现为主，临床上也称之为混合型颈椎病。

六、诊断与鉴别诊断

（一）神经根型颈椎病

1. 诊断标准

（1）典型的根性症状：上肢放射性疼痛、麻木，其范围与受累神经根支配区域一致。

（2）体征：几个诊断试验中的一个或几个呈阳性，如 Eaten 试验、Spurling 试验、Bakody 试验。神经根受累区域的感觉减退或痛觉过度敏感，神经根支配的相应肌肉肌力减退。

（3）影像学检查：X 线检查可见颈椎生理曲度变直，椎体间不稳定，椎间隙变窄，椎体后缘骨质增生等；MRI 检查可见髓核突出，可见神经根受压的部位和程度。

（4）一致性：临床症状的定位诊断与影像学定位诊断相吻合。

2. 鉴别诊断

（1）尺神经炎（肘管综合征）：鉴别要点为尺神经炎患者可以出现肘关节后内侧尺神经沟处压痛、叩击痛，手部尺神经分布区域感觉减退，但是前臂处无明显感觉减退，尺神经受累严重时出现"爪形手"畸形。

（2）腕管综合征：鉴别要点为腕部 Tinel 征阳性，腕背屈试验阳性，腕部封闭后症状缓解，手部正中神经分布区域感觉减退，大鱼际肌肉萎缩。

（3）胸廓出口综合征：胸廓出口综合征可分为前斜角肌综合征、颈肋综合征或是第 7 颈椎横突过长综合征、胸锁综合征 3 种类型。

鉴别要点：①胸廓出口综合征，主要是臂丛下干受累，表现为自上臂尺侧向下延伸至前臂和手部尺侧的感觉障碍，以及尺侧腕屈肌、指浅屈肌和骨间肌受累；体格检查可发现患侧锁骨上窝处饱满，可触及条索状的前斜角肌或骨性颈肋，让患者做伸吸气动作可诱发或加剧症状。② Adson 征阳性，让患者端坐，头略向后仰，深吸气后屏住呼吸，头转向患者，检查者一手抵住患者下颌并稍给阻力，一手触摸患者桡动脉，可发现桡动脉搏动减弱或消失。

（二）脊髓型颈椎病

1. 诊断标准

（1）临床上具有脊髓受压表现：可分为中央型、周围型及中央血管型。

（2）影像学检查：X 线检查可见椎管矢状径狭窄，椎体间不稳定和椎体后缘骨质增生；MRI 检查可见硬膜囊和脊髓受压，脊髓内异常信号。

2. 鉴别诊断

（1）肌萎缩型脊髓侧索硬化症：本病属于运动神经元病变的一种，临床主要症状是以上肢为主的四肢瘫痪。发病年龄常在 40 岁左右，而脊髓型颈椎病的好发年龄是 45 ～ 50 岁。重要特点是无感觉障碍。起病较快而且一般无明显诱因，脊髓型颈椎病相对起病较慢。引起的肌肉萎缩虽然以上肢为主，但是可以累及全身肌肉。如果检查发现胸锁乳突肌、提肩胛肌和颈部肌群发生萎缩，多提示本病，脊髓型颈椎病一般不会引起肩以上部位肌肉萎缩。

（2）原发性侧索硬化症：原发性侧索硬化症与肌萎缩性侧索硬化症相似，但是它的运动神经元变性仅限于上运动神经元而不波及下运动神经元，因为表现为痉挛性瘫痪，亦无感觉障碍及大小便障碍。

（3）脊髓空洞症：①感觉障碍，特点是痛觉和温度觉消失但是触觉和深感觉正常，临床上称之为感觉分离性障碍。这次本病的特征性变化。②营养性障碍，由于痛觉障碍可在关节处出现过度增生和磨损性变化，出现关节超限活动但是无痛，临床称之为夏科关节。

（4）肿瘤：脊髓内肿瘤比较少见，相对常见的髓外硬膜下肿瘤。神经鞘瘤是其中最常见的类型，约占所有脊髓肿瘤的50%；第二常见的是脊膜瘤，第三常见的是转移性肿瘤。一般临床表现为痉挛性瘫痪，可以出现病理反射、根性痛、感觉障碍。可与脊髓型颈椎病症状类似，但是在MRI检查中可明确鉴别。

（三）椎动脉型颈椎病

1. 诊断标准　①有椎-基底动脉缺血综合征或有猝倒病史；②旋颈诱发试验阳性；③X线显示椎体间无或有钩椎关节增生；④有较明显的交感神经症状；⑤除外眼源性和耳源性眩晕；⑥除外椎动脉第一段（椎动脉进入第6横突孔之前部分）受压引起的基底动脉供血不足；⑦除外神经官能症与颅内肿瘤；⑧本病确诊需做MRA或DSA椎动脉造影，椎动脉血流图和脑血流图仅有参考价值，不能作为诊断依据。

2. 鉴别诊断

（1）内耳疾病：主要是梅尼埃病，该病由于内耳淋巴回流受阻导致。临床上有3个特点：发作性眩晕，波动性进行性和感音性听力减退，耳鸣。椎动脉型颈椎病症状与之类似，借助前庭功能检查、MRA和DSA可鉴别诊断。

（2）眼源性眩晕：本病多因眼肌麻痹和屈光不正所致，在青少年中发病率比较高。本病一般闭目难立征阴性，眼源性震颤试验可出现异常反应，眼科检查可发现屈光不正、散光等，闭目转颈试验阴性。

（3）颅内肿瘤：颅内肿瘤除了直接对前庭神经或中枢连接直接压迫外，多因颅内压升高而引起症状。其次临床上除了眩晕意外，多有颅内压升高的其他症状。一般不难鉴别诊断，必要时行MRI或CT检查可鉴别。

（4）动脉硬化症：本病特点是椎动脉管壁增厚硬化、斑块形成。可与椎动脉型颈椎病症状类似，MRA或DSA检查可鉴别。

（四）食管压迫型颈椎病

1. 诊断标准

（1）吞咽困难：早期进食干硬食物明显，后期进食一般食物也出现吞咽困难，在颈部前屈时症状明显。

（2）影像学检查：除了常规的 X 线检查和 MRI 检查外，需要行钡剂透视检查。

2. 鉴别诊断

（1）食管炎：原发性少见，多由于吞咽时被鱼刺、肉骨等刺伤所致，因此容易鉴别。个别原因不清者钡剂透视检查可鉴别。

（2）食管癌：发病缓慢，以老年人多见，易于食管压迫型颈椎病混淆，钡剂透视检查或食管镜检查可鉴别。

（五）颈型颈椎病

颈型颈椎病临床上尚存争议。

1. 诊断标准

（1）临床特点：患者有颈肩部酸痛不适、颈部僵硬等临床症状。

（2）影像学检查：X 线检查可见颈椎曲度变直，颈椎失稳、MRI 检查可见颈椎间盘退变和轻度突出。

2. 鉴别诊断

（1）颈部扭伤（俗称落枕）：颈部扭伤多有睡眠不良姿势后颈部急性疼痛病史，颈部两侧肌肉可有压痛点，肌肉痉挛，颈型颈椎病患者向上轻轻牵引颈椎症状可缓解，而颈部扭伤患者症状加重。影像学检查颈部扭伤患者可以出现颈椎曲度不良表现，但是 MRI 检查往往是阴性结果。

（2）肩关节周围炎：肩关节周围炎患者可有颈肩部酸痛不适症状，也可以出现颈部僵硬，但是患者主要症状是一侧或两侧肩关节疼痛伴有主动和被动活动受限。

七、治疗

（一）保守治疗

1. 良好的体位

（1）改善与调整睡眠姿势、人每日 1/4 ～ 1/3 的时间是在床上度过的，因此良好的睡眠姿势是非常重要的。枕头的高低对于维持颈部和头部的正常位置非常重要。枕头过高，颈椎曲度会过度前屈，这样容易导致颈椎后方的肌肉和韧带的劳损。枕头过低，颈椎曲度会过度后伸，颈椎前方的肌肉和韧带会出现劳损。枕头的形状应该是中间低两端高，这样中间的凹陷部分可以维持颈椎的前屈弧度。正常枕头大致高度应该和自己的拳头高度相仿。对于颈椎有病变的患者可以适当调整枕头的高度，起到治疗作用。对于颈椎前方有压迫者（脱出的髓核，椎体后缘增生的骨赘），可适当降低枕头的高度，使颈椎适度后伸，减少脊髓神经的刺激。对于颈椎黄韧带肥厚导致的后方压迫，可适当抬高枕头的高度，使颈椎适度前屈，这样黄韧带别拉伸，椎管容积相对加大。

（2）纠正工作中的不良体位：工作中的不良体位是颈椎病发生发展的主要原因之一。长期低头工作会导致颈椎间盘所承受压力明显增大，是颈椎间盘退变的重要原因。纠正工作中的不良体位可以有效预防颈椎病的发生。对于长期低头工作的患者，需要定时改变头颈部位置。调整桌面或工作台的高度和倾斜度也非常重要。桌面过高会使颈椎过度仰伸，桌面过低会使颈部过度屈曲，桌面过低的情况比较常见。调整桌面的高度使颈胸腰椎处于正常的生理曲度可有效预防颈椎病。

2. 牵引与制动疗法

（1）牵引：适合于神经根型颈椎病。牵引治疗的原理：①牵引可以起到对头颈部的固定和制动作用；②牵引有利于椎间盘突出物的还纳；③牵引可以恢复颈椎椎间关节的正常序列；④牵引可以使颈部肌肉松弛；⑤牵引可以增大椎间孔容积；⑥牵引可以缓解椎动脉的折曲状态。牵引体位分为坐位牵引和卧床牵引两种，坐位牵引更为常用。牵引重量一般是体重的 $1/12 \sim 1/10$。

（2）颈部固定与制动：颈部的固定与制动时，通过颈围、支具或石膏于体外限制颈部活动。固定与制动的作用原理：对颈椎的局部稳定作用，维持颈椎的正常体位，部分充气式颈围可以起到固定加牵引的作用。其中临床上最为常用的是费城围领。

3. 中医手法治疗　中医手法治疗主要是指按摩疗法和推拿疗法，通过这些手法治疗，可以放松颈部紧张的肌肉，使颈肩部酸痛症状得到缓解。但是对脊髓明显受压的患者需谨慎采用。

4. 物理疗法　物理疗法常用的有电疗、光疗、超声疗法、磁疗等，通过物理治疗能够改善局部血液循环，放松痉挛的肌肉，消除炎症和水肿，从而达到患者症状的目的。电疗分为电刺激疗法、低频脉冲电疗、中频电疗、高频电疗。光疗分为红外线治疗、可见光疗法和激光疗法。此外，还用温热疗法，如蜡疗和中药熏蒸等方法。

（二）手术治疗

当颈椎病发展到一定程度，经正规保守治疗无效时需行手术治疗。

手术适应证：①颈椎病发展到出现明显脊髓、神经根、椎动脉损害，经保守治疗无效即应采取手术疗法。②原有颈椎病患者，在外伤等其他原因的作用下突然加重。③伴有急性颈椎间盘突出症经保守治疗无效。④颈椎病患者出现颈椎某一节段明显不稳，颈痛明显，经正规非手术治疗无效，即使无四肢感觉运动障碍，亦应考虑手术治疗中止可以预见的病情进展。

手术禁忌证：高龄并不是颈椎病的绝对禁忌证，要综合考虑患者全身脏器功能情况。如果患者心肺脑功能严重障碍，则列为手术禁忌证。此外，对于已经发展至晚期的颈椎病患者，如多年瘫痪在床，此时手术对改善生活质量已经没有帮助，也应该列为手术禁忌证。

颈椎病手术入路：一般分为前路手术、后路手术和前后路联合手术3种方式。

1. 颈椎病前路手术

（1）适应证：①颈椎间盘突出症，需行髓核摘除者。②颈椎后缘骨赘增生为主的颈椎病，需从前方行骨赘切除减压者。③颈椎不稳定，椎体间关节松动、不稳，经保守治疗无效者。④脊髓型颈椎病节段较少，不合并有严重发育性椎管狭窄者。⑤神经根型颈椎病，需行前方减压髓核摘除者。⑥食管压迫型颈椎病，需切除椎体前方骨赘者。

（2）前路术式

① 颈椎前路减压椎间融合术（anterior cervical discectomy and fusion，ACDF）：对于大多数髓核突出或椎体后缘骨赘压迫导致颈椎病都可以采取该手术方式。经颈椎前路以刮匙和髓核钳切除病变节段的椎间盘至椎体后缘处，在病变上下方椎体上 Caspar 撑开器，适度撑开。切除椎体后缘增生的骨赘，切除病变节段的后纵韧带，显露出硬膜囊，彻底减压。在病变椎间隙放置高度合适的椎间融合器，椎间融合器内可植自体减压骨，椎体前方放置合适长度的钛板螺钉固定。也可以选择高度合适的零切迹椎间融合器固定（图 3-1-4 显示颈椎前路零切迹椎间融合器的应用）。

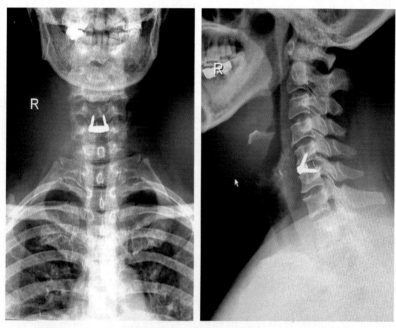

图 3-1-4　颈椎前路 ACDF 术后（应用零切迹椎间融合器）

② 颈椎椎体次全切除术（anterior cervical corpectomy decompression and fusion，ACCF）：适合颈椎后纵韧带骨化导致的压迫或椎体后缘骨赘巨大单纯

通过 ACDF 无法彻底切除者。ACDF 的原理是通过椎体次全切除显露出骨化的后纵韧带或经椎间隙很难完全切除的椎体后方巨大骨赘，将其完整切除，充分减压。椎体次全切除后，上下方椎体间可以放置自体髂骨块或是钛笼（钛笼内部植自体减压骨），上下方椎体前方放置钛板螺钉固定。

2. 颈椎病后路手术

（1）适应证：①颈椎病合并发育性椎管狭窄者。椎管矢状径绝对狭窄（小于 10mm）应首选后路手术，椎管矢状径相对狭窄（小于 12mm）但是以感觉障碍为主者应首选后路手术。②颈椎病合并黄韧带或后纵韧带骨化者。颈椎病合并有黄韧带骨化者，需后路手术切除骨化的黄韧带。颈椎病合并有黄韧带骨化，椎管侵占率大于 30% 的宜行后路手术。③颈椎病节段多，范围广，大于 3 个节段者。

（2）后路术式

① 颈椎后路单开门椎管扩大成形术：经典的颈椎后路手术方式首先是 Hirabayashi 的单开门椎管扩大成形术。开门侧在关节突关节稍内侧以高速磨钻或椎板咬骨钳完全切断椎板，铰链侧做椎板的外侧皮质切断，开 V 形骨槽。将棘突和椎板整块向铰链侧翻开，可以在开门侧做 ARCH 钛板螺钉固定或在剪短的棘突处穿线固定到对侧的关节突关节囊处。开门处位于椎板后外侧，此处在脊髓受压部位的外侧，对于椎管前后径较小者，此处也有一定的操作空间。术后铰链侧骨性愈合后，椎管成形范围内脊髓保护装置依然存在，对于术前存在节段性不稳的患者可以在铰链侧做植骨。近几年开展的 ARCH 钛板螺钉固定系统，开门效果比较确实，开门宽度可控，并且可以为向后方漂移的脊髓提供有效的保护。

② 颈椎后路双开门椎管扩大成形术：除单开门椎管成形术外还有颈椎后路双开门椎管成形术。首先切除棘突，在正中入路以高速磨钻磨开椎板，并且在两侧小关节内侧的椎板处以高速磨钻开 V 形骨槽，将椎板由正中向两侧翻开。传统的方法是在翻开的椎板正中植自体或异体骨块，穿线固定。近几年来临床上多以 ARCH 钛板螺钉系统做双开门后的椎板成形固定，其优点是固定牢固并且可以对脊髓形成即时的、有效的保护。

③ 颈椎后路全椎板切除减压加侧块螺钉内固定术：对于颈椎病合并后纵韧带骨化且骨化灶椎管侵占率比较高，同时合并有颈椎不稳定的患者，可以做病变节段的后路颈椎全椎板切除加颈椎侧块螺钉内固定技术。理论上，颈椎后路全椎板切除减压较后路单开门椎管成形术和双开门椎管成形术减压更加彻底，同时做后路侧块螺钉固定，可以解决较大范围椎板切除导致的医源性颈椎不稳定的问题。但是该手术方式的缺点是手术减压范围较大，出血较多，同时需要加用内固定使手术变大。颈椎后路侧块螺钉固定后患者术后颈部僵硬感比较明显。

3. 颈椎前后路联合手术 对于合并有明显发育性椎管狭窄的颈椎病，如果某 1、2 个节段来自前方的压迫非常明显，椎管侵占率高，可以考虑做前后路联合手术，手术时先行后路手术，做椎管扩大成形，使受到压迫的脊髓先向后方漂移。在此基础之上，再翻身后做前路短节段手术，直接去除前路致压物。这样手术既可以做到椎管扩大成形，又直接去除了致压物。但是手术偏大，患者受到创伤比较大。

4. 颈椎间盘置换术　传统的颈椎前路减压融合手术，手术效果确定，但是也带来了融合相邻节段应力增加，退变加快等问题。为了解决这一问题，颈椎间盘置换手术开始应用于临床。其适应证与传统的前路 ACDF 手术类似，只是不适合于合并有明显颈椎节段不稳患者，以及 3 个及以上的病变节段。其手术操作入路和减压过程同 ACDF 手术，减压完善后安装合适高度宽度的颈椎间盘假体。

（1）适应证：①从颈 3 到胸 1 的 1、2 个节段的颈椎间盘疾病，有明确影像学证据的髓核突出，椎体后缘骨赘增生和椎间盘高度丢失；②经 6 周以上保守治疗无效；③年龄在 20 ～ 70 岁；④无全身其他疾病引起的禁忌。

（2）禁忌证：≥ 3 个椎间盘需要治疗，颈椎不稳（颈椎屈伸位位移 >3mm），已知对内植物过敏，创伤后椎体畸形，椎间高度丢失 > 50%，严重骨质疏松，目标手术节段已经有手术史，活动性局部或者全身感染。

5. 颈椎后路微创手术治疗　传统后路手术肌肉剥离多，容易引起术后疼痛和轴性症状。近年来随着通道技术和内镜技术的发展，后路经通道或者内镜辅助下椎间孔切开减压技术逐步应用于临床。其适应证主要使侧方型椎间盘突出导致的神经根病和椎间孔狭窄。操作方法：透视下等位目标手术节段，将通道放置到病变部位的关节突关节处。以高速磨钻磨开上位椎体椎板的下外侧部分和下位椎体椎板的上外侧部分，开钥匙孔，用 1mm 椎板咬骨钳沿着神经根走向减压目标神经根。然后在显微镜下取出游离的髓核组织，彻底减压神经根。

（王　强）

参 考 文 献

刁垠泽，孙宇，王少波，等. 第 2 至 7 颈椎与第 3 颈椎至第 7 颈椎椎板成形术后脊髓前间隙的 MRI 测量比较 [J]. 中华外科杂志，2014, 52(10):745-749.

胡嘉彦，金耀清，王继铭，等. 颈椎病患病率调查报告 [J]. 中国医科大学学报，1982, 11(2):64-66.

贾连顺，史建刚. 重视脊髓型颈椎病的诊断与严格手术指征 [J]. 中华骨科杂志，2002, 22(1):58-60.

贾连顺，袁文. 颈椎外科学 [M]. 北京：人民卫生出版社，2009:615-686.

李秀茅，姜亮，刘忠军. 一期前后联合入路手术治疗多节段脊髓型颈椎病研究进展 [J]. 中国脊柱脊髓杂志，2016, 26(2):1717.

孙鹏飞，谢雁春，张昊聪，等. 颈椎前路减压椎间融合器置入对椎间孔孔径的影响 [J]. 中国脊柱脊髓杂志, 2018, 28(1):52-56.

胥少汀, 葛宝丰, 徐印坎. 实用骨科学 [M]. 北京：人民军医出版社, 2006:1656-1657.

周非非, 孙宇, 张凤山, 等. 颈椎前路间盘切除减压、植骨融合内固定术治疗脊髓型颈椎病术后轴性症状的前瞻性研究 [J]. 中国脊柱脊髓杂志, 2014, 24(6):505-509.

Blizzard DJ, Caputo AM, Sheets CZ, et al. Laminoplasty versus laminectomy with fusion for the treatment of spondylotic cervical myelopathy:short-term follow-up[J]. Eur Spine J, 2017, 26(1):85-93.

Brenke C, Dostal M, Scharf J, et al. Influence of cervical bone mineral density on cage subsidence in patients following stand-alone anterior cervical discectomy and fusion[J]. Eur Spine J, 2015, 24(12):2832-2840.

Caridi JM, Pumberger M, Hughes AP. Cervical radiculopathy:a review[J]. HSS J, 20117(3):2265-2272.

Chuanling Wang, Fuming Tian, Yingjun Zhou, et al. The incidence of cervical spondylosis decrease with aging in the elderly, and increase with aging in the young and adult population:a hospital-based clinical analysis[J]. Clin Interv Aging, 2016, 11:47-53.

Kawaguchi Y, Nagami S, Nakano M, et al. Relationship between postoperative axial symptoms and rotational angle of the cervical spine after laminoplasty[J]. Euro J of Orthop Surg Traumotol, 2013, 23(1):53-58.

Kolenkiewicz M, Wlodarczyk A, Wojtkiewicz J. Diagnosis and Incidence of Spondylosis and Cervical Disc Disorder in the University Clinical Hospital in Olsztyn, in Year 2011-2015[J]. Biomed Res Ini, 2018, 2018:5643839.

Lebl DR, Bomo CM. Update on the diagnosis and management of cervical spondylotic myelopathy[J]. J Am Acad Orthop Surg, 2015, 23(11):648-660.

Lukasiewicz AM, Basques BA, Bohl DD, et al. Myelopathy is associated with increased all-cause morbidity and mortality following anterior cervical discectomy and fusion:a study of 5256 patients in American College of Surgeons National Surgical Quality Improvement Progam(ACS-NSQIP)[J]. Spine(Phila Pa 1976), 2015, 40(7):443-449.

Luo J, Cao K, Huang S, et al. Comparison of anterior of approach versus posterior approach for the treatment of multilevel cervical spondylotic myelopathy[J]. Eur Spine J, 2015, 24(8):85-93.

Morishita Y, Naito M, Hymanson H, et al. The relationship between the cervical spinal canal diameter and the pathological changes in the cervical spine[J]. Euro Spine J, 2009, 18(6):877-883.

Northover JR, Wild JB, Braybrook J, et al. The epidemiology of cervical spondylotic myelopathy[J]. Skeletal Radiol, 2012, 41(12):1543-1546.

Radcliff K, Zigler J, Zigler J. Cost of cervical disc replacement versus anterior cervical discectomy and fusion for the treatment of sigle-level cervical disc disease:an analysis ofthe Blue Health Intelligence database for acute and long-term costs and complications[J]. Spine(Phila Pa 1976), 2015, 40(8):521-529.

Shih-Yi Lin, Fung-Chang Sung, Cheng-Li Lin, et al. Association of Depression and Cervical Spondylosis:A Nationwide Retrospective Propensity Score-Matched Cohort Study[J]. J Chin Med, 2018, 7(11):387.

Siemionow K, Janusz P, Glowka P. Cervical cages placed bilaterally in the facet joints from a posterior approach significantly increase foraminal area[J]. Eur Spine J, 2016, 25(7):2279-2285.

第二节　颈椎间盘突出症

颈椎间盘突出症（cervical disc herniation，CDH）是由于颈椎间盘组织发生不同程度的退行性病理改变，以及继发病理改变累及周围组织结构，如脊髓、脊神经根、交感神经、食管或椎动脉等，产生一系列临床症状的综合征。

一、概述

1911 年，Bailey 首次描述了颈椎间盘退行性病变。颈椎间盘退行性病变的发病率随着年龄增长明显增高，其男女发病比例相当。一项有关颈椎退行性病变的 MRI 研究表明，超过 40 岁的人群中存在颈椎退行性病变的比例约占 60%，60 岁以上的人群的比例约占 90%。这些病理改变是老龄化的自然结果，且大部分患者无明显症状。

二、病理

椎间盘组织由中央的髓核和外周环绕的纤维环组成，是人体最大的无血管组织，椎间盘的营养汲取于软骨终板。髓核是由凝胶状的胶原纤维网络组成的。年轻个体中，髓核的含水量达到 85% ～ 90%，基质其余部分由 25% ～ 35% 的胶原蛋白和 60% ～ 65% 的蛋白多糖组成。髓核老化可导致含水量下降，蛋白多糖和胶原蛋白相对增加。纤维环的含水量达到 60% ～ 70%，胶原蛋白占 20% ～ 30%。与髓核不同是，纤维环的含水量不随着年龄增长而变化。正常人在 20 岁以后，椎间盘内的胶原蛋白含量增加，蛋白多糖含量减少。蛋白多糖含量减少降低了髓核组织缓冲压力的能力。

遗传因素、载荷压力及局部分泌因子都会影响椎间盘退行性病变的发生率和退变程度。脊柱前凸区域椎间盘退变的高发生率，证实了脊柱轴向负荷对椎间盘退变的影响。当静态压力大于椎间盘压力时，椎间盘内含有的水分将被挤出，引起椎间盘内应力分布改变及一系列有害反应，包括细胞核凋亡、细胞减少、纤维环紊乱等。椎间盘细胞代谢增快影响局部细胞因子和炎症介质的分泌，打破了椎间盘内正常的分解代谢平衡，也对椎间盘退变起着重要的影响。

研究发现基质金属蛋白酶 -3（matrix metalloproteinase-3，MMP-3）阳性细胞的百分比与 MRI 显示的退变程度、骨赘大小相关。另有研究在退变椎间盘中发现，MMP-3 阳性细胞中没有金属蛋白酶抑制药 -1，因此认为椎间盘退变是由 MMP-3 和金属蛋白酶抑制药 -1 的不平衡造成的。组织蛋白酶和其他蛋白水解酶可将椎间盘和椎体分离，从而影响椎间盘退变的速率。

成熟的纤维环含有退变细胞和坏死细胞的残骸。迄今为止在人正常椎间盘内已发现含有 8 种胶原蛋白，Ⅰ型和Ⅱ型胶原蛋白是其主要成分。Ⅰ型胶原蛋白能够承载拉伸负荷，大部分位于纤维环中。Ⅱ型胶原蛋白可以维持张力，大部分存在于髓核中。椎间盘由周围向中心，Ⅰ型胶原逐渐减少，Ⅱ型胶原逐渐增多，靠近髓核以Ⅱ型为主。正常椎间盘含有Ⅱ型胶原蛋白的降解酶，而在脱垂的椎间盘组织中，也具有对Ⅰ型胶原蛋白有活性的降解酶。脱垂的椎间盘组织含有弹性蛋白降解酶，在普通椎间盘末中发现此类活性酶的存在。弹性纤维位于椎间盘和椎体的界面处的纤维环中。纤维环中，弹性蛋白降解酶和Ⅰ型胶原降解酶的增加，可能是导致椎间盘突出的一种理论机制。椎间盘退变的组织学变化也可见于邻近的软骨终板，其中可发现新生血管，毛细血管壁增厚和钙化。

纤维环的正常功能是包绕髓核并将压力转换为切向应力。当髓核含水量下降时，髓核与纤维环交界处发生应力变化。椎间盘的机械传导能力降低，椎间盘不再能够维持盘内压力，因此无法有效地传递压力。最终，导致椎间盘破碎，纤维环的外周带向外凸出。

纤维环应力增加，导致纤维环撕裂和纤维化。椎间盘组织因纤维环撕裂而脱垂，压迫神经根及脊髓，突出的椎间盘组织可压迫神经根供血动脉间接造成神经功能障碍或直接压迫神经根造成神经功能障碍。脊神经的出行根受压在临床中最为常见。椎间盘破裂塌陷引起颈椎小关节过度运动，周围韧带的肥厚，长期以往，颈椎小关节退变重叠，钩椎关节（又称 Luschka 关节）增生肥大，逐渐开始形成骨赘。骨赘和突出的椎间盘组织可共同压迫神经根导致神经根病。随着退变加重，突出的椎间盘组织或后纵韧带骨化（OPLL）还可能会压迫中央椎管。脊髓供血动脉受压及由中央椎管狭窄使脊髓直接受压，可导致脊髓型颈椎病。

三、症状、体征和分型

（一）疼痛

椎间盘主要由脊神经支配，正常椎间盘的纤维环外层及终板中央可发现神经末梢，但髓核和纤维环内层没有。椎间盘造影的相关研究表明，只有当纤维环外环破裂时，才会产生疼痛。年轻患者的疼痛更有可能是椎间盘源性的，而在老年患者中关节突关节相关的疼痛的比例增加。椎间盘造影术是诊断椎间盘源性疼痛的黄金标准，但这种手术是一个有创检查，可能会加剧椎间盘退变。

（二）颈部症状

大多数颈椎病变患者仅通过病史和体格检查即可诊断。但有危险征象的患者应该进行神经系统检查来筛查是否有神经根病变和脊髓病变的体征。颈椎间盘突出症通常表现为颈部轴性痛和颈椎运动范围的丧失，常合并颈椎退行性病变。据报道，有 2.5% 的患者出现头痛，71% 的患者出现单侧或双侧肩痛。颈部疼痛在中年女性患者中更为普遍，40～50 岁是发病高峰年龄。

颈部疼痛的危险因素包括遗传、心理健康状况不良和吸烟，高等教育可降低慢性颈部疼痛的风险。椎间盘退变并不是慢性颈痛的危险因素。在一项针对慢性颈部疼痛患者的回顾性研究中，颈部疼痛的最常见疼痛来源是小关节（55%），其次是椎间盘源性疼痛（16%）和寰枢椎侧痛（9%）。

当机体疲劳、睡眠姿势不恰当或枕高不合适，使颈椎过伸或过屈，颈项部某些肌肉、韧带受到牵张或压迫会引起颈肩部疼痛，多在夜间或晨起时发病。颈部疼痛还可表现为枕部疼痛，乳突 - 上颌区域疼痛，眶上区域疼痛。颈部疼痛患者通常难以维持静态动作（如坐、写、使用计算机、驾驶汽车）和上肢活动（如肩部以上的伸臂或推臂动作）。多数颈部和手臂的疼痛会自动缓解。

（三）神经根症状

导致神经根症状的原因是多方面的，常见的病因包括椎间盘退行性改变、慢性劳损、外伤、颈椎先天畸形等。其危险因素包括吸烟史、举重、跳水等。有证据表明颈椎间盘突出在从事以下职业的人群中发病率较高：包括飞行员、司机及操作振动设备的职业。一项流行病学研究发现，每 10 万人中有 83.2 人患有神经根性症状的颈椎疾病，在 60 岁达到高峰，每 1000 人口中，有 3.5 人有颈神经根性症状。后外侧椎间盘突出和椎间孔的骨赘导致对应节段的脊神经受压，常表现为颈部、肩胛间和手臂皮节区域放射性疼痛、麻木，可表现为烧灼样、针刺样疼痛。神经系统相关的特定症状还包括肌无力、肌萎缩、腱反射减弱或消失、感觉异常或感觉减退。颈椎节段间最大范围的屈伸运动发生在 C4/5～C5/6，尤其是 C5/6。因此，退变最早也是最严重节段往往是 C5/6 节段。症状和相应的神经根支配区域有对应关系（表 3-2-1）。C2 神经根放射性疼痛通常有枕神经痛、耳痛的病史。C3 神经根是颈椎中最细小的，其出行的椎间孔是颈椎中最大的，因此很少受压。C4 神经根支配后颈部、斜方肌及前胸区域，因此 C4 神经根受累难以和颈部轴性痛区别。当 C5 神经根受压时，表现为从肩部，经三角肌的外侧至前臂近端的放射性疼痛。体格检查可发现三角肌、肱二头肌肌力弱。肱二头肌由 C5、C6 双重支配。当 C6 神经根受压时，疼痛、麻木、刺痛可放射至拇指，伸腕无力，桡骨膜反射、肱二头肌反射减弱。C7 神经根受累，疼痛可放射至中指或肩胛间的区域，肱三头肌反射减弱。C8 神经根受压会引起的放射性疼痛可累及前臂内侧，以及环指和小指。T1 神经根很少受压，受累时可引起前臂尺侧疼痛和麻木。头部向患侧的旋转、弯曲及颅骨的轴向加压可加重椎间盘突出导致的根性痛症状，肩部外展动作可缓解根性痛症状。对于责任神经节段不明确的患者，可以选择性神经根注射帮助外科医师确认引起症状的脊神经。

表 3-2-1 Nurick 残障评分（Nurick Disability Score）

分级	症状和体征
0	有根性症状和体征，但没有脊髓症状和体征
1	有脊髓症状和体征，但未出现行走困难
2	轻度行走困难，但不影响全职工作
3	行走困难，影响全职工作及全部的家务劳动，但行走不需要他人帮助
4	需要他人帮助或拐杖帮助下才能行走
5	只能坐轮椅或卧床不起

（四）脊髓症状

严重的颈椎间盘突出症会压迫脊髓，症状发展缓慢且严重。典型的临床表现是上运动神经元损害和步态异常。临床中，单独存在的脊髓症状较为少见，往往表现为神经根症状伴有脊髓症状，仅有 10% 的患者只表现为单纯的脊髓症状。

患者感觉异常的区域通常从指尖开始，局限于手部。异常区域不按神经皮节分布，除非突出物压迫特定的神经根，可伴有非特异性的颈部僵硬和局部疼痛。此外，患者可出现持物易脱落、精细动作困难，如写字、持筷等。脊髓症状早期可出现四肢振动觉和本体感觉减退，尤其是足。这可能和脊髓后柱损伤有关。当患者低头时，出现 Lhermitte（勒麦特）征，表现为自颈部向肢体或躯干放射的触电样疼痛或感觉异常，则提示脊髓后柱损害，但此体征缺乏特异性。

在上肢运动体格检查中，脊髓受压的患者最常表现为肱三头肌和手固有肌无力。严重的脊髓受压患者可表现为手部肌肉的萎缩。除了评估上肢力量，还应该评估患者的手部功能，一个有用的方法是让患者在 10s 内握拳 20 次以上，在这个过程中，如果患者表现出笨拙或障碍，则提示颈椎脊髓功能损害。

在下肢运动体格检查中，最典型的体征是腱反射极度活跃、踝-髌阵挛（+）、Hoffmann 征（+）、Babinski 征（+）、痉挛状态。步态异常通常是脊髓症状中的首发症状。早期，患者可在转弯或拐角处行走时产生不协调、不平衡的主观感觉。有的患者可能抱怨地面不平整、走路踩棉花的感觉。更加严重的患者常描述膝盖僵硬，出现僵硬或痉挛步态，严重者可能需要助行器辅助行走或坐轮椅。下肢力量的减弱通常先发生于下肢近端肌群，髂腰肌最容易发生无力，其次是股四头肌。当出现下肢无力和反射亢进却没有上肢症状和体征时，应怀疑存在胸髓的病理改变。Romberg 征（闭目难立征）也可用来判定脊髓受压的严重程度。患者双足并拢站立，两手向前平伸，闭眼后倾斜欲倒为阳性。其他严重的情况还包括肛门括约肌和性功能障碍。通常椎间盘突出引起脊髓症状的加剧速度比 OPLL 更快。

客观评价脊髓症状严重程度及功能评定的量表有很多，如 Nurick 残障评分（Nurick Disability Score）、mJOA 评分（Modified Japanese Orthopedic Association Score）等（表 3-2-1、表 3-2-2）。因 JOA 评分能够更加具体的评价运动、感觉、膀胱功能，因此应用较广泛。

表 3-2-2　mJOA 评分（Modified Japanese Orthopedic Association Score）

1. 上肢运动功能障碍评分	
无法移动双手	0
不会用勺子进食，但能移动双手	1
不会扣纽扣，但能用勺子进食	2
能够扣纽扣，但很困难	3
能够扣纽扣，但较困难	4
没有功能障碍	5
2. 下肢运动功能障碍评分	
完全丧失下肢感觉、运动功能	0
运动功能丧失，但感觉存在	1
下肢运动存在，但无法行走	2
能够在平面上或用助行器行走（手杖和拐杖）	3
能够借助扶手上下楼	4
中重度行走不稳，但上下楼不需要扶手	5
轻度行走不稳，但能够顺畅的往返行走	6
无功能障碍	7
3. 感觉	
感觉完全丧失	0
重度感觉丧失或疼痛	1
中度感觉丧失	2
无感觉丧失	3
4. 括约肌功能障碍评分	
无法自如排尿	0
重度排尿困难	1
轻、中度排尿困难	2
正常排尿	3

（五）交感神经症状

交感神经症状繁多，多数表现为交感神经兴奋症状，少数为交感神经抑制症状。患者往往有头晕、头痛、头沉等头部症状，还会有视物模糊、耳鸣、鼻塞、恶心、呕吐、腹胀、腹泻、心悸、胸闷等症状。由于椎动脉表面富含交感神经纤维，所以当交感神经功能紊乱时，常累及椎动脉，使椎动脉痉挛导致其血流变化，从而出现椎 - 基底动脉系统供血不足的表现。

（六）椎动脉症状

椎动脉症状的出现与颈部活动相关，多在颈部活动时发作，以旋转和屈伸动作最易引发。正常人当头向一侧歪曲或扭动时，其同侧的椎动脉受挤压、使椎动脉的血流减少，但是对侧的椎动脉可以代偿，从而保证椎 - 基底动脉血流不受太大的影响。当椎间盘突出、椎间隙狭窄、钩椎关节等处骨赘压迫，导致椎动脉扭曲并受到挤压并且对侧难以代偿时，就会导致椎 - 基底供血不全而出现症状，可引起头晕、眩晕、耳鸣、恶心症状，甚至猝倒、发作性症状，发作性眩晕时还伴有复视、眼震。若受压进一步加重，可能发生短暂性脑缺血发作（TIA）。每次发作时间较短，轻者，休息可自行缓解；严重者，可出现行走不稳甚至猝倒。跌倒前患者可感到突然下肢无力而倒地，但意识清楚，倒地后可快速起身活动。单纯椎间盘突出造成椎动脉受压的情况较为少见，更多的是颈椎骨质增生或颈椎不稳、钩椎关节肥大造成的椎动脉受压。良性阵发性位置性眩晕的患者常在仰头取物、低头、转动头部或翻身时出现短暂眩晕，与颈椎病椎动脉症状一样都与颈部活动有关。但良性阵发性位置性眩晕会出现颈部眩晕位置的疲劳性和发作的延迟性。

（七）腹侧受压症状

腹侧受压导致的症状相较少见。通常由于颈椎前缘的骨赘对食管、气管压迫及周围炎症。患者一般表现为咽部不适，异物感、吞咽困难，偶有胸闷、气急、声嘶等症状。体格检查时多无阳性体征。颈椎 X 线、CT、MRI 检查等有助于明确受压的原因，需与食管肿瘤、甲状腺肿等疾病相鉴别。

根据以上所述不同受累组织和结构导致的不同症状，颈椎间盘突出症分为颈型、神经根型、脊髓型、交感型、椎动脉型、腹侧压迫型。如果两种以上类型同时存在，称为"混合型"。

四、影像学检查

影像改变与临床症状表现常存在不一致性。颈椎影像学的阳性改变随年龄呈线性增长。在 20 多岁时，椎间盘退变的发生率为 10%，65 岁以后逐渐上升。有学者研究发现 65 岁以上的患者中，影像学上发现退行性改变的比例超过

90%，但疼痛的发生率却只有 9%。一般来说，随着人的衰老，髓核中的水含量会减少，而椎间盘就会变成一个干燥、粗糙、灰白色或深褐色的团块。椎间盘脱水导致纤维环膨出，伴椎间盘高度下降；其结果是增加了向关节突关节面和椎体钩椎关节的应力转移，导致骨质增生和骨赘形成；同时纤维环退变会引起纤维环撕裂，导致椎间盘突出。对于怀疑颈椎间盘突出的患者，需行颈椎 X 线、CT 和 MRI 的全面检查，以评估突出程度、脊髓及脊神经等受压情况，以及鉴别其他疾病，协助诊断和指导制订诊疗方案。

1. X 线检查   颈椎 X 线检查可以评估颈椎的连续性、生理曲度，椎体缘骨质增生、骨质破坏或疏松，以及关节间隙或椎间隙狭窄、消失，判定是否存在骨折、滑脱及先天性异常等情况。颈椎手术中借助 X 线透视机完成 X 线检查，广泛用于术中颈椎节段的定位及内固定物位置的确认。

2. CT 检查   CT 可进行多平面图像重建，提高了颈椎成像的清晰度和准确性。相较于 X 线检查可更加直观的提示颈椎骨折或滑脱，清楚地显示椎体钩椎关节、关节突关节增生和神经孔狭窄等情况，多方位的反映出骨质变化及椎间盘突出位置、形态及与周围结构的关系，同时还能够区分椎间盘软组织、骨赘及椎间盘钙化，评估突出的程度及骨赘形成的位置（图 3-2-1）。对于不能接受MRI 检查患者，CT 脊髓造影是一个备选。但 CT 脊髓造影是需要在鞘内注射造影剂的有创检查，可能会引起检查者神经功能并发症，如头痛、持续性的脑脊液漏、无菌性脑膜炎、蛛网膜炎、造影剂过敏等症状，成像也不如 MRI 清晰，所以对于可以接受 MRI 的患者来说，首选 MRI 检查。

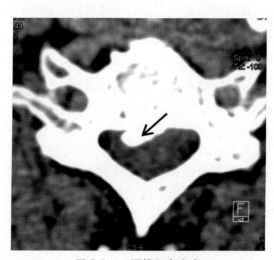

图 3-2-1   颈椎间盘突出

横断位 CT 平扫提示：椎间盘钙化，向右后外侧方突出（黑箭头处），压迫神经根和脊髓侧方

3. MRI 检查   MRI 检查是一个无创检查，它提供了高分辨率的多平面成像，对骨结构及软组织显示清晰，是诊断和评估颈椎间盘突出症的金标准检查（图

3-2-2）。相较于 CT 检查，它更加精确的反映椎间盘突出的程度从而确定病理分型，并且可以从不同方向观察脊髓、脑脊液及周围组织，评估脊髓、神经根受压的程度，判定是否存在损伤、水肿、血肿、变性等病理改变，排除颈椎肿瘤、脊髓空洞、脱髓鞘病变、感染炎症等相关疾病。颈椎 MRI 已经彻底提升了脊柱外科医师诊断和治疗颈椎疾病的能力。T_1 加权图像最适用于观察解剖细节。T_2 加权像，特别是脂肪抑制像，是很好的识别病变部位。然而，颈椎无症状病理改变在 MRI 检查是相当常见的，超过 40 岁的无症状患者中，约 60% 的患者存在颈椎 MRI 的退行性改变。因此，影像学检查必须结合临床病史及体征。此外，医师需要综合全面的评估颈椎病理变化，除了突出髓核外，还应评估颈椎小关节、周围韧带、后纵韧带骨化等，以指导制订手术方案。

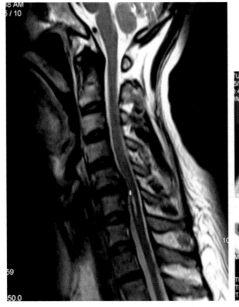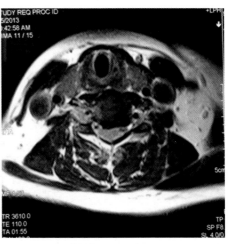

图 3-2-2　矢状位及轴位 T_2 加权磁共振

显示在颈椎 C5、6 间盘突出，压迫脊髓，脊髓有异常信号

五、神经电生理检查

神经电生理检查是脊柱外科医师评估上肢症状的重要诊断工具，也应用于颈椎术中监测。肌电图（Electromyography，EMG）和神经传导检测（Nerve conduction studies，NCSs）作为影像学资料的重要补充，可以在影像学检查与病史体征不一致时或怀疑周围神经病时，为医师提供更多信息指导临床诊断；也可排除和颈椎病症状相关的疾病，如多发性硬化、肌肉萎缩性侧索硬化症、周围神经卡压。肌电图是鉴别颈椎间盘突出症和周围神经卡压综合征的金标准。

术中电生理监测，如体感诱发电位（Somatosensory-Evoked Potentials）、经颅电刺激运动诱发电位（Transcranial Electrical Motor-Evoked Potentials）、自发肌电图（Spontaneous Electromyography）、诱发肌电图（Triggered Electromyography）可有效指导手术，通过监测仪器提示，可以更加安全、大胆地完成手术；术中监测脊髓神经功能变化，有效防止严重的脊髓神经功能损伤，从而提高了患者生活质量，降低了患者神经功能缺失的可能性，减少了手术并发症发生率和病死率。

六、鉴别诊断

颈椎间盘突出症的症状多见，常与其他疾病诊断混淆，接诊医师需要仔细询问病史、体格检查，结合影像学检查，特别是当病史、体征与影像学检查不一致时，需要充分鉴别可能出现相关症状的疾病，来确认诊断。

（一）周围神经卡压综合征

周围神经卡压综合征包括腕管综合征、肘管综合征、胸廓出口综合征。

1. 腕管综合征　俗称鼠标手，是由于腕管内部结构压迫正中神经，其主要表现为拇指、示指和中指的疼痛、麻木、感觉过敏或迟钝等感觉障碍，夜间可加重；拇指对掌无力，大鱼际肌萎缩。女性发病率较高，可有相关职业病史。腕部正中神经 Tinel 征阳性，主动屈腕试验阳性。正中神经传导速度检查可显示神经源性损伤。

2. 肘管综合征　由于慢性损伤，肘关节炎等导致尺神经在肘部尺神经沟处受压，表现为小指、环指及手背尺侧疼痛、麻木、感觉过敏或迟钝等感觉障碍；手固有肌及小鱼际肌萎缩，形成"爪形手"。尺神经沟处 Tinel 征阳性，Froment 征阳性。

3. 胸廓出口综合征　因臂丛神经在胸廓出口受压而产生的一系列症状，因锁骨下动、静脉伴神经走行，通常也同时受压，因此除了表现为上肢麻木及疼痛外，还可表现为动静脉受压表现，如手部皮肤发凉、发白和肢体肿胀等。

（二）椎管内肿瘤

椎管内肿瘤主要分为髓内肿瘤、髓外肿瘤。常见的髓内肿瘤包括室管膜瘤和星形细胞瘤。常见的髓外肿瘤包括脊膜瘤、神经鞘瘤、转移瘤和淋巴瘤。髓内肿瘤通常表现为疼痛、肌力下降，疼痛多位于脊髓病变节段，放射性疼痛少见，多为不典型疼痛伴麻木，病变节段以下的运动、感觉障碍进展性加重。感觉障碍由上向下进展性加重为特点，运动障碍表现为肢体物理、肌肉萎缩、腱反射亢进等。髓外肿瘤通常表现为放射性神经根性疼痛，感觉障碍平面自下而上进展，早期表现为下肢及足趾感觉异常。放射性根性痛伴运动功能障碍的情况并不多见，当出现运动功能障碍时，往往提示肿瘤体积已经扩大到临界，可表现为 Brown-Séquard 综合征，即同侧偏瘫伴精细触觉缺失，对侧痛温觉缺失，上运动神经元受累表现为病理反射阳性、腱反射亢进、阵挛阳性。增强 MRI 有助于鉴别不同椎管内肿瘤的特征性表现。

（三）肌萎缩性侧索硬化（ALS）

肌萎缩性侧索硬化（amyotrophic lateral sclerosis，ALS）是一种侵犯脑干和脊髓运动神经元和锥体束的进展性变性疾病，在 ALS 患者中常伴有颈椎病变。ALS 早期表现为脊髓下运动神经元损害，以肌无力、肌萎缩表现为主，随后可表现为脊髓上运动神经损害，可表现为肢体硬瘫和锥体束征。ALS 患者可表现为颈部不适、肌无力、肌萎缩等症状与颈椎间盘突出症状混淆，但 ALS 可出现构音/吞咽障碍与掌颏反射阳性等独特表现。舌肌纤颤对诊断 ALS 有重要价值，并且 ALS 几乎不存在客观感觉障碍。此外，肌电图检查有助于两者鉴别。

（四）急性脊髓炎

急性脊髓炎又称急性横断性脊髓炎。急性起病，表现为脊髓运动、感觉、自主神经功能障碍，可表现为受累脊髓平面下肢体的瘫痪、对应感觉平面深浅感觉消失。症状和体征累及双侧，但不一定对称。脑脊液检查可白细胞和白蛋白常轻微增高。患者发病前常有"上呼吸道感染"病史。但影像学检查需先排除脊髓受压情况。

七、治疗方案

颈椎间盘突出症的治疗原则是个性化的阶梯式治疗，目标是缓解疼痛、改善功能、防止复发，包括从宣教、物理治疗到药物治疗、注射治疗，微创手术治疗到开放手术治疗。整个疾病的治疗方式根据患者突出的严重程度、病情恶化的速度及考虑全身其他疾病因素等，充分评估患者病情，选择合适治疗方式达到治疗疾病的目的。

（一）保守治疗

保守治疗是颈椎间盘突出症一线治疗方式。对于神经根症状为主的患者，保守治疗的选择包括宣教、物理治疗、药物治疗等。物理疗法包括被动治疗和主动治疗，包括热疗、机械牵引、按摩等。热疗可以减少肌肉痉挛，改善颈肩部触点压痛。按摩增加血液循环，促进肌肉放松。颈椎牵引可以松解关节，缓解神经根和椎间盘压力。但目前也没有证据证明这些治疗的疗效，也不能证明它们能够减少椎间盘突出的程度。药物治疗包括皮质类固醇激素、非甾体抗炎药、肌肉松弛剂、选择性颈椎间孔硬膜外注射治疗等，包括对于脊髓症状明显的患者，物理治疗需谨慎，还需与患者强调跌倒、颈椎过伸、受伤等都可能会导致脊髓横断性损伤、高位截瘫等严重并发症。此外硬膜外注射治疗对缓解脊髓症状无效。对于保守治疗 6 ～ 12 周后症状不缓解或脊髓症状严重、运动功能受累的患者，需要积极的手术治疗。

（二）手术治疗

颈椎间盘突出症的手术治疗方法在其他章节有详细深入的介绍。通常是对于接受保守治疗无效或运动能力进行性丧失及疼痛难以忍受的患者，应采取手术治疗改变疾病自然进程，防止神经系统进一步恶化。

颈椎手术的入路分为前路和后路，治疗方式包括减压、融合及关节置换。（参见本章第一节）前路手术包括颈椎前路椎间盘切除椎间植骨融合术（anterior cervical discectomy and fusion，ACDF）、前路椎体次全切椎体间植骨融合术（anterior cervical corpectomy and fusion，ACCF）、人工椎间盘置换术（cervical artificial disc replacement, CDR）。后路手术包括颈椎后路椎间孔切开术（cervical microforaminotomy）、颈椎后路椎板切除术（cervical laminectomy）、颈椎后路椎板成形术（cervical laminoplasty）。

近 20 年来，脊柱内镜借助经皮穿刺技术和内镜设备的飞速发展，已经广泛运用于脊柱疾病的治疗。脊柱内镜首先用于治疗腰椎间盘突出症，具有创伤小、住院时间短、手术并发症少、术后恢复快的优点，治疗效果与传统开放手术类似，无传统手术的并发症，如硬膜外出血、周围神经粘连、融合器移位等。目前该技术也运用于治疗颈椎间盘突出症。经皮内镜颈椎间盘切除术（percutaneous endoscopic cervical discectomy，PECD）用于治疗软性椎间盘突出（无突出物钙化），包括中央型、旁中央型、椎间孔型的突出，目的在于去除突出髓核，完成减压。PECD 分为前入路和后入路，在局部麻醉下术中透视定位，行椎间盘穿刺后造影、建立工作通道，在内镜下完成减压。局部麻醉下操作，降低了对神经结构造成严重损伤的可能性。目前 PECD 最佳适应证是患者年龄小于50 岁；伴有神经根症状及阳性体征；无论大小、位置的软性椎间盘突出，若伴有骨赘形成，应不超过 2mm。禁忌证包括严重的神经功能缺损，颈椎节段不稳，后纵韧带钙化、突出物钙化、游离型椎间盘突出、椎间盘间隙狭窄（小于3mm）、脊髓损害症状、肿瘤、感染、骨折、既往手术的瘢痕组织造成的神经卡压。目前 PECD 引起的相应节段的退变和颈椎稳定性变化还存在争议，还需要大量、长期的随访研究做进一步判断。

本章综述了颈椎间盘突出症的生理病理、自然史、发病机制、体格检查、辅助检查、鉴别诊断、手术方式、适应证。对于本病的手术操作等相关具体内容，在本书其他章节有详细介绍。

（王海澎）

参 考 文 献

EC Benzel. Spine surgery, Techniques, complication avoidance, and management. 3rd Ed.

Elsevier Saunders, 2012.

Herkowitz HN, Garfin SR, Eismont FJ, et al. Rothman-Simeone The Spine E-Book:Expert Consult[M]. Elsevier Health Sciences, 2011.

第三节　颈椎后纵韧带骨化症

　　由于多种因素的作用，后纵韧带组织中新生异位骨结构形成并逐渐发生骨化，随着年龄增长，骨化物增大，导致椎管、椎间孔狭窄，压迫脊髓、神经根，表现为脊髓、神经根刺激、压迫或损伤症状，临床上称为颈椎后纵韧带骨化症（ossification of posterior longitudinal ligament，OPLL）。1960 年，该病首先由日本学者 Tsukimoto 报道；1961 年，Suzuki 在日本矫形外科会上报道了 7 例；1964 年，Teragama 正式将其定名为颈椎后纵韧带骨化症，以区别于其他颈椎疾病。

一、流行病学

　　东京大学学者观察了 4353 例 20 岁以上成人的颈椎 X 线片，发现 OPLL 患者 84 例，患病率为 1.7%。1986 年，中国学者张长江统计了 5271 例颈椎病 X 线片，共 71 例 OPLL 患者，患病率 1.35%，与日本学者所统计的数据类似。日本学者 Hanai 等报道日本人中 X 线发现后纵韧带骨化而无临床症状的发生率为 2.2%，颈椎后纵韧带骨化症占颈椎病的 27%。

二、发病机制

　　颈椎后纵韧带骨化症的发生首先有其基因基础，来自日本的流行病学研究表明有颈椎后纵韧带骨化症病史的家庭直系亲属间（父母、兄弟姐妹、子女），其发病率为 23%，其他亲属间发病率为 22%，约为一般人群发病率的 6 倍。经研究表明颈椎后纵韧带骨化症的基因位点位于第六对染色体上的 HLA 复合体附近。

　　其次后纵韧带骨化的发生与骨代谢相关物质的作用有其相关性。大量学者的实验研究表明与骨代谢相关的激素等物质可能刺激到颈椎后纵韧带发生骨化，其中包括甲状旁腺激素、前列腺素 2、降钙素、1,25 双羟维生素 D_3、生长激素、纤维甘露素、性激素、转型生长因子 β、骨钙素、胰岛素样生长因子、维生素 A 等。

　　另外，颈椎后纵韧带骨化症的发生与颈椎退变和颈椎间盘突出等局部因素的作用也有关系。有的学者认为，椎体后缘骨赘增生波及后纵韧带后可导致颈椎局灶性后纵韧带骨化。

三、病理生理

后纵韧带骨化的具体病理生理基础目前并不清楚，但是大多数学者认为其发生有遗传相关性。后纵韧带骨化早期病理变化是后纵韧带的富血管化的纤维化，继而是骨膜周围的软骨细胞增殖，继而发生骨化。后纵韧带的骨化可以侵及硬膜。每一例患者的骨化速率是不同的，但是其平均速度是在椎管矢状位每年 0.67mm，在椎管冠状位每年 0.41mm。当后纵韧带增厚并骨化后，神经和脊髓受压出现相应病理改变。

四、临床表现

骨化的颈椎后纵韧带导致椎管有效容积明显减小，并导致脊髓直接受压，受压的脊髓出现实质脱髓鞘、出血、软化及萎缩。症状多数由下肢发展到上肢，也有骨化压迫脊髓前动脉，致中央沟动脉供血障碍，出现先上肢瘫痪、后下肢瘫痪的症状。Crandall 根据脊髓受压不同部位及所产生的相应不同症状，将颈椎后纵韧带骨化所导致的椎管狭窄分为 6 种不同类型。

1. 脊髓横断病变综合征（transverse lesion syndrome） 脊髓前后径和左右径均狭窄，骨化灶分布对称，脊髓全部受压，脊髓损害平面以下痉挛性瘫痪，深浅感觉及自主神经功能障碍。

2. 脊髓半切综合征（Brown-Sequard Syndrome） 脊髓的前后径和左右径均狭窄，但是骨化灶位于椎管一侧，出现受压脊髓平面以下同侧痉挛性瘫痪，以及受压对侧的痛温觉障碍。

3. 脊髓中央索综合征（central cord syndrome） 骨化灶分布均匀位于中央部位，脊髓前后径狭窄大于左右径，患者上肢症状大于下肢。

4. 运动系统综合征（motor system syndrome） 椎管前后径及左右径狭窄程度均较轻，症状仅仅累及运动系统。

5. 臂痛及脊髓综合征（brachialgia and cord syndrome） 椎管前后径及左右径狭窄程度均较低，同时有脊髓型颈椎病征象。

6. 无症状组 后纵韧带骨化的程度及范围均较轻。

五、影像学表现

（一）影像学分类

1. 临床上最常用的分类是 Hirabayashi 根据后纵韧带骨化在矢状位影像特点的分型。

（1）连续型：骨化灶连续跨过多个颈椎椎体和椎间盘后缘，此型约占 27%。

（2）节段型：局限于多个椎体后缘，此型约占 39%。

（3）混合型：既有节段型又有连续型，其中有跳跃型，此型约占 29%。

（4）局限型：也称为孤立型。局限于椎体后缘及相邻终板间，此型约占 5%（图 3-3-1 后纵韧带骨化 Hirabayashi 影像学分型的示意）。

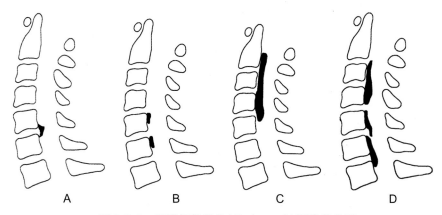

图 3-3-1　后纵韧带骨化 Hirabayashi 影像学分型
A. 局限型；B. 节段型；C. 连续型；D. 混合型

2. CT 表现：CT 是诊断后纵韧带骨化最常用和最准确的方法，可以在 CT 横断面观察骨化物的大小形态，可以测量椎管的狭窄率。根据骨化物在横断面的分布形态可以分为 4 种类型。

（1）平板型：骨化灶游离缘平滑，骨化厚度均匀一致，呈平板状。

（2）蕈伞型：游离缘宽而基底部较窄，呈蕈状。

（3）山丘型：骨化灶基底部较宽，游离缘起伏不平，似山丘状，此型最为常见。

（4）花束型：游离缘凹凸不平，呈分叶状，较为少见。

绝大多数骨化灶在椎管内位置居中（后纵韧带居中），偏于一侧的较为少见，形态不典型或者不规则也少量存在（图 3-3-2 为后纵韧带骨化 CT 矢状位重建表现，图 3-3-3 为后纵韧带骨化 CT 横断面表现）。

（二）MRI 表现

后纵韧带骨化在 MRI 矢状位扫描 T_1 加权像上的表现是位于椎体和椎间盘后缘与脊髓前缘之间的低信号或等信号带，在 T_2 加权像往往为低信号带。MRI 检查可发现因脊髓受压而出现的脊髓内高信号区（图 3-3-4 后纵韧带骨化磁共振矢状位表现，图 3-3-5 后纵韧带骨化磁共振横断面表现）。

（三）后纵韧带骨化狭窄率计算

一般采用 CT 横断面扫描图像来计算椎管狭窄率。

椎管矢状位狭窄率＝骨化灶最大厚度 / 相应平面椎管矢状径 ×100%

椎管横断面狭窄率＝骨化灶横向横径 / 相应平面椎管横径 ×100%

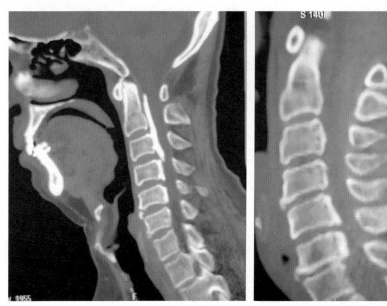

图 3-3-2　后纵韧带骨化 CT 矢状位重建表现

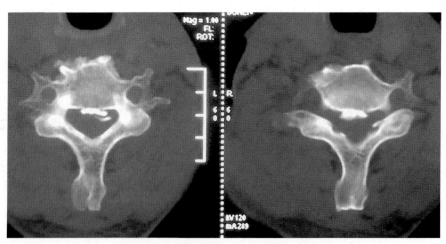

图 3-3-3　后纵韧带骨化 CT 横断面表现

　　临床上通常采用的是椎管矢状位狭窄率，一般情况下椎管矢状位狭窄率超过 30% 出现脊髓压迫症状，超过 50% 产生严重的脊髓功能障碍。椎管矢状位狭窄率大于 40% 是手术指征。

六、后纵韧带骨化的分布

　　后纵韧带骨化平均累及 2.7 ～ 4 个节段，70% ～ 75% 的后纵韧带骨化发生在颈椎：一般自颈 3、4 开始，向远端延伸，常会累及颈 4、5 和颈 5、6，但是

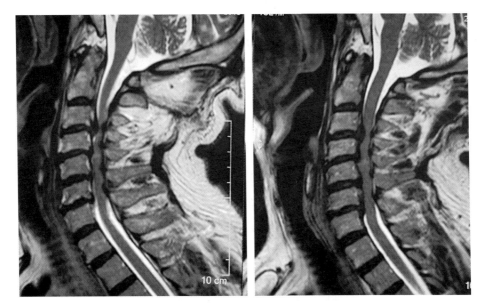

图 3-3-4　后纵韧带骨化磁共振矢状位表现

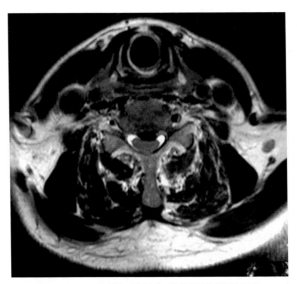

图 3-3-5　后纵韧带骨化磁共振横断面表现

很少累及颈 6、7；15% ～ 20% 的后纵韧带骨化发生在胸椎，在胸 4 ～ 6 水平最为常见；10% ～ 15% 的后纵韧带骨化发生在腰椎，在腰 1 ～ 3 水平最为常见。

七、治疗

患者有后纵韧带骨化影像学表现，但是临床上无症状或只有轻微神经根或脊髓受压表现并且无进一步加重倾向者可保守治疗。若出现中重度脊髓压迫症状乃至出现截瘫表现者，需要手术治疗。手术入路可分为颈后路手术和颈前路手术两大类。

临床分期和治疗策略如下。

Ⅰ期：无临床症状的后纵韧带骨化。治疗策略：保守治疗或观察。

Ⅱ期：神经根受压表现或合并有轻度脊髓受压表现。治疗策略：如果临床症状稳定可保守治疗，如果随访过程中发现临床症状逐渐进展应考虑手术治疗。

Ⅲ A 期：中重度脊髓受压表现。治疗策略：需要手术治疗。

Ⅲ B 期：不完全四肢瘫或完全性四肢瘫。治疗策略：均应考虑手术治疗，对于不完全性四肢瘫可使病情得到部分缓解，完全性四肢瘫往往手术效果不佳。

（一）颈椎后路手术

适用于 ≥ 3 个椎体节段的连续型或混合型后纵韧带骨化、有进行性椎管狭窄表现者。对于合并有硬膜骨化，骨化灶切除困难的后纵韧带骨化适合于颈椎后路手术。

1. 颈椎后路单开门椎管扩大成形术　经典的颈椎后路手术方式首先是 Hirabayashi 的单开门椎管扩大成形术。开门侧在关节突关节稍内侧以高速磨钻或者椎板咬骨钳完全切断椎板，铰链侧做椎板的外侧皮质切断，开 V 形骨槽。将棘突和椎板整块向铰链侧翻开，可以在开门侧做 ARCH 钛板螺钉固定或在剪短的棘突处穿线固定到对侧的关节突关节囊处。开门处位于椎板后外侧，此处在脊髓受压部位的外侧，对于椎管前后径较小的后纵韧带骨化患者，此处也有一定的操作空间。术后铰链侧骨性愈合后，椎管成形范围内脊髓保护装置依然存在，对于术前存在节段性不稳的患者可以在铰链侧做植骨。近几年开展的 ARCH 钛板螺钉固定系统，开门效果比较确实，开门宽度可控，并且可以为向后方漂移的脊髓提供有效的保护（图 3-3-6 显示应用后路 ARCH 钛板系统的后路单开门减压手术后颈椎正侧位）。

2. 颈椎后路双开门椎管扩大成形术　除单开门椎管成形术外还有颈椎后路双开门椎管成形术。首先切除棘突，在正中入路以高速磨钻磨开椎板，并且在两侧小关节内侧的椎板处以高速磨钻开 V 形骨槽，将椎板由正中向两侧翻开。传统的方法是在翻开的椎板正中植自体或异体骨块，穿线固定。近几年来，临床上多以 ARCH 钛板螺钉系统做双开门后的椎板成形固定，其优点是固定牢固并且可以对脊髓形成即时的有效的保护。

3. 颈椎后路全椎板切除减压加侧块螺钉内固定术　对于骨化灶椎管侵占率比较高，同时合并有颈椎不稳定的患者，可以做病变节段的后路颈椎全椎板切除加颈椎侧块螺钉内固定技术。理论上讲颈椎后路全椎板切除减压较后路单开门椎管成形术和双开门椎管成形术减压更加彻底，同时做后路侧块螺钉固定，

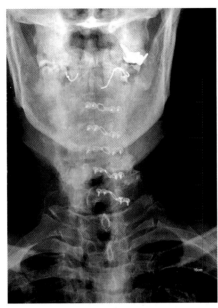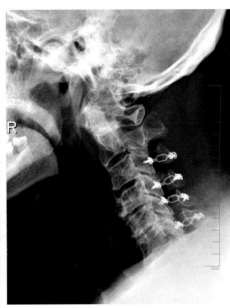

图 3-3-6　**颈椎后纵韧带骨化后路单开门减压（应用后路 ARCH 钛板系统）**

可以解决较大范围椎板切除导致的医源性颈椎不稳定的问题。但是该手术方式的缺点是手术减压范围较大，出血较多，同时需要加用内固定使手术变大。颈椎后路侧块螺钉固定后患者术后颈部僵硬感比较明显。

4. 颈椎后路术后常见的并发症

（1）轴性症状（axial symptom，AS）：1999 年，Kawaguchi 等将颈椎术后肩背部疼痛、酸胀、无力、僵硬和活动受限等症状定义为颈椎轴性症状（AS）。颈椎术后的轴性症状依靠临床症状即可确诊，在体格检查中可发现明确压痛点和肌肉痉挛。多数患者轴性症状在受凉或劳累后加重，休息后有所缓解，反复发作，对患者的工作和生活造成较大影响。单开门椎管扩大成形术后，开门侧轴性症状发病率较高而且症状较重。双开门椎管扩大成形术者，两侧轴性症状发病率无明显差别。椎板成形术后轴性症状发生率 45% ～ 80%，症状可持续10 余年，常成为影响颈椎后路术后患者生活质量的主要问题。轴性症状的出现可能与颈后韧带复合体受到破坏、颈椎术后总体活动度减小、颈椎术后节段性运动及颈椎后路内固定物对周围软组织刺激有关。

（2）颈 5 神经根麻痹：1961 年，Scovile 等首先报道了颈椎后路全椎板切除术后并发颈 5 神经根麻痹。主要表现为三角肌瘫痪、有或无明显感觉减退但不伴有脊髓压迫症状加重的一种并发症。颈 6 ～ 8 神经根麻痹也偶有出现但是发生率很低。颈 5 神经根麻痹在颈椎后路全椎板切除术后发生率为 4.3%，在后路单开门椎管扩大成形术后发生率为 5.3%，在后路双开门椎管扩大成形术后发生率为 4.3%。椎管扩大成形术的原理是弓弦原理，颈 5 神经根位于弓的顶点，椎管扩大成形术后脊髓向后方漂移，同时导致神经根靠在小关节的边缘或上关节突面上产生牵拉，产生颈 5 神经根麻痹。颈 5 神经根麻痹产生的解剖学基础：颈 5 节段脊髓术后向后方漂移最多，颈 5 神经根较短，颈 5 节段脊髓最粗，颈 4、5 小关节更加凸向前方，三角肌由颈 5 神经根单一支配。

（3）术后再关门：早期的缝线固定方法会出现再关门现象，而由 ARCH 钛板固定者不会出现再关门。

（4）其他：颈椎僵硬活动度减小和颈椎生理曲度变化。另外，也可能发生硬膜破裂、神经根损伤、硬膜外血肿和感染等并发症。

（二）颈椎前路手术

一般认为针对颈椎后纵韧带骨化症颈椎前路手术适用于累及颈 3 以下节段，< 3 个椎体节段，节段型或局限型且无进行性椎管狭窄的 OPLL。

1. 颈椎前路减压椎间融合术（anterior cervical discectomy and fusion，ACDF）　对于局限型后纵韧带骨化症可以做 ACDF 治疗。经颈椎前路以刮匙和髓核钳切除病变节段的椎间盘至椎体后缘处，在病变上下方椎体上 Caspar 撑开器，适度撑开。骨化的后纵韧带侧方先切除椎体后缘骨赘后显露出硬膜，以刮匙或 1mm 宽度椎板咬骨钳逐步切除骨化的后纵韧带。在病变椎间隙放置高度合适的椎间融合器，椎间融合器内可植自体减压骨，椎体前方放置合适长度的钛板螺钉固定。也可以选择高度合适的零切迹椎间融合器固定。

2. 颈椎椎体次全切除术（anterior cervical corpectomy decompression and fusion，ACCF）　ACCF 的原理是通过椎体次全切除显露处骨化的后纵韧带，将骨化的后纵韧带完整切除，充分减压。适合于节段型后纵韧带骨化的患者或是通过 ACDF 无法完整切除的局限型后纵韧带骨化患者。椎体次全切除后，上下方椎体间可以放置自体髂骨块或是钛笼（钛笼内部植自体减压骨），上下方椎体前方放置钛板螺钉固定。

3. 颈前路椎体骨化物复合体前移融合术（anterior controllable anteriodisplacement and fusion，ACAF）　ACAF 不直接切除骨化的后纵韧带，将颈椎椎体和骨化物作为一个复合体整体前移，从而达到脊髓和神经根直接减压的效果。使用刮匙和髓核钳彻底去除病变节段上下方的椎间盘，用枪钳咬除椎间隙后缘增生骨赘，显露后纵韧带。使用神经剥离钩寻找并突破后纵韧带的薄弱点，然后挑起后纵韧带并用尖刀切开。使用刮匙及枪钳咬除椎间隙后纵韧带，显露硬脊膜。仅切除头尾两端椎间隙的后纵韧带，骨化物所在的各节段椎间隙后纵韧带无须切除。使用三关节咬骨钳根据各节段骨化物厚度去除椎体前部部分骨质，去除骨质的厚度应根据术前 CT 扫描测量的骨化物厚度而定。对前部骨质去除不足的椎体使用磨钻或超声骨刀进行修整。根据试模测量各椎间隙大小，于各间隙安装填塞有自体骨的椎间融合器。将预弯的合适长度的钛板放置于椎体前缘，用钻头及丝攻预处理钉道后，安装椎体钉。根据术前测量骨化物的宽度，向外 1mm 作为开槽边界，两侧开槽间距为 18 ～ 20mm。使用高速磨钻、超声骨刀或咬骨钳开槽，槽宽度约为 1.5mm。除剩余椎体后壁。使用骨蜡及明胶海绵止血。前述步骤完成后，椎体骨化物复合体与脊柱间的硬性连接即已断开。使用多把椎体钉起子同时拧紧需提拉节段的椎体钉，可观察到椎体逐渐前移，紧贴钛板。如未观察到椎体前移，需停止提拉，探查椎体骨化物复合体四周是否残留未断开骨质，若有残留则一并处理。ACAF 的优点是将骨化的后纵韧带和颈椎椎体作为一个整体前移，可以有效解除脊髓和神经根的压迫，可以有效避免直接切除骨化物时造成的硬膜损伤。ACAF 的禁忌证：①椎动脉变异，如屈曲变形、向内侵蚀横突孔内壁等；②骨化物过宽，如骨化物达到椎弓根；③骨化物过长，如涉及 4 个椎体以上；④涉及颈 1、2 的 OPLL；⑤颈前部肿物等（图 3-3-7，ACAF 手术示意）。

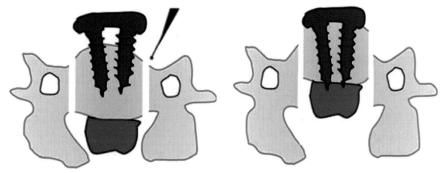

图 3-3-7　ACAF 手术示意

颈椎椎体和骨化物作为一个复合体整体前移，椎管容积扩大

4. 颈椎前路手术后并发症　颈椎前路手术后轴性症状和颈 5 神经根麻痹的发生率均低于颈椎后路手术。颈椎后纵韧带骨化症行颈椎前路 ACDF 或 ACCF 手术较常见的并发症是硬脊膜破裂和脑脊液漏。

（三）手术预后

手术治疗可以使大多数颈椎后纵韧带骨化的患者病情得到缓解。病程较短的年轻患者手术效果明显好于病程较长的老年患者。有文献报道，302 例颈椎后纵韧带骨化的患者行颈椎后路单开门椎管扩大成形术，并对这些患者远期随访。结果显示术后近期和远期神经功能评分显著提高，平均改善率分别为 46% 和 68%。Hirabayashi 等为 107 例颈椎后纵韧带骨化的患者做了单开门椎管扩大成形术，结果显示 63% 患者术后效果良好。有文献报道，采用前路减压融合术对 28 例颈椎后纵韧带骨化患者进行治疗，平均随访时间 2.3 年，平均改善率为 75.8%。有文献报道，3 个节段以下的节段型颈椎后纵韧带骨化患者适合于前路手术。

基于 Nurick 神经功能障碍分级，可粗略判断预后。Nurick1、2 级的患者可考虑保守治疗，保守治疗与手术治疗的效果相当。Nurick3、4 级的患者需手术治疗，手术效果良好。Nurick5 级的患者手术效果不佳。

（王　强）

参 考 文 献

陈振，孙宇 . 颈椎后纵韧带骨化的流行病学研究进展 [J]. 中国脊柱脊髓杂志，2017, 5(14):460-464.

崔志明，贾连顺 . 颈椎后纵韧带骨化症的自然史 [J]. 中华骨科杂志，2002, 22(12):751-753.

贾连顺，袁文 . 颈椎外科学 [M]. 北京：人民卫生出版社，2009:707-727.

贾连顺 . 颈椎后纵韧带骨化自然演变及临床对策探讨 [J]. 中华外科杂志，2007, 45(24):1666-1667.

王海波，孙璟川，徐锡明，等 . 前路椎体骨化物复合体前移融合术治疗颈椎后纵韧带骨化症 [J]. 脊柱外科杂志，2018, 1:8-13.

胥少汀，葛宝丰，徐印坎 . 实用骨科学 [M]. 北京：人民军医出版社，2006:1656-1657.

郑博隆，郝定均，杨小彬，等 . 单开门椎板成形术和椎板切除并侧块螺钉内固定术治疗颈椎后纵韧带骨化症的疗效比较 [J]. 脊柱外科杂志，2018, 16(1):14-21.

钟卓霖，胡建华 . 颈椎后纵韧带骨化手术治疗预后相关因素分析 [J]. 中华骨与关节外科杂志，2018, 6(11):466-468.

Blizzard DJ, Caputo AM, Sheets CZ, et al. Laminoplasty versus laminectomy with fusion for the treatment of spondylotic cervical myelopathy:short-term follow-up[J]. Eur Spine J, 2017, 26(1):85-93.

Fujimori T, Iwasaki M, Okuda S, et al. Long-Term results of cervical myelopathy due to ossification of the posterior longitudinal ligament with an occupying ratio of 60% or more[J]. Spine(Phila Pa 1976), 2014, 39(1):58-67.

Katsumi K, Izumi T, Ito T, et al. Posterior instrumented fusion suppresses the progression of ossification of the posterior longitudinal ligament:a comparison of laminoplasty with and without instrumented fusion by three-dimensional analysis[J]. Eur Spine J, 2016, 25(5):1634-1640.

Koga H, Sakou T, Taketomi E, et al. Genetic mapping of ossification of the posterior longitudinal ligament of the spine[J]. Am J Hum Genet, 1998, 62(6):1460-1467.

Lee SE, Jahng TA, Kim HJ. Surgical outcomes of the ossification of the posterior longitudinal ligament according to the involvement of the C2 segment[J]. World Neurosurg, 2016, 90:51-57.

Matsumoto M, Chiba K, Toyama Y. Surgical treatment of ossification of the posterior longitudinal ligament and its outcomes:posterior surgery by laminoplasty[J]. Spine(Phila Pa 1976), 2012, 37(5):303-308.

McAfee P, Regan JJ, Bohlman HH, Cervical cord compression from ossification of the posterior longitudinal ligamentin non-orientals[J]. J Bone Joint Surg, 1987, 69(B):569-575.

Staplenton CJ, Pham MH, Attenello FJ, et al. Ossification of the posterior longitudinal ligament:genetics and pathophysiology[J].Neurosurg Focus, 2011, 30(3):6.

Sun J, Shi J, Xu X, et al. Anterior controllable antidisplacement and fusion surgery for the treatment of multilevel severe ossification of the posterior longitudinal ligament with myelopathy:preliminary clinical results of a novel technique[J]. Eur Spine J, 2018, 27:1469-1478.

Takeuchi K, Yokayama T, Aburakawa S, et al. Axial symptoms after cervical laminoplasty with C3 laminectomy compared with conventional C3-7 laminoplasty:a modified laminoplasty preserving the semispinalis cervicis inserted into axis[J]. Spine(Phila Pa 1976), 2005, 30(22):2544-2549.

Tsuyama N. Ossification of the posterior longitudinal ligament of the spine[J]. Clin Orthop, 1984, 184:71-84.

Yoshiii T, Hirai T, Sakai K, et al. Anterior cervical corpectomy and fusion using a synthetic hydroxyapatite graft for ossification of the posterior longitudinal ligament[J]. Orthopedics, 2017, 40(2):334-339.

第四节 腰 痛

一、概述

腰痛是指腰椎所对应躯干部的疼痛，一侧或双侧疼痛，常伴有臀部、下肢的放射痛。腰痛并不是诊断，而是症状的描述。对于这部分患者，"诊断"可以提示病因和疼痛的本质。然而，约80%的腰痛患者无法找到显著的疼痛诱发因素。很多情况下腰痛具有自限性，无须特殊治疗。部分患者腰痛反复发作或长期存在，严重影响工作和生活质量。

二、流行病学

腰痛非常常见，研究报道中发病率可高达50%且有逐年增加的趋势。1987年，美国一项全国健康和营养普查中，有13.8%的受访者一生中发生过持续至少2周的腰痛。1998年，加拿大一项横断面抽样调查中，20～69岁人群中84.1%的人一生当中经历过腰痛，48.9%的受访者在过去的6个月中有过轻度的腰痛，12.3%在过去的6个月中有过强烈腰痛，10.7%在过去的6个月中腰痛严重影响生活。该项研究中，不同年龄段患者腰痛的发病率类似，女性在严重腰痛的患者中占比更高。1995年，英国一项人群调查发现，18～75岁人群中1个月内腰痛的患病率为39%。1992年和2006年，美国北卡罗来纳州的调查结果显示，慢性腰痛的患病率在14年间增加了1倍多（从3.9%增至10.2%）。中国没有详细的流行病学调查数据。

三、分类

可以根据腰痛的时间进行分类：急性腰痛，< 4 周；亚急性腰痛，1 ～ 3 个月；慢性腰痛，> 3 个月。

四、解剖

根据腰椎及其周围组织的神经支配的最初来源，脊柱通常被分为腹侧和背侧两部分，以椎间孔为界（图 3-4-1）。

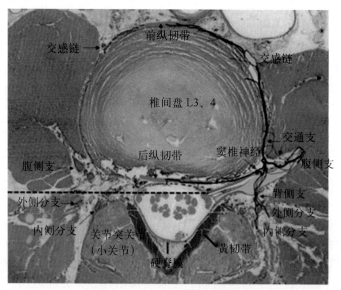

图 3-4-1　腰椎（L3、4）及周围组织的神经支配示意
虚线分为腹侧和背侧两部分
（摘自 Erik Van de Kelft. Surgery of the Spine and Spinal Cord.）

1.腹侧部分　椎体、椎间盘，前纵韧带、后纵韧带，腹侧硬膜及腰部肌肉。其神经支配包括交通支（rc）将脊神经与交感干（symp）连接起来并发出返支经椎间孔进入椎管（即窦椎神经，svn），支配后纵韧带和硬脊膜，以及相邻的椎间盘和椎体的背侧部分；发出分支支配脊柱外侧部分，包括椎间盘和椎体；发出连接脊神经背侧支（dr）与腹侧支（vr）的分支。

2.背侧部分　椎弓、关节突关节及关节囊、相连的韧带（棘上、棘间韧带，黄韧带）和背部肌肉。由脊神经背支的内侧（mb）、外侧（lb）和中间支（如果有的话）支配。关节突关节的关节囊和滑膜褶皱由同侧相邻两个节段的脊神经背支（dr）的内侧支（mb）支配（即所在节段及上一节段,甚至更高的节段）；背部固有肌肉（多裂肉和最长肌）由脊髓背支的所有 3 个分支都有分支支配；

棘上棘间韧带的神经支配仅限于脊神经背支的内侧分支。

需要强调的是，几乎所有上述分支彼此相互连接并形成神经网络（丛），所有这些网络都有头尾方向和左右方向的联络。

五、病因

腰痛的常见原因如下。

1. 机械性　椎间盘突出，腰椎管狭窄，峡部裂，外伤，肌肉拉伤，骨折。
2. 炎症性　强直性脊柱炎，炎症性关节炎，银屑病脊柱炎。
3. 感染　硬膜外脓肿，棘突旁脓肿，骨髓炎，椎间盘炎，带状疱疹。
4. 肿瘤　原发脊柱肿瘤，转移瘤，多发性骨髓瘤。
5. 牵涉痛　前列腺炎，肾盂肾炎，胰腺疾病，胆囊疾病。
6. 腹主动脉瘤　神经病理性疼痛，周围神经系统的病灶或多灶性病变（如背部手术失败综合征），周围神经系统的广泛病变（多神经病），中枢神经系统（CNS）病变，复杂神经病理性疾病（复杂局部疼痛综合征，CRPS）。

六、疼痛性质

（一）轴性伤害性疼痛

轴性伤害性疼痛是对正常的刺激的正常疼痛反应，如神经压迫、负荷、炎症和有害的刺激。临床上，没有皮肤异常感觉，也没有明显放射痛。

（二）轴性神经病理性腰痛

轴性神经病理性腰痛的主要原因是长期的有害刺激导致外周／中枢敏化，以及病理组织（如退化的纤维环中异常的新生神经纤维）所致。通常，刺激诱发的疼痛可分为感觉迟钝、痛觉过敏或异常痛觉，并根据刺激是动态或静态来分类。对于因为退化椎间盘中异常的新生神经纤维导致的长期轴性神经病理性疼痛患者，典型的表现是触碰腰部皮肤时会伴有痛觉过敏及继发的多裂肌痉挛。

（三）放射痛

放射痛对于椎间盘退化长期轴性神经病理性疼痛患者，病因是退化的椎间盘中长入了异常的新生神经纤维，这可以解释腰部皮肤痛觉过敏及继发的多裂肌痉挛。

（四）间歇性根性疼痛

间歇性根性疼痛因为间歇性机械压迫神经根所致，最常见的情况是腰椎过伸时诱发单腿或双腿的放电样疼痛。

（五）中枢敏感化

中枢敏感化疼痛性质不再与有害刺激有关。如果中枢敏感化已经建立，正常的无害触觉刺激也能够激活脊髓的痛觉传导通路，这是一种异常的反应。对于中枢敏感化的患者应警惕慢性疼痛综合征。

七、诊断

（一）病史

应详细询问病史，包括年龄，以及腰痛的性质、部位、程度、时间、诱发因素、加重缓解因素、伴随症状等，既往史包括外伤史、肿瘤病史等，个人史包括工作性质、体育活动等，以协助诊断病因。

锐痛、烧灼痛、向下肢放射、伴有感觉或运动功能受损，则提示神经根受到刺激或压迫，年轻、有明确外伤史，提示腰椎间盘突出，疼痛可随咳嗽、喷嚏等动作而加剧；高龄、骨质疏松患者外伤后，易出现腰椎压缩骨折；慢性腰痛、间歇性跛行为著，提示腰椎管狭窄；伴有发热、平躺不能缓解，提示感染；夜间疼痛、伴无法解释的体重减轻，提示肿瘤；伴有二便功能障碍，最常见于肿瘤或严重的椎间盘突出（脱出）。

（二）体格检查

体格检查：①视诊，皮肤、生理曲度、脊柱侧凸、脊柱后凸等。②触诊，棘突、棘间、椎旁软组织是否存在压痛和叩痛。③触诊足背动脉，以鉴别血管源性间歇性跛行。④活动范围是否减少，前屈、后伸、左右侧屈、旋转。⑤下肢感觉，浅深感觉（神经分布见物理及影像学检查章节）。⑥下肢运动，肌力、肌张力、共济、平衡。⑦其他，还要检查腱反射、病理征、直腿抬高试验、腰大肌牵拉试验等；如怀疑恶性肿瘤，应检查乳腺、肺、前列腺、淋巴结。

需要指出的是，脊柱的神经支配模式存在大量的重叠，尤其是硬膜的多节段神经支配最为显著，这意味着很难确定具体的受累节段，因为多个刺激来源可能都投射到相同的脊髓节段。例如，患者感受到的某个皮节区"X"的疼痛，实际可能起源于椎间盘"X－2/X－1"到"X+2/X+3"，甚至可以是更远节段的硬膜。

（三）影像评估

90% 无伴随症状的患者腰痛可够自行缓解，80% 的患者可能无法确诊腰痛的病因，因而症状出现的前 4～6 周可不必行影像检查，除非怀疑存在神经系统或全身性疾病。美国医师学会（American College of Physicians）和美国疼痛协会（American Pain Society）（2007）的联合指南明确推荐："对于非特异性腰痛患者，临床医师不应常规进行影像学检查或其他诊断性检查"；影像学检查应仅用于严重的或进行性神经功能障碍的患者或根据病史和体格检查怀疑存在严重的基础疾病时应用。对于大多数患者，不推荐早期或频繁影像检查。若4～6周后腰痛仍不缓解，应首先拍摄腰椎正侧位 X 线片来排除肿瘤、感染、腰椎滑脱等，怀疑腰椎不稳定应拍摄前屈后伸 X 线片。怀疑肿瘤、感染、椎间盘疾病、肌肉韧带等软组织疾病应行 CT 和 MRI 检查。MRI 检查软组织分辨率更高且没有放射线暴露，因而优于 CT，但 CT 对于骨组织的评估优于 MRI。

提示神经系统或全身性疾病的病史、症状和体征：既往肿瘤病史，长期应用类固醇激素，静脉药物滥用病史，免疫抑制，HIV 感染，体重下降，发热、寒战、盗汗，年龄 > 50 岁，体格检查发现异常体征，仰卧时疼痛加重，二便功能障碍，鞍区麻木，胸痛。

八、治疗

急性腰痛患者的治疗目标是短期缓解症状，因为患者的腰痛大多都会在 4 周内改善。对于慢性腰痛，治疗的目标会由"治愈"转为控制疼痛、维持功能和预防失能。

（一）物理治疗

1. 锻炼　建议保持日常活动和工作，不建议完全卧床休息。若活动引起明显疼痛加剧，可根据耐受情况调整活动量和强度。对于慢性腰痛患者，应强调功能锻炼的重要性。

2. 短波透热疗法　可能会减轻肌肉痉挛。

3. 按摩　可能会减轻肌肉痉挛。

4. 推拿　脊柱推拿术是一种手法治疗，治疗中会让关节运动到接近临床最大活动范围的位置。可能会缓解肌肉痉挛。

5. 针灸　证据不足。

6. 瑜伽　对于慢性腰痛可能有益处。

（二）药物治疗

1. 非甾体抗炎药（NSAIDs）　建议尝试 2～4 周的 NSAIDs（表 3-4-1）。

2. 骨骼肌肉松弛药　NSAIDs 难以缓解疼痛时，建议加用非苯二氮䓬类肌肉松弛药，有镇痛和一定程度的骨骼肌松弛或肌肉痉挛缓解效果，包括苯二氮䓬类药物、乙哌立松、环苯扎林、美索巴莫、卡立普多、巴氯芬、氯唑沙宗、美他沙酮、奥芬那君和替扎尼定。

3. 其他　非甾体抗炎药、骨骼肌肉松弛药仍不能控制疼痛时，可应用曲马朵（双重机制药物，其对阿片样受体有弱亲和力，也是一种去甲肾上腺素再摄取抑制药）或度洛西汀（抗抑郁药，5- 羟色胺 - 去甲肾上腺素再摄取抑制药，可在初始药物治疗无效的慢性腰痛患者中用作辅助治疗），慎用阿片类药物。

表 3-4-1　常用的 NSAIDs

药物	常用剂量	最大剂量 /d
对乙酰氨基酚	325 ～ 650mg（q4h 或 q6h）	3000mg
萘普生	250 ～ 500mg	1250mg
布洛芬	400mg（q6h）	2400mg
酮洛芬	50mg（q6h）或 75mg（q8h）	300mg
氟比洛芬	50 ～ 100mg（q6h 或 q12h）	300mg
双氯芬酸钠	50mg（q8h）	150mg
吲哚美辛	25 ～ 50mg（q8h 或 q12h）	150mg
美洛昔康	7.5 ～ 15mg（qd）	15mg
塞来昔布	200mg（qd）或 100mg（q12h）	400mg

（三）保守介入治疗

阻滞（封闭）是指向脊柱结构内（包括硬膜外、小关节、椎旁神经孔、骶髂关节或疼痛局部）注射药物 [通常为局部麻醉药和（或）糖皮质激素，不推荐肉毒素注射]。

通过应用各种类型的能量，来破坏推定为疼痛来源的背部神经或其他组织，如椎间盘内电热疗法或射频去神经治疗，目前证据不推荐这类治疗方式。

（四）手术治疗

根据具体病因选择手术方式。

1. 急诊手术　疑似脊髓压迫导致急性神经功能障碍，严重的或进行性神经功能障碍，马尾综合征。

2. 择期手术　保守治疗 3 ～ 6 个月无效、病因明确且尚未出现急诊手术指征的患者。

九、预后

90% 无伴随症状的患者腰痛可能自行缓解，80% 的患者可能无法确诊腰痛的病因，患者预后通常良好。

（刘振磊）

第五节　腰椎间盘突出症

一、概述

腰椎间盘突（脱）出症（lumbar disc herniation，LDH）系因与年龄相关的腰椎间盘纤维环退变或外伤发生撕裂，在外力作用下，使髓核等间盘组织向外膨出或突出，刺激、压迫脊髓神经根，进而导致神经根炎症、营养障碍和传导性损害，出现腰痛、坐骨神经痛，甚至明显的神经功能障碍的一种疾病。由于椎体后方有后纵韧带加固，所以纤维环的撕裂几乎都位于背外侧。由于椎间盘的撕裂可导致释放引起炎症的化学物质，故即使在没有神经根压迫的情况下也可由于化学性刺激导致剧烈疼痛。腰痛是重要的社会经济危险因素。美国每年花费在治疗腰痛的费用为 1000 亿美元左右，中国目前缺乏具体数字。

腰椎间盘脱出通常是椎间盘突出进展导致，腰椎间盘突出的纤维环最外层仍然是完整的，但当椎间盘处于压力下时髓核可以向外突出，与腰椎间盘突出相对应，腰椎间盘脱出的髓核可以突破最外侧的纤维环。大多数轻微的腰椎间盘突出可以在几周内愈合。与腰椎间盘突（脱）出相关疼痛的抗炎治疗通常是有效的。严重的腰椎间盘突（脱）出症可能无法自行愈合，需要手术治疗。1932 年，Barr 首先提出腰椎间盘突出是腰腿痛可能的原因，其后，Barr 和 Mixter 首次提出了有关腰椎间盘突出症的概念与治疗方法。从此以后，对腰椎间盘突（脱）出症的基础研究也逐步深入，从而更提高了本病的临床诊断和治疗的效果。

根据年龄和性别，症状性腰椎间盘突出症的患病率为 1% ～ 3%。发病率最高的是 30 ～ 50 岁的人群，男女比例为 2∶1。在 25 ～ 55 岁的人群中，约 95% 的椎间盘突出发生在腰椎下部（L4/5 和 L5/S1 水平）；超出这个水平的椎间盘突出症在 55 岁以上的人群中更为常见。无症状个体中椎间盘突出的患病率从 20 岁的 29% 增加到 80 岁的 43%。椎间盘环状韧带撕裂的患病率从 20 岁的 19% 增加到 80 岁的 29%。

腰椎间盘突（脱）出症诊断可以通过放射学检查确认。然而，阳性磁共振成像结果并不总是伴有临床症状。本章节主要对腰椎间盘突（脱）出症的解剖、病因、病理生理变化、临床表现、治疗等进行描述。

二、解剖

椎间盘由软骨终板，纤维环和髓核组成。终板是一过渡结构，位于椎体的软骨下骨质与纤维环之间，对于终板的归属，不同的作者有各自不同分法，有的人将其看作是椎体的一部分，有学者将其归为椎间盘，甚至有学者将其作为单独的结构。终板由透明软骨构成 [包含 50% 水、软骨细胞、蛋白多糖（PGs）和 II 型胶原]，厚 D 度为 1mm。终板软骨层的另一重要作用——为纤维环提供营养，终板软骨层的毛细血管网可以延伸 1 ～ 2mm 进入纤维环，纤维环仅依靠此毛细血管网供血，别无其他血供。

纤维环位于椎间盘的外侧，主要由成纤维细胞及斜向走行的 I 型胶原纤维构成。纤维环由 15 ～ 25 层状环形结构组成，一般可分为外层及内层。外层由高度一致的 I 型胶原纤维严密编织构成，具有很高的拉伸强度；内层是髓核与纤维环之间的过渡结构，由 I 型及 II 型胶原纤维混合构成，并且具有多种不同蛋白多糖。

髓核位于椎间盘中央，承担了主要的轴向载荷。髓核中的软骨细胞样细胞分泌 II 型胶原蛋白，以及多种蛋白多糖；聚集蛋白聚糖是众多蛋白多糖中最常见的一种，由于其带有多量负电荷，故髓核具有亲水性。髓核中还含有脊索细胞，这些细胞可以刺激胶原蛋白和蛋白多糖的产生，并且具有防止软骨样细胞凋亡的作用。

正常的椎间盘应该为临床上没有任何相关症状，且无退行性变、发育异常或适应性改变；但某些情况在临床上一般被视为正常椎间盘，例如：正常衰老、脊柱侧凸、椎体滑脱。正常的椎间盘完全位于椎间隙边界（椎间盘空间）内；椎间盘空间的定义：上下界为相邻椎体的终板，外侧边界位于椎体隆起外缘以内（骨赘不包括在内）（图 3-5-1）。

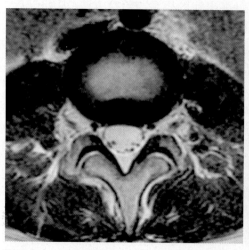
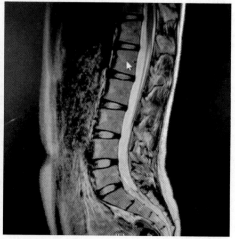

图 3-5-1　正常腰椎间盘 轴位（左）、矢状位（右）MRI 图像表明，由位于中央的髓核（T_2WI 上高信号）和外围的纤维环（T_2WI 上低信号）组成的椎间盘完全在椎间隙的边界内（上下界为相邻椎体的终板，外侧界为椎体外侧缘的骨性隆起，不包括骨赘）

三、病理分型

2001 年，北美脊柱学会、美国脊柱放射学会、美国脊柱学会和美国神经放射学会对腰椎间盘突出从病理学上进行分型；2014 年，对此分型进行了进一步的改进。腰间盘突出被定义为椎间盘组织超出椎间盘间隙所限制的空间，出现局部或局灶性位移，移位的组织可以为髓核，软骨，破碎的椎体外缘骨性隆起，环状韧带或其任意组合。定义中的"局部"或"局灶性"是指在轴位上椎间盘组织突出小于椎间盘外周的 25%（即小于 90°）。

椎间盘组织在整个纤维环的圆周上向外凸起超出椎体外缘骨性隆起被称为腰椎间盘膨出，一般不把这种情况归为腰椎间盘突出（图 3-5-2）。椎间盘组织的不对称突出大于椎间盘圆周的 25%，一般认为是由于椎间盘对相邻椎体或间盘畸形的适应性改变所致，同样不把这种情况归为腰椎间盘突出，所以在轴位上诊断腰椎间盘突出时，要考虑相邻椎体的变化。

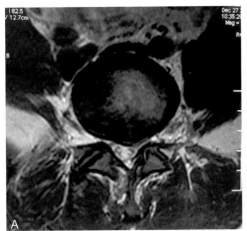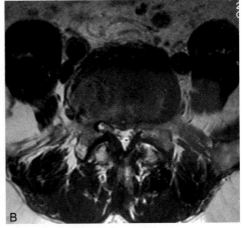

图 3-5-2　椎间盘膨出（T$_2$WI 轴位）

对称性椎间盘膨出（A），纤维环对称性的超出整个椎体外缘骨性隆的圆周范围，一般膨出的距离小于 3mm；不对称性椎间盘膨出（B），纤维环不对称性膨出椎间盘边缘，范围大于 25% 的椎间盘圆周

腰椎间盘突出根据突出组织的形态又可以分为腰椎间盘突出及腰椎间盘脱出。如果突出于椎间隙之外的椎间盘组织的最大外径小于突出的基底宽度，则称为腰椎间盘突出。基底宽度的定义：突出的椎间盘组织自椎间隙边缘处突出的外缘宽度，突出的椎间盘组织通过基底与位于椎间隙内的椎间盘组织在此处相互连接（图 3-5-3）。

如果突出于椎间隙之外的椎间盘组织的最大径大于基底宽度，则称为腰椎间盘脱出（图 3-5-4）。腰椎间盘脱出还可以细分出一个亚型，即腰椎间盘游离；如果脱出于椎间隙之外的椎间盘组织与位于椎间隙之内的椎间盘组织之间的连

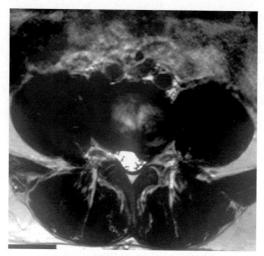

图 3-5-3　腰椎间盘突出（T₂WI 轴位）

示突出椎间盘突出物小于 25% 的椎间盘圆周，而且，在任何同一平面上测量，突出物最大测量值均低于发出椎间盘突出的基底部

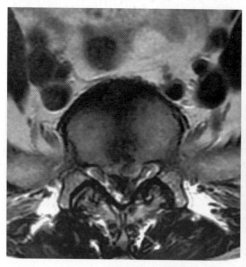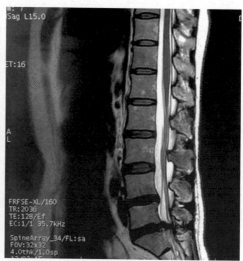

图 3-5-4　腰椎间盘脱出 轴位（左）和矢状位（右）

图示，突出物最大测量值大于发出椎间盘突出的基底部

续性中断，则称之为的椎间盘游离。椎间盘组织在垂直方向上通过软骨终板向椎体内疝入，称为椎体内椎间盘突出（许莫氏结节）。

　　根据突出的腰椎间盘组织有无环状韧带外层纤维和（或）后纵韧带覆盖，腰椎间盘突出可以进一步分为包含型及非包含型。如果突出物的边缘在 CT 或 MRI 上是平滑的，那么突出物可能包含在后纵韧带和一些环状韧带外层内；如果突出物的后缘是不规则的，则可能是非包含型腰椎间盘突出。移位的椎间盘组织通常按位置，体积和内容来描述。

四、病因

椎间盘，在脊柱的椎骨之间提供衬垫，当椎骨移动或承受重量时，椎间盘缓冲应力，同时还有助于脊柱弯曲。随着年龄增长，每天对脊柱的反复压迫及偶发的损伤（包括轻微的，未被注意到的无症状损伤），都会损坏椎间盘组织。

由Ⅱ型胶原蛋白及弹力蛋白组成的不规则网状结构，网罗蛋白多糖及水凝胶构成髓核。蛋白多糖含有大量负电荷且渗透压较高，导致椎间盘组织会吸入大量的水分。由于椎间盘含有大量的水，所以椎间盘具有减震的作用。

椎间盘是人体中最大的无血管组织，它必须几乎完全依赖于弥散来满足其代谢需求，即终板血管床的营养物质弥散。研究显示髓核内细胞在氧供不足的情况下将发生代谢减慢，缺乏葡萄糖将导致这些细胞死亡。由于椎间盘单纯依靠物质弥散来满足自身的新陈代谢需求，所以很容易受到新陈代谢性或物理性的损伤，并且一旦受到损伤不容易修复。随着年龄增长，终板的弥散及渗透性功能减退，最终致使其新陈代谢转运功能减退。相反，椎间盘退行性变导致的终板损伤将导致弥散及渗透性增加。这可能是正常老化与病理性退行性变之间的差异。

在椎间盘退变过程中椎间盘细胞表型和数量发生许多变化，由于细胞凋亡导致髓核的细胞密度降低，基质合成代谢减少。剩余细胞为适应此变化，表型特征变为应激诱导的早衰（SIPS）。从退化的椎间盘分离的髓核细胞显示衰老标志物 P16INK4a 的表达增加，衰老相关的 β-半乳糖苷酶染色增加，并且复制潜力降低。这与 SIPS 一致，其中氧化应激由机械损伤和炎性细胞因子等事件引起，并可以导致基因组损伤。衰老的髓核细胞表型为分解代谢，分解代谢酶合成增加，包括基质金属蛋白酶和 ADAMTS-5 的表达增加，这条途径为细胞损伤和髓核基质功能代谢失调之间提供了路径。

随着年龄增长，髓核的蛋白多糖及水含量降低，与此同时纤维环的强度下降，导致其限制髓核的侧向应力作用减弱，所以腰椎间盘突出大多发生在 30 ~ 50 岁。超过 50 岁，腰椎间盘突出的发生率反而下降。超过 50 岁，腰椎间盘突出的发生率下降的可能原因：髓核在年轻的时候具有很强的膨胀能力，但纤维环很强韧限制了这种膨胀；当年老时髓核仍然具有很强的膨胀能力，但纤维环已经不能够限制这种膨胀，所以腰椎间盘突出发生率增加。但年龄增长到一定程度，髓核的膨胀能力也将下降，所以即使纤维环强度下降但髓核仍然不能够发生突出。

外力因素同样也是腰椎间盘突出的重要因素，外伤对腰椎间盘突出的发病，特别是年轻患者的起病有重要影响。脊柱在负荷并快速旋转时，可引起纤维环在水平方向上的撕裂，而轴向的应力可以使软骨终板破裂。也有观点认为外伤只是椎间盘突出的诱因，原始使动因素是无痛的内层纤维环断裂，而外伤使纤维环进一步断裂，进而导致髓核突出到有神经支配的纤维环外层，进而引发疼痛。提重物同样是重要的影响因素，那些需要提升物体超过 11.3kg，平均每天超过 25 次的人，患急性腰椎间盘突出症的风险是工作不涉及提升重物人的 3 倍以上。提升低于 11.3kg 的物体和无负重情况下脊柱扭曲都不会增加椎间盘突出风险。

椎间盘的基质在微观水平发生退行性变化的同时，宏观结构也发生显著变化。因为髓核的基质不能有效地吸收水并发生纤维化导致椎间盘高度丢失。神经血管可能向髓核内生长并导致疼痛。纤维环与髓核失去明显的分界，发展出裂隙，并失去其有序的层状结构。终板变硬并形成裂隙，髓核可以通过裂隙导致 Schmorl 节发生；终板同时也可能发生钙化。由于椎间盘机械特征的变化及其高度丢失导致的生物力学改变，将导致更多的载荷通过小关节传递，这将导致小关节肥大及骨赘形成。椎体边缘可形成骨赘，当椎体之间的钙化出现连接时，椎体间可能发生自动融合。Pfirrmann 分级系统根据其 MRI 特征描述这些变化。这些骨赘可以压迫脊髓或脊神经根，它们会破坏神经功能并引起疼痛。

年龄是腰椎间盘突出最大的风险因素，但其他一些因素也可以加速退化过程。这些因素包括肥胖、重体力劳动、吸烟、急性损伤或突发受伤（如跌倒）。

五、临床表现和体征

（一）症状

腰椎间盘突出症的临床症状根据突出物的大小，突出物的部位、突出物的成分、突出部椎管的矢状径大小、局部病理学特点及机体状态等不同，临床症状变化很大。因为腰椎间盘突出的临床症状多变，所以要从病理生理学与解剖学的角度加以推断。如果椎间盘是唯一受累的组织，可以是轻微疼痛或无疼痛；如果神经根受累，则可引起重度疼痛并向神经支配区域放射。感觉症状还可以为麻木、刺痛、感觉异常等；运动系统症状可以为肌无力、瘫痪和反射异常。一般情况下症状仅为单侧，但如果移位椎间盘非常大并压迫双侧神经根或马尾神经，则症状表现为双侧。马尾神经受压可导致永久性神经损伤或瘫痪，出现二便功能障碍及性功能异常。本病常见的症状具体如下。

1. 腰痛 95% 以上的腰椎间盘突出症患者有腰痛，发生机制主要为移位的髓核进入纤维环外层、后纵韧带处或椎体内进而对邻近组织（主为神经根及受窦椎神经支配的硬脊膜、后纵韧带、纤维环等）压迫或髓核内糖蛋白和组胺释放而造成化学性刺激引起。腰痛的临床表现主要为持续性腰背部钝痛，平卧时可减轻，站立位则加重，疼痛程度一般在可以忍受范围内，腰痛发作时间变化较大，可为 2 周至数月甚至数年，但绝大部分患者的腰痛可在 6 周内缓解。腰痛还可以表现为突发痉挛性剧痛，疼痛较高难以忍受，主要由髓核突出压迫神经根、血管，导致局部出现缺血、缺氧、淤血、水肿等改变，而这些炎性改变的恢复需要数日至数周的时间。

2. 下肢放射痛　80% 以上的腰椎间盘突出患者出现下肢放射痛，造成疼痛的机制：①与造成腰痛的原因一样，主要是由于移位的髓核对脊神经根造成机械性和（或）化学性刺激引起；②患节的窦椎神经可能会向椎间盘纤维环裂口里面生长，当保持站或坐时，椎间盘纤维环破口会闭合，破口内压力会增加，于是长入的神经被挤压，疼痛随之而来，当平卧时，椎间盘纤维环破口内压力下降，神经上的压力负荷减小，疼痛缓解或消失。同时，由于有的细小神经分支与神经根相交通，当这些小神经受刺激时就会"漏电"到大的神经根，导致臀部甚至小腿疼痛，即为反射性坐骨神经痛（假性坐骨神经痛）。

下肢放射痛轻者可为由腰至大小腿后侧并直达足底的放射性刺痛或麻木感，程度一般可以忍受并仍可行走，但步态不稳并多呈前屈状以缓解坐骨神经张力；重者为腰至足底的电击样剧痛并多伴有麻木感，患者需卧床休息。症状一般为单侧，极少数患者为中央型或中央旁型髓核突出表现为双下肢症状。

3. 肢体麻木　此症状多与腰痛、下肢放射痛伴发，单纯表现为麻木而无疼痛者仅占 5% 左右。本症状主要由脊神经感觉神经纤维受损所致，肢体麻木范围与部位取决于受累神经根解剖分布。

4. 肢体冷感　少数患者自感肢体发冷、发凉，主要由于交感神经纤维受累所致。患肢皮温亦可较低，主因患肢疼痛，反射性地引起交感神经性血管收缩。

5. 间歇性跛行　单纯腰椎间盘突出症患者也可出现此症状，但其休息后仅缓解少许不能完全缓解，原因为在髓核突出的情况下，可出现继发性腰椎椎管狭窄症的病理和生理学基础，步行引起的椎管内相应阶段缺血性神经根炎，以致出现跛行、疼痛及麻木等症状，休息后可好转。

6. 麻痹　单肢全瘫者十分罕见，多为神经根受累导致其所支配肌肉出现不同程度的麻痹症状。临床上多为腰 5 脊神经所支配的胫骨前肌、腓骨长短肌、趾长伸肌等受累引起足下垂，其次为股四头肌（腰 3、4 神经根）和腓肠肌（骶 1 神经根）。

7. 马尾神经症状　马尾神经受压可导致永久性神经损伤或瘫痪，出现二便功能障碍及性功能异常，主要见于中央型及中央旁型者，本症状临床上少见。出现马尾症状常需紧急处理。

8. 其他　肢体多汗、肿胀、膝部放射痛等。

（二）体征

1. 一般体征

（1）步态：当神经根受压明显或处于急性期，可以出现跛行、单手扶腰或呈现跳跃步态。如腰椎间盘突出程度较轻，步态可不出现明显异常。

（2）腰椎曲度改变：腰椎间盘突出一般均伴有腰椎曲度改变，表现为生理曲线消失、平腰或前凸减小，甚至出现后凸畸形。

（3）脊柱侧凸：腰椎间盘侧凸常见。突出物位于神经根内侧，脊柱通过向患侧弯曲可减轻突出物对于使脊神经根的压迫，故脊柱多向患侧侧突；反之则多向健侧弯曲。临床实际中有很多因素影响脊柱侧凸，如脊神经长度、炎性反应程度、突出物距神经根距离等，所以不能单纯依靠脊柱侧凸判断突出物位置。

（4）压痛及叩痛：80%～90%的腰椎间盘突出患者在突出的相应节段可出现压痛及叩痛。压痛点多位于棘突两侧，相当于竖脊肌处。直接叩痛在棘突处最显著，由于震动刺激所致，间接叩击足跟也可引起病变部位疼痛。部分患者伴有下肢放射痛，主要是由于脊神经根的背侧支受刺激之故。

（5）腰部活动范围：腰部活动受限变化很大，轻者可近似正常，急性发作腰部活动则可能完全受限。

（6）下肢肌力及肌萎缩：根据受累神经根不同出现不同部位的肌力减弱及肌萎缩。

（7）感觉障碍：80%以上的腰椎间盘突出症患者可出现受累脊神经根支配区域的感觉异常，早期多为刺激症状，表现为感觉过敏，后期可出现麻木、感觉减退。因突出椎间盘压迫脊神经节段一般较少故而感觉障碍范围较小；但如果马尾神经受累范围较广泛则感觉障碍较大。

（8）反射改变：根据不同的突出部位，可出现不同体征，腰4神经累及膝跳反射，早期活跃，之后为反射减退，骶1神经累及跟腱反射。

2. 特殊体征

（1）屈颈试验（Lindner征）：患者仰卧，端坐或直立位，检查者一手置于患者胸部前，另一手置于枕后，缓慢、用力的上抬其头部，使颈前屈，若下肢出现放射痛，则为阳性。椎管型者阳性率高达95%以上。其机制主要是由于屈颈的同时，硬脊膜随之向上移位，致使与突出物相接触的脊神经根遭受牵拉之故。本试验既简单、方便，又较为可靠，特别适用于门诊及急诊。

（2）直腿抬高试验：患者仰卧，患膝伸直被动向上抬举，本试验自1881年Forst首次提出后已获得公认。一般以60°为正常和异常的分界线。正常人在仰卧位时下肢伸直，被动抬高60°～120°，在抬高下肢至30°～70°时，神经根可在椎间孔里拉长2～5mm，并无疼痛感，故以抬高70°以上为正常。

（3）直腿抬高加强试验：直腿抬高试验中患者诉说肢体放射痛刚出现时，将患肢稍放低，使疼痛明显减轻或消失，此时用力背伸足部，若疼痛重又出现或加剧，则为阳性，此附加试验在腰臀部软组织受损时则为阴性。

（4）仰卧挺腹试验：患者取仰卧位，以头部及两足跟为着力点，做挺腹抬臀的动作，使臀部和背部离开床面。此时，如果主诉患肢坐骨神经出现放射性疼痛，则为阳性。仰卧挺腹试验是应用椎管内压力增加，牵拉刺激了受损的神经根而引出腰痛或下肢放射痛。仰卧挺腹试验阳性的基础是神经根周围是否存在软组织损伤和无菌性炎症，仅有椎间盘突出而无以上病理基础，该试验阴性。

（5）股神经牵拉试验：患者取俯卧位，膝关节伸直，将患侧的小腿上提，使髋关节处于过伸位或以手握住患者检查侧踝部，屈曲膝关节，使足跟尽量贴近臀部，出现被检测大腿前方牵拉痛，大腿前方或后方放射痛或骨盆抬离床面为阳性。此项试验主要用于检查腰 2、3 和腰 3、4 椎间盘突出的患者。此试验原理是因牵拉了腰大肌及股四头肌中的股神经而使上位腰神经根紧张，产生疼痛。

（三）症状分型

根据髓核突（脱）出的部位与方向分为两大型。

1. 椎体型　临床上少见，指位于髓核组织通过穿过纤维环与软骨终板的裂缝，垂直或斜向突入椎体中部或边缘。该型又可分为两型。

（1）正中型：即 Schmorl 结节型，变性的髓核沿着破裂的软骨终板垂立向上或向下突入相邻的椎体。临床上症状轻微，仅出现腰痛，一般无神经症状，不易诊断，临床上无须手术治疗。突出物可大可小，突出物大者易被 X 线或 CT、磁共振检查所发现，突出物小者则常被遗漏。在正常情况下，变性的髓核不易穿过软骨板上的小渗透孔，但如遇后天损害、软骨板变薄或恰巧穿至血管通道处，则可引起此型。

（2）边缘型：即经骨突出型，变性的髓核斜行，沿软骨终板和椎体之间的血管通道，穿过上方或下方椎体的软骨终板（以下一椎体的前上缘为多见），突入椎体边缘，使该边缘出现一个三角形骨块样外观（故临床上误诊为椎体边缘骨折者时有发生）。一般与腰椎特殊的运动训练方式（主要为后伸运动，髓核前移，导致前缘型突出）加上较大的运动量有关。

2. 椎管型　指髓核及破碎的内层纤维环组织穿过纤维环向椎管方向突出。突出的髓核及破碎的内层纤维环组织与位于椎间隙之内的椎间盘组织之间的连续性未中断，称为椎间盘突出；穿过后纵韧带抵达椎管内且与位于椎间隙之内的椎间盘组织之间的连续性中断称椎间盘脱出。

根据突（脱）出物所处解剖位置不同而又可分为 5 型。

（1）中央型：临床上少见，指突出物位于椎管前方正中，一般不引起临床症状，但突出物较大者可压迫马尾神经导致相应症状。临床上主要表现为双侧下肢症状及二便障碍。

（2）中央旁型：临床上较中央型稍多，指突出物椎管前方正中略偏向一侧者。临床上以马尾神经症状为主，可同时伴有根性症状。

（3）侧型：临床上最为多见者，约占 80%，突出物位于椎管前方一侧的神经根前方，可略偏移。临床上多为根性症状，一般所述本病的症状、诊断及治疗多指此型。

（4）外侧型：临床上较少见，突出物位于神经根外侧，多以"脱出"形式出现，此型不仅可能压迫同一节段的神经根亦因游离的髓核组织在椎管前壁上移而压迫上节神经根。术中探查，应注意此点。

（5）最外侧型：发生率仅 1% 左右，多为游离的髓核移行至椎管前侧方、根管或椎管侧壁，压迫相应神经根，此型容易漏诊。

六、影像学表现

影像学检查对腰椎间盘突出的诊断有极其重要的意义，但确诊腰椎间盘突出有赖于临床表现与影像学检查的结合。

1. **腰椎 X 线检查**　椎间盘纤维环及髓核均属软组织，在平片上不显影，所以不能提供间盘突出的直接证据，而被误认为可以省略。但平片可提供对脊椎整体的了解，观察腰骶椎有无骨性畸形（如骶椎腰化或腰椎骶化）、炎症、肿瘤等，避免漏诊、误诊。在正位片上，腰椎间盘突出患者可以完全正常也可以根据髓核与神经根的不同位置关系凸向不同方向（突出的髓核位于神经根内侧则凸向健侧，反之亦然）。侧位片可以提供较多信息，正常腰椎间盘呈前宽后窄状以保持腰椎前凸的生理曲线，椎间隙高度除了 L5 至 S1 外均是下一间隙宽于上个间隙，所以在平片上除了 L5 至 S1 外当下一椎体间隙高度小于上一间隙时，是腰椎间盘突出的一个表现，突出椎间盘的节段不一定是椎间隙高度变化最明显的部位，而常是变化最明显节段的下一个节段。椎间隙绝对变窄是椎间盘退化所引起的，病史较长的椎间盘突出症，可有此变化，但结核也可使椎间隙变窄，且结核的椎间隙变窄更为多见。椎体后翘和骨质增生唇样变：椎体后翘是椎体后缘向后稍突出但无无骨质增生硬化。唇样变是椎间盘在退行性变或突出的基础上椎体缘软骨增生及韧带附着处骨化而形成骨性突起。在动力位上可以发现脊柱不稳，椎间盘突出时有时发生脊柱不稳。

2. **腰椎间盘突出 CT 检查**　自椎间盘向后局限性凸起的高密度软组织块影是椎间盘突出的直接征象，软组织块影大多数呈丘状、新月形或半圆形突入椎管内，其轮廓多不规则，基底位于椎间盘，CT 值一般在 60～100HU。硬膜囊可见受压、变形、移位；硬脊膜囊可变形呈偏侧性或刀削状变形。神经根肿胀、受压移位或湮没：神经根肿胀为水肿所致，受髓核推挤时可向内、外后方移位，由于神经根与髓核等密度，后外侧型突出时两者难以区别，此为神经根湮没。游离体形成、滑移：游离的髓核及纤维环内层碎块形成游离体，在椎管的硬膜外疏松脂肪间隙内可产生滑移，滑移的距离一般不超过 20mm。Schmorl 结节是椎间盘组织穿过断裂终板向上、下方向疝入椎体内形成的结节，分为中央型和边缘型；表现为类圆形或不规则形的低密度灶，周边骨质硬化带。CT 除观察椎间盘对神经及硬膜囊影响外，还可以观察骨性结构及韧带的变化；椎体后缘的骨质缺损与硬化是椎间盘在疝出过程中对相应椎体后缘产生持续性挤压，受累骨质发生营养障碍而被不断吸收，最终形成缺损，同时产生骨的修复再生而形成硬化。骨质缺损多为切迹样、压迹样或不规则形，骨质硬化多为短刺状或不规则形。骨性椎管狭窄：椎管横径为双侧椎弓根的内侧缘距离，

＜ 13mm 时为绝对狭窄，矢状径为椎体后缘中央至棘突根部的距离；＜ 13mm 为相对狭窄，＜ 10mm 时为绝对狭窄，侧隐窝＞ 5mm 者一般不会产生压迫症状，＜ 3mm 约有 50% 的人会产生压迫症状，＜ 2mm 为绝对狭窄。以上测量仅限于椎管径线的测量，但人体椎管的形态并不规则，这就引入了二维的测量。Heggeness 等在利用 CT 对椎管横截面积进行了测量，认为正常人腰椎管横截面积为 180mm^2，＜ 100mm^2 为中央型腰椎管狭窄。Ullrich 等报道，椎管横截面积＜ 145mm^2 为椎管狭窄。黄韧带肥厚：正常黄韧带厚度一般＜ 3mm，＞ 5mm 为肥厚，如 CT 测量＞ 3mm 时，提示肥厚可能。此外，CT 还可以了解关节退变、后纵韧带骨化、黄韧带骨化等。

3. 腰椎 MRI 检查　腰椎 MRI 检查对于诊断腰椎间盘突出具有重要意义，通过不同层面的矢状位及相应的轴位扫描可以观察椎间盘突出的形态及其所处椎管内位置（图 3-5-5，图 3-5-6）。在有神经根压迫症状的患者中，MRI 图像有 4 个层面需要仔细观察：①椎间盘层面，这是神经根受压的最常见位置；②位于椎间盘下方侧隐窝层面，神经根侧向朝椎间孔走行，侧隐窝狭窄多由于小关节病引起的，通常同时合并黄韧带肥厚和椎间盘突出；③两个椎弓根之间的椎间孔层面，神经根在此离开椎管，椎间孔狭窄可由于小关节病，腰椎滑脱和椎间盘突出导致（多为下一节段椎间盘向上凸起所致）；④椎间孔外的脊神经根，该区域的神经压迫并不常见，但有时可由侧向突出的椎间盘引起的。在

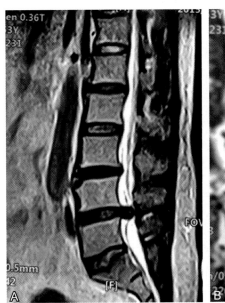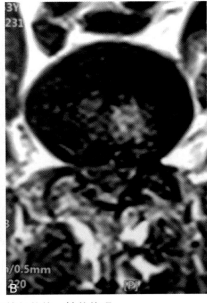

图 3-5-5　L4、5 椎间盘的矢状位、轴状位观。

此患者 L4、5 椎间盘突出、椎间盘退变（B 轴位 T$_2$WI 像，可以看到黑色的椎间盘突出，A. 可以看到 L4、5 椎间盘高度变小，在 T$_2$WI 上大部分呈黑色仅中央区域少量高信号）；椎间盘突出明显，压迫 L5 神经根。L4、5 椎间盘的髓核区域信号强度下降，与椎间盘脱水有关。B. 右侧的小关节病变导致椎间孔狭窄

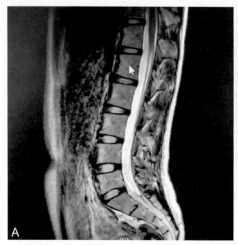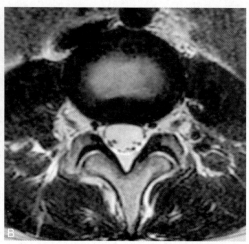

图 3-5-6　正常 L4/5 腰椎间的矢状位（A）、轴状位（B）的磁共振 T_2WI 检查。
A 图可以区分髓核区及其周围的纤维环区，椎间盘后缘的凹度正常。B 图可清楚地看到悬挂在硬膜囊内的细小的神经根不完全有序排列

每个层面都有其特异的病理生理学特点，但也存在很多重叠；如椎间盘突出可在椎间盘水平处引起神经压迫，但也可向下移动压迫侧隐窝中的神经或向上移动在椎间孔或椎间孔外引起压迫。小关节病的骨刺可以向内移动压迫侧隐窝或向上移动压迫椎间孔；当双侧小关节极度病变时，它可引起椎管狭窄并压迫该水平的所有神经根。对于有神经根压迫症状的腰椎 MRI 检查我们一般采用基础的矢状位 T_1WI 和 T_2WI 图像，并将矢状位的检查结果与疑似病变水平的轴向 T_2WI 图像相关联。关联矢状位与轴位的图像需要定位图，通过定位图我们很容易知道正在看的是哪个椎间盘。

4. 电生理检查　肌电图、神经传导速度及诱发电位可协助确定神经损害的范围及程度，观察治疗效果。

七、诊断和鉴别诊断

（一）诊断

典型腰椎间盘突出症患者，根据病史、症状、体征及影像学表现（X 线片、三维 CT、腰椎 MRI），有椎间盘退行性表现者即可做出初步诊断。如仅影像学表现阳性（X 线、CT、MRI）而无阳性临床表现，不应诊断本病。

（二）鉴别诊断

1. 与腰痛为主要表现疾病的鉴别

（1）腰肌和棘上棘间韧带损伤

①急性腰扭伤：急性病史，可表现为突然发作的急性腰部疼痛，强迫体位，由于保护性肌紧张可导致脊柱强直或侧凸，疼痛可向臀部放射。屈髋屈膝时可引起腰部疼痛，直腿抬高试验可为阳性，但无坐骨神经牵拉痛，直腿抬高加强试验阴性。

②慢性腰部劳损：急性扭伤后慢性化或长期腰部组织损伤累积引起。可表现为腰骶部酸痛或钝痛，劳累后加重，休息、改变体位及按摩后改善，不能弯腰，疼痛可向臀部放射。腰骶部竖脊肌附着点、椎旁、棘间及第3腰椎横突深压痛。直腿抬高试验无放射痛。

（2）第3腰椎横突综合征：是腰痛或腰腿痛患者常见的一种疾病，好发于青壮年体力劳动者。由于第3腰椎横突特别长且水平位伸出，有较多的肌筋膜附着且为腰椎生理前凸弧度的顶点，受力大，因此容易受损伤引起附着肌肉撕裂、出血、瘢痕粘连、筋膜增厚挛缩，使血管神经束受摩擦、刺激和压迫而产生症状。主要症状表现为腰部及臀部疼痛，活动时加重，俯卧位检查时可触及一侧或两侧竖脊肌轻度痉挛及压痛，可在第3腰椎横突末端扪及硬结和条索状物，触压痛明显，有时可在臀中肌后缘或臀大肌上缘扪及条索状物及压痛。直腿抬高试验阴性，无神经根刺激症状，检验及影像学检查无特殊异常。

（3）椎弓根峡部不连与脊椎滑脱症：椎弓根峡部不连又称峡部裂，是椎弓上下关节突之间的峡部先天性缺损或后天导致断裂。峡部裂基础上椎体可向前滑动，称真性滑脱。椎弓完整椎体向前滑动，为假性滑脱。峡部裂的断端可活动，长期反复活动导致断端纤维软骨增生，进而导致神经根粘连及受压产生根性痛。与腰椎间盘突出症的鉴别要点：峡部裂及滑脱病程较长，无明显加重或缓解期；对神经根影响较小；X线检查可明确诊断，必要时可结合CT、MRI检查做出判断。

（4）腰椎结核：腰椎结核可刺激邻近的神经根，造成腰痛及下肢放射痛。X线片上可见椎体或椎弓根的破坏。CT、MRI扫描可进一步了解病灶局部结构。

2. 与腰痛伴坐骨神经痛的疾病的鉴别

（1）神经根和马尾肿瘤：发病较缓慢，无明显诱因，疼痛呈持续性，无明确缓解加重因素。鉴别主要依靠MRI及脑脊液检查。

（2）椎管狭窄：是一种临床综合征，非一种独立的疾病，除明确独立临床疾病导致椎管、神经根管和椎间孔等狭窄之外的任何形式狭窄，导致马尾和（或）神经根受压的综合征。

①中央型椎管狭窄：当椎管矢状径＜10mm为绝对狭窄，10～13mm为相对狭窄；本型由于椎间盘退变向后膨出，使椎管变小，黄韧带皱褶及小关节突退变性增生使椎管缩小，导致马尾受压引起。临床表现多为长期下腰背、臀部及大腿后侧疼痛，逐渐加重，逐步出现间歇性跛行。

②侧隐窝狭窄：侧隐窝是椎管向侧方延伸的区域，存在于下腰椎椎管三叶形椎孔内，侧隐窝正常前后径为＞5mm，前后径在＜3mm为狭窄，临床表现为神经根受压症状，但一般腰椎间盘突出轻且时间更长。

③混合型椎管狭窄：既有间歇性跛行，又有神经根痛症状，此型多见年龄较大的患者，有长期慢性腰腿痛病史。

（3）退行性变腰椎骨关节病：腰椎广泛骨与关节增生性改变导致一系列临床症状与体征。临床表现为晨僵，活动后减轻，但活动时间较长后又腰痛加重，休息可以缓解。腰部常无明显压痛点。骨质增生向后压迫神经根或因腰椎不稳、小关节增生而刺激神经根，而出现下肢放射痛，影像学检查可明确。

3. 与坐骨神经痛为主要表现的疾病鉴别

（1）梨状肌综合征：梨状肌起自骨盆内面2～4骶骨孔两侧，贴于骨盆内壁经坐骨大孔至于股骨大粗隆。坐骨神经大多数从梨状肌下缘穿出，另一部为胫神经或腓总神经，经梨状肌肌腹或其上下缘穿出。临床表现多为臀部和下肢痛，与活动有关，休息即可明显缓解，臀肌萎缩，直腿抬高试验阳性，但神经定位体征多不明确。髋关节外展、外旋位抗阻力时，可以诱发症状。鉴别要点：干性痛与根性痛的区别，疼痛范围不同，压痛点不同，结合CT、MRI检查。

（2）盆腔疾病：盆腔后壁的炎症、肿瘤可刺激腰骶神经根，引起相应症状，依靠影像学检查可鉴别。

八、治疗

（一）保守治疗

保守治疗（非手术治疗）目的为突出的椎间盘及受压神经根炎症水肿消退，大部分腰椎间盘突出症患者可以保守治疗取得满意效果；治疗需卧床3周，3周后可戴腰带下床活动，3个月内不可做大幅度伸腰动作，持续牵引可以使得椎间隙增大及后纵韧带紧张，有利于突出的髓核部分还纳。硬膜外注射糖皮质激素等药物可以减轻神经根周围炎症，此外，服用镇痛药、背部局部注射药物，均有缓解症状作用。

（二）手术治疗

当保守治疗失败，就应该考虑手术。最适合手术的是单侧腿痛或疼痛主要集中在一侧的患者，其疼痛放射至膝关节以下，症状持续6周以上，经休息、抗炎治疗或硬膜外激素治疗缓解，但保守治疗至少8周后，症状又复发至最初的严重程度。出现马尾综合征伴有明显神经功能损害，特别是排便、排尿功能障碍时，必须急诊手术。伴有间歇性跛行者，多同时有椎管狭窄症，保守治疗一般不能奏效，应尽早手术治疗。合并腰椎峡部裂及腰椎滑脱或腰椎不稳者，应该手术摘除突出的椎间盘组织，同时行腰椎融合术。手术治疗腰椎间盘突出症，主要目的是解除腰腿痛症状，而主要表现为腰痛的患者术后主要的痛苦可能不能消除，这类患者应慎重选择。

具体见第八部分脊柱脊髓常用手术技术。

九、预后

近几十年来外科手术预后良好率一般为 70% ～ 90%，但手术取得成功的关键可能更多依赖于患者的选择，而非术式本身的具体差异。心理疾病、药物依赖、吸烟和糖尿病患者的预后可能更差。术中发现神经根压迫严重程度与缓解程度相关，而阴性的探查结果一般与手术效果不佳相关。外科手术的效果虽然良好，但随时间的延长，症状可能再次出现，神经根周围瘢痕的形成增生可能是长期预后不佳和推荐微创手术的原因。观察性研究表明不管保守治疗还是手术治疗，腰椎间盘突出症患者 2 年后的症状均有实质性改善。

（王海峰）

参 考 文 献

Brinjikji W, Luetmer PH, Comstock B, et al. Systematic literature review of imaging features of spinal degeneration in asymptomatic populations[J]. AJNR Am J Neuroradiol, 2015, 36:811-816.

Colombier P, Clouet J, Hamel O, et al. The lumbar intervertebral disc: From embryonic development to degeneration[J]. Joint Bone Spine, 2014, 81:125-129.

Erwin WM, Ashman K, O'Donnel P, et al. Nucleus pulposus notochord cells secrete connective tissue growth factor and up-regulate proteoglycan expression by intervertebral disc chondrocytes[J]. Arthritis and rheumatism,2006, 54:3859-3867.

Erwin WM, Islam D, Inman RD, et al. Notochordal cells protect nucleus pulposus cells from degradation and apoptosis: implications for the mechanisms of intervertebral disc degeneration[J]. Arthritis research & therapy, 2011, 13:215.

Eyre DR, Muir H. Types I and II collagens in intervertebral disc. Interchanging radial distributions in annulus fibrosus[J]. The Biochemical journal, 1976, 157:267-270.

Fardon DF, Williams AL, Dohring EJ, et al. Lumbar disc nomenclature: version 2.0: Recommendations of the combined task forces of the North American Spine Society, the American Society of Spine Radiology and the American Society of Neuroradiology[J]. Spine J, 2014, 14:2525-2545.

Jordan J, Konstantinou K, O'Dowd J. Herniated lumbar disc[J]. BMJ clinical evidence. 2011:2011.

Martin BI, Deyo RA, Mirza SK, et al. Expenditures and health status among adults with back and neck problems[J]. Jama, 2008, 299:656-664.

Oh KJ, Lee JW, Yun BL, et al. Comparison of MR imaging findings between extraligamentous and subligamentous disk herniations in the lumbar spine[J]. AJNR Am J Neuroradiol, 2013, 34:683-687.

Roberts S, Evans H, Trivedi J, et al. Histology and pathology of the human intervertebral disc[J]. The Journal of bone and joint surgery American volume, 2006, 88(2):10-14.

Roberts S, Menage J, Urban JP. Biochemical and structural properties of the cartilage end-plate and its relation to the intervertebral disc[J]. Spine, 1989, 14:166-174.

Taylor JR. Growth of human intervertebral discs and vertebral bodies[J]. Journal of anatomy, 1975, 120:49-68.

Truumees E. A history of lumbar disc herniation from Hippocrates to the 1990s[J]. Clin Orthop Relat Res, 2015, 473:1885-1895.

Williams AL, Haughton VM, Daniels DL, et al. Differential CT diagnosis of extruded nucleus pulposus[J]. Radiology, 1983, 148:141-148.

第六节　腰椎管狭窄症

一、概念与病理机制

腰椎管狭窄症（lumbar spinal stenosis, LSS）是指中央椎管、侧方隐窝和（或）神经根管的骨与韧带结构等组织不正常狭窄，引起硬膜囊和（或）神经根受压，出现马尾与神经根受压的症状群。症状可继发于压迫导致的神经缺血及相关的神经功能障碍。

1954年，由荷兰神经外科医师 Verbiest，根据腰椎管矢状径骨的改变，描写临床症状与手术所见。1972年，Epstien 结合临床所见，描述腰椎管矢状径狭窄等问题。

二、病因和病理

脊神经根的血供比周围神经差，至少 50% 的脊神经根营养支持依赖于脑脊液的弥散作用。因此，机械性压迫也可导致营养运输的减少，神经活性的减弱及缺血性神经炎。神经组织代谢旺盛，在下肢活动时腰部神经耗氧量增加，需要充分的局部血液灌注量，正常椎管有一定的扩张空间，而狭窄的椎管没有扩张的余地，造成神经组织的血液灌注受限，结合机械性压迫及局部缺血因素，共同导致了腰椎管狭窄的临床症状（图3-6-1）。

腰椎管狭窄不但在管的前后径（矢状）和横径，而且椎管的横断面的形态也有改变。这种狭窄可累及一个或多个腰椎节段，可有骨的变化也可有软组织的改变或两者同时并存。因此，可以是椎管中央（中央型）和（或）侧方隐窝，侧方神经根管（侧方型）造成神经受压多种病因的综合征。

三、分类

腰椎管狭窄症的分类方法较多，目前国际上公认为较好，被证实对诊断腰椎管狭窄症有用的方法是 Arnoldi（1976）。

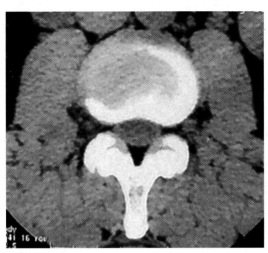

图 3-6-1　**正常腰椎横断位 X 线片**
小关节无明显增生内聚，黄韧带不肥厚，硬膜无受压，神经根出口不狭窄

（一）先天性 / 发育性腰椎管狭窄症

先天性的椎弓根短小，造成椎管矢状径变小，至少发生率最高的。

小关节发育肥大、内聚，可引起椎管横径减小。

椎弓根内聚间距变小，引起椎管横径变小。

软骨发育不全（图 3-6-2）。

（二）继发性 / 后天性（获得性）腰椎管狭窄症

因椎间盘退变，黄韧带增生、肥厚，腰椎滑脱、侧弯或骨折畸形愈合等原因造成等椎管有效容积减少，可以发生在腰椎的任何节段，同一节段也可出现在不同部位。Arnoldi 将继发性椎管狭窄分为两类。

1. 椎管中央型狭窄　主要表现为椎管矢状径变小，通常认为矢状径在 10mm 以下的称为中央型狭窄（图 3-6-3）。

2. 椎管侧方型狭窄（侧隐窝、神经根管型）　腰 4、5 的侧隐窝在椎管腔两侧，向外下延续为神经根管，一般认为侧隐窝矢状径 < 3mm 为狭窄。而腰 3 以上中央管两侧直接连接神经根管，此两处狭窄均可引起单条神经根受压的根性症状，在临床症状上常不易同腰椎间盘突出相鉴别（图 3-6-4）。

3. 混合型椎管狭窄　在原发性椎管狭窄的基础上继发了腰椎间盘的突出或

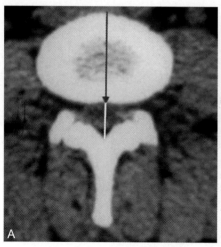
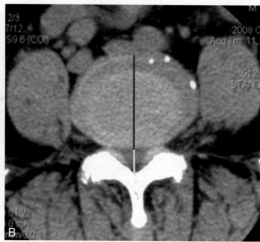

图 3-6-2　发育性椎管狭窄

A. 显示椎管矢状径（黄线）和椎体矢状径（红色）比值明显小于 0.7；B. 显示发育性椎管狭窄的患者，只要轻微的间盘膨出及韧带增厚即可以造成硬膜明显受压

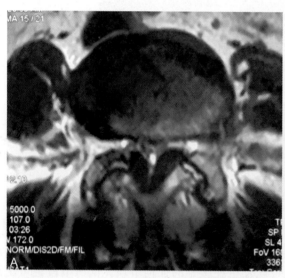
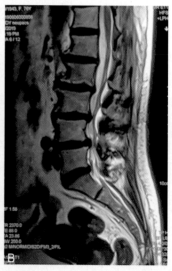

图 3-6-3　腰椎中央型狭窄（MRI）

A. 腰椎 MRI 横断位可见椎板增生、双侧小关节肥大，黄韧带明显增生肥厚向内积压硬膜，造成椎管有效容积减少，硬膜受压，但双侧神经根孔狭窄不明显；B. 腰椎 MRI 矢状位，可见腰间盘多节段退变，信号减低，突入椎管，相应节段可见后方黄韧带亦肥厚挤压椎管造成硬膜受压

其他脊柱的退行性变，加重了原有的椎管狭窄（图 3-6-5）。

（三）腰椎滑脱与峡部裂型

医源性椎管狭窄：椎板切除术后、髓核摘除术后、融合术后（前路或后路）、

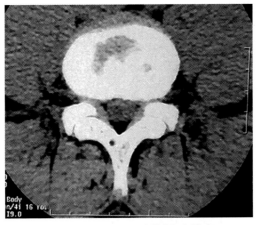

图 3-6-4　双侧侧隐窝狭窄

图中可见双侧小关节增生，稍内聚，但黄韧带增生并不十分显著，双侧侧隐窝狭窄，但中央管相对狭窄不明显，硬膜受压不严重

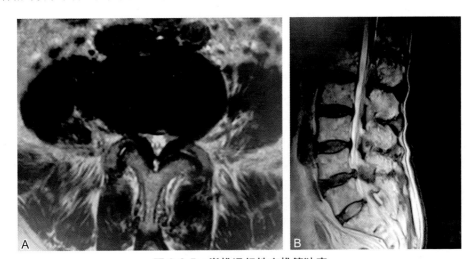

图 3-6-5　脊椎退行性变椎管狭窄

A. 腰 4/5MRI 横断位显示，双侧小关节增生内聚，黄韧带肥厚，硬膜前方纤维环膨出，导致椎管中央管相对容积减少及双侧侧隐窝狭窄，椎管受压呈三叶草形，构成混合型椎管狭窄症；B. 矢状位显示腰 4/5 节段间盘退变突入椎管，硬膜后方相对黄韧带增生肥厚，两者分别从硬膜前、后方挤压硬膜造成椎管狭窄

化学髓核溶解治疗后出现的结缔组织瘢痕增生，血肿肌化或骨痂形成造成的椎管有效容积减少。

（四）其他（Paget 病、氟骨症等）

Postacchini（1989）将腰椎管狭窄症分为原发型、继发型及混合型三类。①原发型：可以是先天性、发育性（包括软骨发育不全）等因素引起狭窄。

②继发型：是指椎管发育正常，由于后天因素（如脊柱退行性变、Paget病、腰椎滑脱、骨折等因素）引起狭窄。③混合型：是原发型狭窄，伴有继发性狭窄。

有学者将腰椎管狭窄症分为发育性与继发性两类。作者认为单纯先天性狭窄极为少见。通过腰椎测量，发育性狭窄比较少见。这类患者发病年龄较轻，常伴有颈、胸椎管狭窄。在发育性椎管狭窄基础上，伴有退变（混合型），单纯退行性变椎管狭窄，退变继发于腰椎滑脱、退变伴有椎间盘突出引起椎管狭窄较为多见。

四、病因与病理

1.椎间盘退行性变　椎间盘退变最早起始于30岁，随年龄增长椎间盘本身生化的改变，如髓核的水分与黏多糖逐渐丢失，导致椎间盘容积变小，随着长时间身体的重力与负荷，重复损伤与机械性改变，造成髓核软化与碎裂。椎间盘周围的纤维环因承受压力不均匀，导致裂隙。上述系列改变使椎间盘变扁，向四周膨出并突入椎管，相邻椎体边缘骨赘形成。在腰椎中以L4、5、L5或S1水平最容易发生椎间盘退变，这是造成腰椎管狭窄的重要原因之一。

2.后关节突的退变　在椎骨后方有左右两个后关节突。它与椎体、椎间盘一样负担体重与外力的负荷，Kirkaldy-Willis提出三关节复合体（triple joint complex），如三足鼎立。三者之间有互相影响与相关作用。当其中之一有病理改变产生症状，最终发生3个关节全部复合体。当椎间盘退变与间隙变窄（高度下降），势必使相对应的后关节产生移位，关节囊松弛，造成腰椎不稳。日久后关节面磨损加重，发生骨关节病改变，后关节突增生内聚。后关节突的上关节突向前增生，使神经根管、侧隐窝狭窄，直接压迫脊神经根。若上下关节突均增生，造成椎管中央狭窄或中央偏侧方压迫马尾神经。后关节面严重磨损与关节囊松弛较重，将会产生退行性腰椎滑脱，这类滑脱多数是1°，椎间滑移很少超过1cm。滑脱椎体本身也可使椎管矢状径变小。

3.黄韧带及椎板退变　当椎间盘退变，腰椎不稳，黄韧带与椎板相继退变与明显增厚。严重者除椎板增厚外，还向前倾斜。两个椎板之间当间隙明显减少，这些又都是从椎管的后面与侧面，造成椎管容积变小与狭窄。从CT片上显示呈三叶草状。

当腰椎伸屈时，椎管的横断面积有很大差异。屈曲位时后纵韧带及纤维环被绷紧，黄韧带也拉直，因而椎管腔增大。腰椎后伸时，纤维环松弛，椎间盘膨出加重，黄韧带皱褶与椎板前倾，使椎管矢状径明显变小。通过CTM和计算机图形测算技术，认为椎间层面椎管横断面积变化的大小，取决于各椎间层面运动的程度，而硬膜囊横断面积的动态变化，除受椎管变化影响外，也与管内软组织（包括脂肪及静脉丛等）及囊自身长度变化等多种生物力学因素作用有关。因而认为硬膜囊变化实际临床意义大于椎管。虽然椎管随着年龄增长而容积减小，但个体差异很大，如原来椎管腔大，虽椎管容积变小，但不产生症状；而原来椎管就不大，就容易使神经受压。不少老年人在 CT 横断片上看到椎管与侧隐窝狭窄，有的也呈三叶草状，但没有症状，因此要密切结合临床表现，才有实际意义。

4. *神经受压的病理机制*　认为脊柱退变造成神经受压，伴有硬膜静脉受压扩张，静脉回流受阻与高血压，使神经根周围及其内部纤维组织形成与神经萎缩。有学者认为长期神经受压，可产生不同程度的脱髓鞘变与蛛网膜粘连。

5. *神经性间歇性跛行的病理机制*　现主要有神经受压、神经缺血及循环障碍缺氧三大学说。1985 年，Parke 和 Watanabe 做了较全面的解释，认为神经根的动脉分主干与支干，都有一层血管中膜，而其静脉壁薄，没有中膜因而容易遭受机械性的压迫与损伤，如椎管内韧带软骨、椎间盘组织过度牵拉神经根。有研究认为，周围神经牵拉超过其长度 80% 时，就会停止壁内循环。周围神经的神经外膜、束膜与神经根相比较厚，并能抗压，因此神经根只要受轻度牵拉，其微循环就会受影响。在生理情况下，神经根能对牵引有一定的耐受程度，这是因为束间的动脉分支有代偿性盘曲，在牵拉时可拉长一些，并允许神经内动脉在微活动时血液流动无阻。当椎管狭窄，神经根相对固定或在受压成角，阻止束内微活动。当脊柱活动时，造成过度牵拉，这样就会使神经根的壁薄静脉受影响最重，其结果是静脉血流停滞，其相关的动脉血流也受阻，神经根的营养来源，CSF 也是代谢交换起重要作用。当 CSF 受阻也可使其受压的远端代谢作用减低。此外受压造成软膜鞘慢性炎症增厚，减少软膜鞘的细孔渗滤 CSF，又进一步减少神经根的营养供给。总之，神经性间歇性跛行的病因机制是较复杂的。

五、临床表现

腰椎管狭窄症常发生在中老年人，多在 50 ～ 60 岁时发病，平均年龄 47 岁。男性多于女性，开始疼痛症状比较含糊，腰部后伸及行走时臀部及下肢有麻、疼痛不适，当弯腰、坐、卧休息时疼痛明显缓解。患者常无明显症状，临床症状的严重程度同狭窄严重程度、狭窄位置（中央管或侧隐窝狭窄）及狭窄节段数并不完全一致。临床症状大致分为腰痛、下肢痛、间歇性跛行及括约肌功能障碍等。

1. *腰痛*　这类患者常伴有不同程度腰椎骨关节病，加上腰椎不稳，常可引起下腰痛，症状较轻，卧床时消失或明显减轻。腰椎前屈不受限，后伸时（尤其过伸）受限，有时出现腰痛。

2. *下肢痛*　常表现为臀部、下肢后外侧或大腿前内侧、小腿后外侧痛，类似坐骨神经痛，但不典型，有时有麻痛、发凉感，咳嗽、打喷嚏时症状并不加重，约 50% 患者为双侧腿痛，有时伴有行走无力。仰卧时腰前凸增加，使症状很快加重，屈髋屈膝侧卧，使椎管容积变大，神经根松弛，症状减轻或消失。

一般讲,单纯侧隐窝狭窄（少数）,症状类似腰椎间盘突出,而椎管中央狭窄,双侧下肢痛麻症状,只腿抬高阴性居多,但有患者有括约肌症状。

3. 间歇性跛行 这是本病发作时的特异表现,大多数患者久站或行走数十或数百米时,下肢发生疼痛与麻木,逐渐加重,有沉重感与无力,以致不得不改变站姿或停止行走,蹲下片刻后症状消失或减轻,然后可继续行走,不久又出现症状,这种现象称为间歇性跛行,临床统计占约95%。骑自行车时不出现症状,因此患者常以车代步,这是因为骑车时腰呈屈曲位,椎管容积增大。行走时腰变直轻度后仰,椎管容积变小,加重神经受压。行走活动增加神经根对血液供应需要量增加,因而神经根缺血,即缺血性神经炎引起症状。这种情况常表现为感觉的症状与体征重于运动的症状与体征。

4. 括约肌功能障碍 严重中央型椎管狭窄,可引起排尿不畅、尿频、会阴部麻木感。男性可有性功能障碍,但要排除前列腺肥大引起的症状。术中常见肥厚的黄韧带对硬膜囊形成半环状卡压。

5. 体征 腰椎管狭窄的骨科体征与神经体征均不多。腰椎活动除腰椎僵硬,过伸受限外,其余较少异常改变。约50%患者直腿抬高试验阳性（<70°）,跟腱反射低下或消失,小腿与足外侧痛觉稍差。跟腱反射在老年人较常见减弱与消失,这是老年人常有糖尿病周围神经病变与老年人同时伴有周围血流灌注受损有关。这要求临床医师检查足背或胫后动脉搏动。

诱发试验（stress test）:当为患者做第1次下肢神经系统检查未发现明显阳性体征,让患者行走300～500m后又出现症状,请患者继续再走900m,即刻让患者躺下做第2次神经系统检查,有时可获得腱反射、肌力与痛觉等异常体征。

总之,主诉多而体征少是本病的一大特点。

六、影像学诊断

1. X线检查 腰椎正位片常可见后关节突明显肥大,骨硬化与内聚。由于上、下后关节突肥大,因而上下椎板之间空隙变小。在发育性椎管狭窄可见椎弓根变粗大,根间距离变短。在侧位片可见椎弓根变短与后关节突增生。侧位片还可发现退行性滑脱。一般认为在X线片测量,若椎管横径（椎弓根间距离）<20mm,矢状径<15mm应考虑椎管狭窄。胡有谷根据CT片（骨窗）测量:椎管矢状径<13mm、横径<17mm,考虑狭窄。若矢状径<9mm、横径<13mm为绝对狭窄。

由于个体差异与放射科投照距离不统一,可采用Jones测量法,即椎体横径与矢状径乘积和椎管的横径和矢状径的乘积的比值(CD ∶ AB),若比值>4.5可诊断为椎管狭窄。这对诊断发育性腰椎管狭窄有用。

2. 脊髓造影 是诊断腰椎管狭窄的重要手段。它不仅能排除其他椎管内病变而明确诊断，还可观察狭窄的程度、部位及范围，对术前了解病情很有用。造影较 CT 或性能差的 MRI 检查更为有用。当 CT 与 MRI 尚难肯定诊断时或基层单位不具备 CT 与 MRI 时，造影正位片可见硬膜或神经根压迹、部分梗阻，如哑铃状、藕节状、竹筒状。侧位片可显示黄韧带增厚呈锯齿状压迹或藕节状等。

3. CT 检查　也是诊断原发性腰椎管狭窄的重要手段，在 CT 横断面上能精确的观察椎管的横径与矢状径的骨性结构，能看到导致椎管狭窄的因素，如间盘膨出、黄韧带与后关节突增厚与肥大，不仅能看到中央狭窄，也可看到侧隐窝与神经根管卡压神经情况。若与脊髓造影一起做，即 CTM，观察病变更清楚。CT 不足之处是对软组织（如黄韧带、纤维环等）的分辨率不够，观察病变范围受限。

4. MRI 检查　可用于诊断本病，它较 CT 所观察范围广，可有三维图像与利用不同条件（T_1 加权、T_2 加权等）了解受压部位的病理改变，能看到椎间盘退变，能够很好的区分椎管周围软组织，但观察骨组织的病变不如 CT。

七、诊断与鉴别诊断

根据病史具有典型间歇性跛行，与症状多而体征少是本病的一大特点。结合影像检查，诊断腰椎管狭窄症困难不大，但须与下列疾病进行鉴别诊断。

1. **腰椎间盘突出症**　发病年龄为中、青年，起病急，症状重。一般以腰痛开始，后出现腰腿痛与常见坐骨神经痛，以后腰不痛仅有下肢痛。咳嗽或打喷嚏时加重，体征较多而且较典型的病例较易区分。中央型腰椎间盘突出症病期较久，因椎体失稳，可继发黄韧带增厚即骨增生，这与腰椎管狭窄症伴有小的间盘突出，这两者之间很难鉴别。

2. **血管源性间歇性跛行**　这在老年人常因髂总动脉及其分支血管硬化狭窄，造成下肢供血不足。在青壮年中早期血栓闭塞性脉管炎（即 Buerger 病），也可出现间歇性跛行。血管性间歇性跛行患者站立时无症状，爬坡、骑车时小腿肌肉发紧并有绞痛，且站立休息后症状无缓解。神经性间歇性跛行患者坐位屈腰症状明显缓解，爬坡、骑车一般不引起疼痛。在疼痛性质，后者仅是麻痛、无力，不出现绞痛。体征方面，前者腰椎活动良好，神经系统检查无异常，最简单鉴别方法是检查足背（及胫后）动脉是否有搏动触及。若搏动良好可以排除血管性间歇性跛行。若搏动未能扪及，需再做血流图或超声多普勒血管检查。

3. **马尾肿瘤**　年龄不限，疼痛范围广且不典型，无间歇性跛行，休息时也痛，夜间痛更重。腰椎活动良好。腰椎穿刺脑脊液检查蛋白增高。脊髓造影常可看到倒杯口压迹或梗阻。CT 有时不能肯定诊断，MRI 常可提供诊断依据。

4. **肿瘤**　还应与脊柱肿瘤（包括骨转移瘤），腰椎结核及糖尿病等引起下肢痛相鉴别。

腰椎管狭窄症常会有颈椎管狭窄症，这就需要仔细分析病史与详细神经系统检查，明确诊断。根据病情决定先做颈（或腰）手术。若先做腰椎手术，在全身麻醉时应警惕颈椎在插管时受伤。

八、治疗

（一）保守治疗

早期腰椎管狭窄症或从未接受过治疗的患者，可先行保守治疗。

Simotas 等对保守治疗患者进行 3 年的随访后发现，80% 的患者治疗效果优良。认为保守治疗是治疗腰椎管狭窄症的有效手段。Amundsen 等对保守和手术治疗患者进行 4 年的随访后发现，分别有 50% 和 80% 的手术治疗患者随访 10 年均效果良好。

保守治疗主要是休息，尤其是卧床，弯腰屈膝屈髋。避免搬重物或腰部负荷较多的劳动。物理治疗、针灸及轻手法按摩等也可使症状减轻。药物方面可服用非甾体抗镇痛药，如布洛芬、氨糖美辛、吲哚美辛栓剂，必要时加用芬那露等药，加上维生素 B_1、维生素 B_{12}，目的是使椎管内充血的结缔组织水肿消退，营养神经，减轻神经根的刺激。

硬膜外及骶管内注射药物，也是保守治疗的措施之一，可以使患者较长时间缓解或达到暂时临床治愈。药物的机械冲击可部分分离椎管内粘连，药物同时能够减轻无菌性炎性反应，改善神经的营养状态。

保守治疗失败后，可能需要进行减压手术。Amundsen 等研究发现，分别接受手术和保守治疗的患者，手术治疗的效果明显优于保守治疗，随访后 10 年症状无明显恶化，认为经保守治疗无效后延期手术与早期接受手术治疗最终效果相似。

保守治疗不会对最终的手术疗效产生不良影响。Turner 等只有 64% 的手术获得良好的治疗效果，手术的远期效果是有限的。

（二）手术治疗

经过一段时间保守治疗不见好转，间歇性跛行距离越来越短，症状加重或出现排尿困难，尿频、尿急（男性要排除前列腺肥大因素），应考虑手术治疗。

手术指征是腰椎管狭窄症经保守治疗不见好转或症状加重，老年人内科情况尚能耐受手术，都应手术。

保守治疗不宜拖得过久，若病期久并出现运动障碍，虽经减压使症状缓解，但运动障碍可能得到部分改善或无改善。手术方法的选择，取决于患者年龄、狭窄范围与程度。

1.椎板开窗减压术　适用于中年患者，狭窄范围局限并不严重。术前定位责任节段，剥离骶棘肌，显露椎板，根据术前计划切除部分椎板及小关节、黄韧带，减压至神经根、硬膜松弛。

2. **全椎板切除术**　适用于老年患者，伴有严重的骨关节病；多节段广泛病变，尤其是中央型或中央伴侧方狭窄者。术中需切除棘突、双侧椎板，部分下关节突、黄韧带。Postacchini 等推荐应用全椎板切除术治疗严重椎管狭窄症。他们认为与椎板切开术（laminotomy）比较，全椎板切除术可降低椎管狭窄复发（术后关节突关节的持续性增生所致）的比例。

3. **腰椎管扩大术**　除了切除双侧椎板外还可能切除上关节突的内侧部分，探查侧隐窝、椎间孔。建议保留 50% 以上的双侧小关节，因为切除双侧小关节超过 50% 或完全切除单侧小关节可能会导致医源性脊柱不稳。

研究显示，术前健康状况较好、行走能力较好、年轻、发病时间短及中央管狭窄为主的患者术后效果更佳。

腰椎管减压术后是否行脊柱融合应根据是否存在冠状面及矢状面的不稳定而定。有研究显示，椎管狭窄患者行椎管减压结合后外侧融合术，其术后症状的改善好于单纯行椎管减压术者。

腰椎管狭窄症可引起腰、腿疼痛，但疼痛的确切病因尚不十分明确。许多腰椎管狭窄的患者，随着疾病的自然发展或经过保守治疗，症状能有效缓解而无须进一步治疗。有选择地对患者进行直接或间接减压，针对潜在的病理学改变，施行器械或非器械融合术，治疗效果一般良好。但是如果患者术前伴发心血管系统的基础疾病，则预后较差。由于减压程度与临床疗效之间缺乏明确地相关性，因此术前正确预测手术结果可能难度较大。手术结果也可能随着时间的推移而恶化。

（申　剑）

参 考 文 献

Aalto TJ, Malmivaara A，Kovacs F，et al, Preoperative predictors for postoperative clinical outcome in lumbar spinal stenosis；Systematic review[J]. Spine, 2006, 31；648-663.

Amundsen T，Weber H，Nordal HJ，et al. Lumbar spinal stenosis：conservative or surgical management? A prospective 10-year study[J]. Spine, 2000, 25(11):1424-1435.

Delport EG，Cucuzzella AR，Marle JK. Treatment of lumbar spinal stenosis with epidural steroid injections：a retrospective outcome study[J]. Arch Phys MED Rehabil, 2004, 85(3)：479-484.

Dvorak J，Grob D. [Epidural inectiongs. What is certain[J]. Orthopade: 2004: 591-593.

Herkowitz HN Kurz LT. Degenerative lumbar spindylolisthesis with spinal stenosis：A prospective study comparing decompression with decompression and intertransverse process arthrodesis[J]. J Bone Joint Surg Am, 1991, 73；802-808.

Porter RW，Ward D, Cauda equina dysfunction. The significance of two-level pathology[J]. Spine, 1992, 17(1)；9-15.

Postacchini F. Surgical management of spinal stenosis[J]. Spine,1999, 24（10）：1043-1047.

Simotas AC，Dorey FJ，Hansraj KK，et al. Nonoperative treatment for lumbar spinal stenosis. Cliical and outcome results and a 3-year survivorship analysis[J]. Spine, 2000, 25(2)：197-204

Turner JA，Ersek M，Herrron L，et al. Surgery for lumbar spinal stenosis[J] .Spine,1992, 24 (21)：2229-2233.

Verbiest H, A radicular syndrome from developmental narrowing of the lumbar vertebral canal[J]. J Bone Joint Srug Br, 1954, 36(2)：230-237.

第七节　腰椎峡部裂和腰椎滑脱

一、概述

腰椎峡部裂（图 3-7-1）指腰椎椎弓上下关节突之间的峡部有缺陷或失去连接，也称峡部不连。传统定义是指椎弓峡部处的骨质缺陷，但现在也包括其他情况，如应力骨折、峡部骨折或峡部不连，最常见的峡部缺陷是峡部的慢性骨不连，同时有骨质硬化和纤维组织增生。但与其他类型的滑脱不同，退变性滑脱患者中，他们的小关节突是矢状位方向的（主要在腰 4/5），导致日常活动中不能对抗轴向应力。此病男女差异明显，女性患病率比男性高 5 倍。其中腰 4/5 的退行性滑脱还常见于腰骶关节异常的患者，如腰 5 骶化。小关节突退行性改变和关节韧带松弛可导致骨赘形成。椎体的滑移、椎间盘的退变、小关节的骨赘可导致腰椎管狭窄。受累的关节不稳定和腰椎管狭窄引起渐进性的腰背痛，腰椎不稳和腰椎管狭窄引起渐进性腰背痛、腰椎不稳和双侧的神经性间歇性跛行。

双侧椎弓根崩裂不都伴有滑脱，如发生患椎向前滑移，则称为腰椎滑脱或真性滑脱。若无峡部崩裂而是椎间盘退行性或关节突骨关节病使关节突间关系改变失稳所致的滑脱称为退行性滑脱或假性滑脱。

脊椎滑脱（spondylolisthesis）是指上一椎体相对于下方椎体的位置向前滑移。由希腊字 spondylo（椎体）和 listhesis（滑移）结合而成，对其认识已有200 多年历史。1782 年，比利时产科医师 Herbiniaux 首先描述 L5 椎体在骶椎上向前滑移。1854 年，Kilian 命名为滑脱。1855 年，Robert 发现如果 L5 后弓完整，则滑脱不会发生。1882 年，Neugebauer 认为滑脱可系先天性或获得性，小关节间部无缺损但有拉长时也可发生 L5 向前滑移。

二、分类

Witlse－Newnan－Macnab 对 300 多例滑脱患者进行研究后，将滑脱分为 5 型（图 3-7-2）。

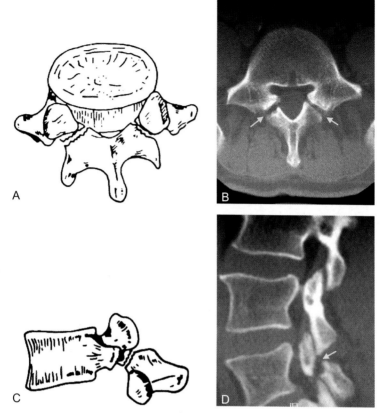

图 3-7-1　椎板峡部裂示意

A. 显示椎板峡部双侧骨质缺失，连续性中断；B. 显示 CT 水平位双侧椎板峡部位置骨不连，断面间无骨小梁通过，断面间呈现骨硬化表现；C. 为椎体示意图侧位，显示椎板峡部断裂，椎板不连续；D. 箭头所示位置可见椎板峡部连续性中断，断端有分离，且椎板近端有前移

1. Ⅰ型　发育不良型为 L5 下关节突或 S1 上关节突先天性发育不良，常伴有 L5 及 S1 隐裂及神经异常，使周围固定的韧带减少，滑移常 > 50% 甚至发生脊柱前移，本病发病率相对较低，女性的发病率约为男性的 2 倍，有家族遗传倾向。可分为 3 个亚型。

Ⅰ A 型：小关节突发育不良，伴脊柱裂，峡部可完整，也可发育不良出现延长或断裂。

Ⅰ B 型：关节突呈矢状位方向，峡部通常完整，此型高度滑脱少见。

Ⅰ C 型：除Ⅰ A 及Ⅰ B 型外，所有的其他类型腰骶部发育不良，如椎体形成障碍导致的先天性脊柱滑脱。

2. Ⅱ型　峡性，多种因素导致峡部解剖结构异常引起的脊柱滑脱。又分为 3 个亚型。

Ⅱ A：溶解性滑脱，是滑脱中最常见的类型，常见于 7 ～ 8 岁的儿童。

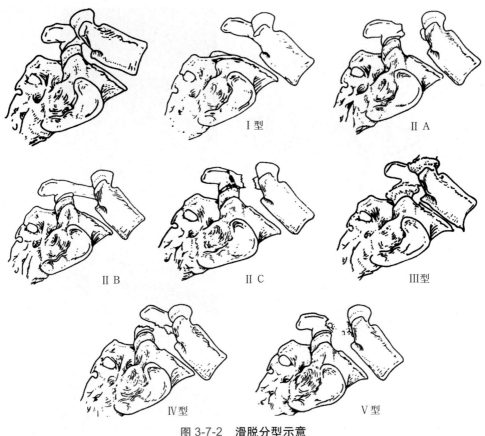

图 3-7-2　滑脱分型示意

ⅡB：此型特征是由于反复的细微骨折、损伤致使峡部变细长。

ⅡC：急性峡部裂骨折，常由严重创伤引起，如高处坠落伤或车祸伤。

峡部溶解是峡性滑脱的根本因素，最常见于 L5 节段，其次是 L4 节段，可以是单侧，也可发生于多个节段。

3. Ⅲ型　退行性滑脱，由于脊柱退变致腰椎不稳或应力增加，引起的退变性滑脱。1931 年，Junghanns 首先描述此病并命名为"假性滑脱"。常见于中老年女性，好发于 L4/5 节段，是其他节段的 6 ～ 9 倍，若伴有腰椎骶化发病率更高。病因是 L4/5 关节突方向倾向于矢状位，椎间盘的退变，椎体间产生了过度高应力运动。这种滑移很少超过 30% ～ 40%，常伴椎管狭窄。

4. Ⅳ型　创伤性腰椎滑脱，发生于明显的外伤后，骨折部位是后方骨结构而不是峡部，包括软组织撕裂（如屈曲分离和损伤）所致的滑脱。

5. Ⅴ型　病理性腰椎滑脱，继发于全身性疾病（如成骨不全、软骨发育不全、Paget 病、Albers-Schonberg 病、关节弯曲、梅毒等疾病）引起的骨组织、椎间盘韧带结构的病变，破坏局部稳定性，造成滑脱。

此外，在椎板切除、侧隐窝扩大减压术后造成的后部稳定性结构丧失所导致的医源性腰椎滑脱。

三、病因

腰椎峡部裂和滑脱病因至今尚不十分明确，各家观点亦不一致，归纳起来包括以下几个方面学说。

1. **先天性学说** 早在一个多世纪前就有学者提出，当一侧椎弓根的两个骨化中心不愈合或一个骨化中心分裂为二时，即可形成椎弓根崩裂，但迄今为止尚无足够胚胎学与解剖学证据。因此，许多学者对先天性学说提出了质疑。腰椎的先天性发育畸形及局部结构的薄弱具有特殊的病因学意义。临床上发现椎弓发育较为细长时局部易发生骨折。遗传因素是椎弓根崩裂的重要成因之一。已有研究证实，腰椎崩裂在发病率上具有种族与性别的差异。在爱斯基摩人中可高达 20% ～ 26%。Backer 和 Mchollick 报道，400 名学生中 3 对父子同时存在椎弓根崩裂；Toland 报道，1 对孪生姐妹同时有 L5 滑脱。

2. **创伤学说** 目前，多数学者认为此病系后天性与外伤及劳损关系明确。Wiltse 认为椎弓根崩裂是一种应力骨折或疲劳骨折，虽一次严重的损伤也可造成急性骨折，但通常的发生机制是重复的应力。运动员，尤其是体操和举重运动员，椎弓根崩裂的发生率较高。

3. **峡部发育障碍及外伤混合学说** 此学说认为峡部局部结构薄弱，外伤易引起峡部断裂。

综上所述，椎弓根崩裂由多种因素引起，一般认为是在遗传性发育不良的基础上，关节突间部遭受到反复的应力所造成。正常人直立时躯干重量通过第 5 腰椎传至骶骨，由于骶骨向前倾斜，第 5 腰椎有向前向下滑移的倾向。向前向下滑移的剪力被椎间盘和前、后纵韧带的抗剪力及 S1 上关节突作用于 L5 下关节突的对抗力抵抗。正常关节突承受剪切力的 1/3，当椎弓连续性中断时，向前滑移的剪力大于椎间盘和前后纵韧带的抗剪力，椎体产生滑移。

椎间盘的退变导致椎间隙狭窄，进一步发展，小关节也发生退行性改变，软组织支持结构作用减弱，由此产生退行性滑脱。

四、病理

椎弓根崩裂主要发生于上下关节突间的峡部，L5 占 90%，约 14.3% 为单例，累及两个以上脊椎占 0.9%。Stewart 将峡部缺损分为 3 型：A 型，双侧峡部裂，伴或不伴有脊柱裂；B 型，单侧峡部裂，伴或不伴有脊柱裂；C 型，一侧峡部裂，伴另一侧椎弓根缺损。峡部缺损可继发，峡部裂隙借纤维软骨组织相连；关节突外形不正常，不能直接交锁；关节突磨损发生骨关节炎，导致不稳，使交锁机制丧失。

Giel 发现峡部缺损处有假关节形成，椎板游离，有浮动现象。该处有界线不清的纤维软骨组织增生，引起神经根的粘连与压迫。脊椎滑脱使椎体与上关节突向前滑移，重者可滑至骶骨前方，使骨盆前后径明显缩小。游离椎弓根的下缘与下位椎的上关节突，因脊椎向前滑移，关节内压力增大，发生增生性改变，此时黄韧带增厚，围绕硬脊膜及侧隐窝内的过多纤维组织可压迫神经根，同时由于椎间隙变窄，使行经椎间孔的神经根被扭曲，引起椎管狭窄。严重滑脱时，由于破坏了绳肌与脊柱肌肉间的平衡，人体产生代偿性姿势，L5 进行性旋转和滑移，可致腰骶部后凸畸形，骶骨垂直，骨盆旋转后倾，因此髋关节向前旋转，躯干过伸以保持矢状平衡。

五、临床表现

腰椎滑脱的临床症状与脊柱周围结构的代偿能力有关，同时与继发损害的程度，如关节突增生、椎管狭窄、马尾神经及脊神经根受压等情况相关。发育性脊椎滑脱的患者通常在青少年就出现腰痛的症状，也可能有神经系统症状。腰椎滑脱的主要症状包括以下几个方面。

1. *腰骶部疼痛*　多为钝痛，疼痛在劳累后出现或于外伤后持续存在，站立、弯腰时加重，卧床休息时减轻或消失。

2. *坐骨神经痛*　峡部断裂的纤维结缔组织及增生骨痂可压迫神经根，出现下肢放射痛、麻木，直腿抬高试验阳性。疼痛及麻木症状可出现在两侧，但因腰椎紊乱后的脊柱扭转侧弯，可使两侧受损程度不一，出现双侧症状不一或单侧发病。

3. *间歇性跛行*　腰椎滑脱合并腰椎管狭窄时常出现间歇性跛行症状。

4. *马尾神经受损伤症状*　滑脱严重压迫马尾神经，可出现下肢乏力、鞍区麻木及排尿排便功能障碍等症状。

5. *儿童和青少年期*　单纯椎弓根崩裂儿童常无症状，轻至中度滑脱儿童，开始常主诉下腰痛。这些儿童可有下肢不适、麻木或神经根损伤，如背伸肌力减弱。腰痛可产生椎旁肌痉挛和脊柱侧弯，患者也可因腰椎侧弯或腰腿痛就诊，滑脱一般是在常规 X 线检查摄片时发现。

由于腰痛、椎旁肌痉挛，患者腰部活动受限，滑脱 > 25%，腰部可出现阶梯样改变。在严重滑脱，体格检查可见腰椎前凸增加，躯干缩短，前腹出现皱褶，髋外旋，心形臀部和蹒跚步态。若骶神经出现移位或在骶骨顶处受压，患者可出现排尿排便功能障碍，但较少见。

儿童脊柱滑脱与成年人不同，在患者生长期必须注意进一步滑脱。

成年人滑脱，常在 30～40 岁出现症状，下腰部间歇性疼痛，站立及行走时加重，以后疼痛延及臀部和大腿，其后单侧坐骨神经痛，伴随感觉或运动改变。退行性滑脱一般在 50 岁以后发病，主要症状是慢性腰痛及坐骨神经痛，症状与局部退变程度及椎管发育大小有关，然而症状的严重性与滑脱的程度不一定成比例。

滑脱并发椎间盘突出较少见，如合并常见于 L4、5。Wiltes 认为，可能由于向前滑脱时后纵韧带被拉紧而阻止椎间盘向后突出。在年老患者，滑脱一般已趋稳定，此时退行性改变严重，常出现椎管狭窄症状。

六、影像学检查

1. X 线 X 线片是诊断脊椎峡部崩裂和滑脱的最好方法。一般包括站立位的前后位和侧位、左右 45° 斜位及侧位的过伸过屈位动力位片。前后位 X 线片一般不易显示滑脱，但在严重滑脱，其显示特有颠倒的拿破仑帽征象（图 3-7-3），是因 L5 椎体向前重度滑移，X 线片是 L5 椎体的轴向投影。

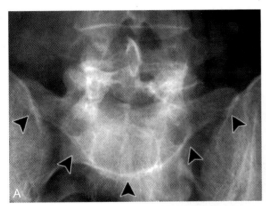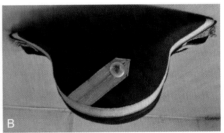

图 3-7-3 拿破仑帽征象
A. 图显示黑色箭头所指范围呈现出的"拿破仑帽征"；B. 倒置的拿破仑时期的军帽

侧位片：可出现腰椎椎体程度不等的滑移，Ⅱ 度以上的滑脱，峡部可见裂隙。合并椎间盘退变时，椎间隙变窄，椎体边缘可见牵张性骨刺。在侧位片上可对滑脱程度进行评定。斜位片常显示苏格兰（scooty）狗颈断裂是其特征（图 3-7-4）。

在急性损伤病例缺损边缘锐利，而在慢性病例则光滑和圆形。在 Ⅱ B 峡性滑脱，由于反复愈合的细微应力骨折，峡部变细、拉长，苏格兰狗颈断裂不明显，而显示为长颈犬（greyhound）征。

侧位过伸过屈位片：用来判断腰椎矢状位的稳定性，上位椎体相对下位椎体向前或向后移位 > 3mm 或相邻上下骺板开合角度变化 > 15°，提示该节段腰椎滑脱存在不稳定现象。

站立位和负重摄片，可增加滑脱的滑移程度和表现，提示存在腰椎不稳。

Meyerding 将骶骨上关节面分为 4 等分，根据 L5 在骶骨上向前滑移程度将

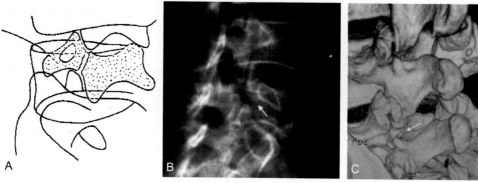

图 3-7-4　显示为腰椎峡部断裂时斜位片的影像学表现

A. 阴影部分显示为"苏格兰狗"征，峡部裂时，"狗颈"处可有断裂分离征象；B. 腰 5 椎体峡部裂合并滑脱时，斜位片箭头所指显示"狗颈"断裂；C. CT 三维重建时斜位视角箭头所指处可见峡部变细、断裂

滑脱分为 4 度：Ⅰ度为 0 ～ 25%，Ⅱ度为 25% ～ 50%，Ⅲ度为 50% ～ 75%，Ⅳ度为 > 75%，若 > 100% 则称脊椎前移（图 3-7-5）。

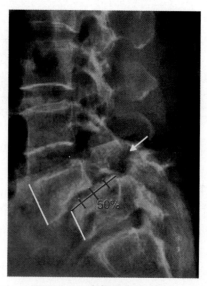

图 3-7-5　脊椎前移 X 线片

X 线片显示腰椎侧位，以腰 5 椎体上骺板为四等分，该滑脱按 Meyerding 分型为Ⅱ度滑脱

　　Boxall 采用下位椎体前后径上前移的百分比来描述滑脱百分比。Wiltes 和 Winter 则采用骶骨倾斜，滑脱角和骶骨水平角等。骶骨倾斜是指骶骨与垂直面的关系，进行性滑脱时，此角变小。滑脱角，即矢状面的旋转，是指骶骨与第 5 腰椎的成角关系，又称腰骶后凸角，进行性滑移时，此角增大。骶骨水平角

是指骶骨上缘与水平面的成角关系，进行性滑脱时，此角减少。

2. MRI　可观察下腰神经根和 L4、5 椎间盘退变程度，有助于确定在何处做融合术为宜。若 L4、5 椎间盘有退变，则应将节段一并融合。CT 扫描对诊断意义不大，对多个平面退变的年老患者，CTM 可提供更多信息。

七、治疗

椎弓根崩裂和滑脱的治疗方法很多，至今仍存在争论。大多数患者对保守治疗有效，少数需手术治疗，主要包括神经根减压和通过坚强的骨性融合稳定滑脱。

（一）保守治疗

保守治疗包括休息、理疗、腰背肌锻炼和腰围保护等，尤其儿童、青少年单纯椎弓根崩裂可取得较好疗效。急性峡部骨折，若能早期诊断，通过制动大部分可自行愈合。对于大部分退变性滑脱的患者有明显的腰椎前凸，保守治疗应该着重矫正过度前凸，如腹部肌肉力量的锻炼，急性期使用腰围、支具也可以考虑。上述保守治疗方法结合抗炎、镇痛、营养神经等药物，以及理疗、针灸等，对 85% 退变性滑脱患者有效。

（二）手术治疗

1. 手术适应证　椎弓根崩裂和滑脱手术治疗适应证长期非手术治疗无效者，目的是解除疼痛，矫正脊柱畸形，使神经压迫解除，加强腰椎稳定性。

（1）滑脱 > 50% 无或有症状处于生长发育期的青少年。

（2）进行性滑脱者。

（3）保守治疗无法矫正脊柱畸形和明显步态异常者。

（4）保守治疗不能缓解疼痛。

（5）下肢出现神经症状或马尾综合征。

对于峡部裂和滑脱的患者，手术目的早期主要是稳定脊椎结构避免滑脱加重，后期主要是扩大狭窄的椎管和稳定脊椎节段。

2. 手术方法　有椎板切除减压、峡部直接修复植骨内固定、脊柱融合、复位内固定等。

（1）椎板切除减压：适于有神经根或马尾神经受压及合并椎间盘突出者。椎弓可防止椎体向前滑移，并对脊柱起支持作用，切除游离椎弓后脊椎将进一步滑移，因此切除椎弓时应同时行融合术。

（2）峡部直接修复植骨内固定：在峡部缺损部位直接修整植骨，适于青壮年有症状的椎弓根崩裂或 1° 以内崩裂滑脱。其优点在于重新恢复了腰椎正常解剖，对其结构和功能破坏较小，但不适于腰椎已有明显退变的老年人。1970 年，Buck 除在峡部缺损部位植骨外还用骨松质螺钉固定。1988 年，笔者对腰椎崩裂滑脱行峡部修整植骨，用峡部张力带和腰椎崩裂滑脱单节段复位固定系统（LSRF）复位固定，取得较好疗效。

（3）脊椎融合术：简单进行受累节段等椎管和（或）侧隐窝减压可以在短时间获得疼痛的缓解，但由于切除了后部的结构，脊椎不稳仍然存在。适宜的治疗方法是受累节段的减压和稳定。有多种方法选择，取决于手术者。推荐使用椎弓根钉固定滑移的椎体。再通过后路、经椎间孔入路或前路植入植骨块或椎间融合器，增强前柱支撑。特别是退行性腰椎滑脱，减压和融合治疗远期疗效良好。

脊柱融合的方法很多，可分为后路、椎体间、侧后方横突间植骨融合术等。

①后路椎板植骨融合术：自 1911 年 Albee 和 Hibb 首创至今，其优点是入路容易，显露清楚；椎板、小关节棘突等部位均可用作植骨，范围较大；可在直视下对神经根施行探查和减压。但单纯后路椎板植骨有可能遗漏神经根受压和椎间盘突出。因此，一般主张对有神经症状者，应先探查减压后再植骨融合，对游离椎弓全切除者则不能行此手术。后路椎板植骨融合假关节发生率较高，故目前较少单独采用。

②侧后方融合术（posterolateral lumbar fusion，PLF）：1953 年，Watkins 首先采用后外侧横突间植骨融合治疗腰椎滑脱。其要点为横突间植骨，有时尚需同时融合小关节。由于该方法可获得较高的融合率，不少人将其作为首选术式。其优越性是可同时行减压手术；植骨部位距腰椎屈伸活动轴较近，周围血供丰富，利于骨愈合；术后卧床时间相对较短。

横突间融合术对脊柱滑脱特别有意义，在后侧广泛减压和椎间孔切除后，仍能用作稳定脊柱。假关节发生率较低是因为植骨床包括上关节突外侧面、关节突峡部和横突；小关节在融合范围内；融合上椎体的横突，椎体与植骨块坚固地连在一起，而后融合植骨仅延及棘突和上椎体椎板。

③椎体间融合术：可经前路或后路完成。由于椎体和椎间盘承受了腰椎大部分载荷，椎体间融合将使腰椎获得高的稳定性，同时椎体间较大的接触面也提供了较为理想的植骨床。

后路椎间盘摘除椎间植骨融合术（posterior lumbar interbody fusion，PLIF）：适用于病程较长，合并椎间盘严重退变及腰椎管狭窄需要进行神经减压到患者。术中通常需要切除棘突、椎板、双侧上位椎体的下关节突，上关节突内侧部，从双侧神经根肩上摘除间盘，处理骺板，双侧置入椎间融合器。对于严重的滑脱病例可以先行减压复位再行椎间融合。

经椎间孔椎体融合术（transfroraminal lumbar interbody fusion，TLIF）：适应证同 PLIF，1998 年，该技术最早由 Harms 报道。手术强调有限减压，通常保留棘突，棘上韧带和棘间韧带，对侧椎板及关节突关节，切除一侧上下关节突。不干扰中央管，减少了对神经及硬膜的牵拉，保留了部分脊柱结构完整，较 PLIF 减少了创伤、保留了脊柱部分稳定性。但 TLIF 不适合中央管狭窄及双侧侧隐窝狭窄的患者。

借助显微镜和工作通道，可实现微创减压固定（minimal invasive surgery-transfroraminal lumbar interbody fusion，MIS-TLIF）。同传统 TLIF 不同的是，手术入路与穿过多裂肌及最长肌间隙进入不需要大范围剥离，经皮置入椎弓根螺钉，最大限度地保留了脊柱的稳定结构，创伤少、出血少，是 TLIF 手术的微创化改进。

前路椎体间融合术（anterior lumbar interbody fusion，ALIF）：1932 年，最初由 Capener 报道，又分为经腹及腹膜外两种入路。前路椎体间融合常用于下腰椎无神经根症状仅有脊柱不稳定的 L5 崩裂或轻度滑脱或后路已行椎弓广泛切除，难以做后路融合者。前路椎体间融合可恢复椎间隙高度，扩大椎间孔，从而使神经根减压，完整保留了脊柱后路的稳定结构，尤其对后路手术失败的患者，经前路椎体间融合可避免前次手术遗留的瘢痕。然而，前路手术操作存在一定困难，可造成大出血、下肢静脉血栓、腹腔脏器损伤、肠梗阻及性功能障碍等并发症。

侧路间盘摘除椎间融合术（lateral lumbar interbody fusion，LLIF），侧路椎间隙水平入路，经腰大肌（DLIF、XLIF）或腰大肌前方（OLIF）直达椎间隙，切除间盘后用融合器撑开椎间隙并植骨融合间接减压，适合不稳定，椎间隙下降、滑脱不是很严重的病例。完整保留了脊柱的稳定结构，创伤小、恢复快，是一种微创治疗腰椎滑脱的方法。但由于髂嵴的阻挡和血管的走行只适合腰 5 以上的节段，手术也存在损伤大血管、生殖股神经、腰丛、交感神经等风险。

④复位内固定：脊椎滑脱是否需要复位，以往存有争议。Nachemoson 和 Witlse 认为，滑脱 < 25% 不需要复位，< 50% 大多也不需要复位。Dick 认为，滑脱 < 50%，无神经症状作原位融合，后路融合时可加用内固定器以缩短康复时间及提高融合率。> 50% 的滑脱应尽可能复位。Matthiass 等主张，滑脱 > 30%，有进行性滑脱倾向，神经功能障碍者需复位融合。复位能恢复脊柱的正常序列、椎管的形态和容积，改善外观，有利于神经根减压，腰骶部生物力学功能恢复正常。

非手术治疗在 80% 的退变性腰椎滑脱患者中仍然有效。如果存在难治性疼痛和神经性间歇性跛行，手术是合理的。恢复椎间高度的内固定融合术可以稳定脊椎，还能给受累节段间接减压。如果侧隐窝被严重侵占，需要进行直接减压。

（申　剑）

参 考 文 献

Belfi LM, Ortiz AO, Katz DS. Computed tomography evaluation of sponkylolysis and spondylolisthesis in asymptomatic patients[J]. Spine, 2006, 31: 907-910.

Beutler WJ, Fredrickson BE, Murtland A, et al. The natural history of spondylolysis and spondylolisthesis; 45-year follow-up evaluation[J]. Spine, 2003, 28:1027-1035.

Booth KC, Bridwell KH, Eisenberg BA, et al. Minimum 5-year results of degenerative spondylolisthesis treated with decompression and instrumented posterior fusion[J]. Spine, 1999, 24(16): 1721-1727.

Fredrickson BE, Baker D, McHolick WJ, et al. The natural history of spondylolysis and spondylolisthesis[J]. J Bone Jiont Surg Am, 1984, 66:699-707.

L'Heureux EA Jr, Perra JH, Pinto MR, et al. Functional outcome analysis including preoperative SF-36 for surgically treated adult isthmic spindylolisthesis[J]. Spine, 2003, 28: 1269-1274.

Mac-Thiong JM, Labelle H. A proposal for a surgical classification of pediatric lumbosacral spondylolisthesis based on current literature[J]. Eur Spine J, 2006, 15:1425-1435.

Madan S, Boeree NR. Outcome of posterior lumbar interbody fusion versus posterolateral fusion for spondylolytic spondylolistehesis[J]. Spine, 2002,27:1536-1542.

Marchetti PG, Bartolozzi P. Spondylolisthesis: Classification of spondylolisthesis as a guide for treatment[M]. Bridwell KH, DeWald RL. The Textbook of Spinal Surgery. 2nd ed. Philadelphia, PA: Lippincott-Raven, 1997:1211-1254.

Meyerding HW. Spondylolisthesis[J]. Surg Gynecol Obstet, 1932, 54:371-377.

Mihara H, Onari K, Cheng BC, et al. The biomechanical effecs of spondylolysis and its treatment[J]. Spine, 2003,28:235-238.

Moller H, Hedlund R. Instrumented and noninstrumented posterolateral fusion in adult spondylolisthesis: A prospective randomized study. Part 2[J]. Spine, 2000, 25:1716-1721.

Poussa M, Remes V, Lamberg T, et al. treatment of severe spondylolisthesis in adolescence with reduction or fusion in situ: Long-term clinical, radiologic, and functional outcome[J]. Spine, 2006, 31:583-590.

Ruf M, Koh J, Meicher RP, et al. Anatomic reduction and monosegmental fusion in high-grade developmental spindylolisthesis[J]. Spine, 2006,31:269-274.

Sairyo K, Goel VK, Faizan A, Buck's direct repair of lumbar spondylolysis restores disc stresses at the involved and adjacent levels[J]. Clin Biomech (Bristol, Avon), 2006,21:1020-1026.

Sairyo K, Katoh S, Takata Y, et al. MRI signal changes of the pedicle as an indicator for early diagnosis of spondylolysis in children and adolescents: A clinical and biomechanical study[J]. Spine, 2006, 31:206-211.

Shufflebarger HL, Geck MJ. High-grade isthmic dysplastic spondylolisthesis: Nonosegmental surgical treatment[J]. Spine, 2005,30:42-48.

Swan J, Hurwitz E, Malek F, et al. Surgical treatment for unstable low-grade isthmic spondylolisthesis in adults: A prospective controlled study of posterior instrumented fusion compared with combined anterior-posterior fusion[J]. Spine J, 2006,6:606-614.

Vibert BT, Silva CD, Herkowitz HN. Treatment of instability andspondylolisthesis: surgical versus nonsurgical treatment[J]. Clin Orthop Relat Res, 2006, 443: 222-227.

第四部分

脊柱脊髓畸形

第一节　成人脊柱畸形

一、概述

　　人体在衰老过程中腰椎及胸腰椎脊柱会受到影响，部分人会发展成为成人脊柱畸形。尽管青少年特发性脊柱侧弯进展至成年较常见，但成人脊柱畸形最常见的类型是医源性脊柱平直和退行性脊柱侧弯。鉴于成人脊柱畸形在 65 岁以上老年人中较高的发病率及全球老龄化趋势的发展，该病越来越引起大家的重视。成人脊柱畸形的诊断及评估主要是以步态和姿势为重点的体格检查，以及 X 线检查，并结合风险分层指标，建立最佳治疗计划。尽管保守治疗是目前一线方案，但手术也是很有前景的治疗方法。

　　成人脊柱畸形是横跨整个成年不同年龄阶段累及腰椎或胸腰椎而构成的异质性疾病谱。畸形的成因包括成年后新发的脊柱畸形、成年前即已存在的畸形存续到成年或脊柱外科手术失败导致疾病加速发展而成。脊柱畸形在 65 岁以上的人群中非常普遍，人群的患病率在 32% ～ 68%。成人脊柱畸形在发生发展过程中多种与年龄相关的因素参与其中相互影响，包括骨矿物质密度降低、骨质疏松、脊柱退变、行动不便和平衡能力下降及神经退行性疾病。脊柱畸形对患者的整体健康具有实质性的破坏作用。

二、病因和流行病学

　　成人脊柱畸形可能在很多情况而发生，每种情况最终结果均为脊柱结构支撑不平衡。矢状面（驼背、脊柱前凸）可能发生畸形，从而导致患者前后不平衡，冠状面（脊柱侧弯）可能会导致患者的左右不平衡。畸形导致的脊柱曲度异常可以分为结构性或代偿性，结构性曲度异常被定义为刚性不可变动的弯曲，通常称为主弯。当身体试图保持姿势平衡时，脊柱发生代偿弯曲以代偿结构性曲度异常，称为代偿性曲度异常（也称为次弯），通常次弯较小，在动力位 X 线片上角度可变。脊柱畸形一般呈进展性病程，多种因素可能会加速这一过程。骨质疏松可加快畸形曲度异常的发展，因为骨质疏松可降低了脊柱的弹性并而脊柱畸形增加了脊柱杠杆臂的力量，从而放大了横跨脊柱的力量加速病变进展。严重的骨质疏松症可能导致椎体塌陷，从而导致脊柱畸形迅速发展。脊柱畸形曲度异常增大导致椎体局部的应力增大，脊柱的支撑作用减弱可引起与脊柱畸形相关的症状。另外，脊柱旁肌肉通常随着年龄增长而萎缩进一步削弱了老年患者脊柱的支撑作用。

成人脊柱畸形包括成年后新发的脊柱侧弯、青少年特发性脊柱侧弯进展至成年、脊柱后凸畸形、医源性脊柱矢状位畸形、多节段椎间盘退变引起的局灶性伴整体脊柱畸形及创伤后脊柱畸形。成人脊柱侧弯与青少年特发性脊柱侧弯存续至成人有明显不同，成人脊柱侧弯是在脊柱骨骼发育成熟之后发生的侧弯，平均年龄为 70.5 岁，50 岁以上成年人的患病率约为 6%。与青少年特发性脊柱侧弯存续至成人不同，成人新发的脊柱侧弯最常见于腰椎，病变程度较轻但进展速度快（1.64°／年比 0.82°／年）。成人新发脊柱侧弯主要是由于骨骼和软组织退变导致，病程较长发展缓慢但常可导致神经根病及脊柱失稳（椎体滑脱或旋转半脱位），进而引起椎管狭窄。椎间盘内水分、蛋白聚糖含量降低，引起椎间盘高度降低及生物力学特性变化，并导致椎间和小关节负重情况发生变化，引起关节骨重塑极不稳定，这一过程重复发展将引起椎旁肌及躯干肌的损伤并可导致脊柱韧带的受累，这些变化共同作用最终引起脊柱畸形。

退行性后凸畸形在老年人中患病率估计为 20%～40%[（78.3±8.0）岁]。但与脊柱侧弯不同，正常胸椎后凸与退行性胸椎后凸畸形的界值目前尚未确定，由椎体骨折导致的可达到诊断脊柱畸形的病例更加少见。而且在 55～81 岁的女性中，药物治疗可有效的降低影像学及临床阳性的椎体压缩性骨折的发生率。此外，目前抗骨质疏松的筛查和治疗方法的持续改进，骨质疏松性骨折将更低。

成人脊柱畸形另一个非常常见的类型是平背综合征，这是一种医源性矢状面畸形，可导致症状性的腰椎前凸消失或腰椎曲度变直。这种快速增长的亚型通常由于在手术处理脊柱侧弯或单纯退行性疾病过程中其矢状位曲度未得到保留甚至导致医源性恶化。过去成人的医源性脊柱畸形与长节段的脊柱融合手术有关，但目前这种情况更常出现在较短的节段融合之后。

三、临床表现

（一）症状

1. 下腰痛（40%～90%） 最常见的症状是腰痛，由脊柱退变本身、微／

宏观不稳定和椎间盘源性疼痛引起，疼痛比一般人群更为严重并更常出现。

2.神经源性坐骨神经痛　下肢和臀部疼痛；与经典坐骨神经痛不同，脊柱侧弯+狭窄的患者坐位/前屈体位疼痛无法获得缓解；可由伴发的椎管狭窄引起，狭窄位于侧弯的凹侧。

3.根痛和无力　由椎间孔和侧隐窝狭窄引起，存在椎体旋转和平移的畸形凹侧根痛和无力更明显。

（二）体格检查

前凸可见胸部突出的畸形，肌肉无力，双肩存在高度差，头部不在骨盆正上方，臀部凸起、突出，脊柱上覆盖皮肤的外观或性质发生变化，整个身体倾斜向一侧；弯腰时肋骨突出，出现剃刀畸形。

四、诊断与评估

成人脊柱畸形的临床表现有很大的异质性，患者主诉为神经系统功能异常、疼痛、失能比脊柱畸形曲度异常进展或外观畸形更为常见。有一些已经被影像学诊断为脊柱畸形的患者在临床上仍然没有症状，有症状脊柱畸形患者的症状表现也有很大的差异，症状可能表现为疲劳、疼痛（从轻微的背痛到根性疼痛，甚至严重的背痛）及无法进行日常活动等。全面的病史和体格检查是成人脊柱畸形检查的关键组成部分，包括对神经系统和骨骼系统的评估检查和观察，因为姿势和步态可提供重要信息，有助于识别畸形及其补偿机制。在临床上进行患者评估时要进行系统性的观察评估，包括全身姿势，水平注视评估，整体髋臼倾斜，后凸畸形与后凸不足，肩膀与髋关节不对称，站立、弯曲和步行期间髋关节伸或屈曲痉挛，膝关节屈曲和踝背屈。

放射学对评估脊柱畸形一直很重要。尽管过去进行冠状面评估，但矢状面分析的重要性在过去几十年中得到越来越多的重视。脊柱侧弯研究协会提出的 SRS-Schwab 分型是成人影像学诊断脊柱畸形的基石。影像学评估要求对冠状和矢状面进行 91.44cm 全脊柱（自主站立）成像，成像包括髋关节和股骨头以进行脊柱骨盆分析。医院的图片存档和通信系统（PACS）提供了数字存储和易于获取放射线图像的解决方案，但专用软件获得的冠状和矢状位测量结果比 PACS 更可靠，尤其是当外科医师进行术前评估测量时。站立位的影像学检查对脊柱的评估是必需的，但仰卧位，俯卧位和侧弯位的脊柱柔韧性评估同样很重要。具体来说，通过常规的术前仰卧位 X 线片，外科医师可以更好地区分结构性和非结构性脊柱畸形，同时还可以预测患者的脊柱在手术台上情况。腰椎柔韧性较好的患者不需要大量的截骨就能达到理想的矫形目标。

生物力学 X 线检查分析如下。

人类的站立及活动均受到重力的影响，重力作用于脊柱，使其受到相应的压力。由于人类的直立是在双足之上，通过双下肢支撑骨盆，所以骨盆与脊柱之间存在紧密的关系。骨盆的扩大和垂直化使得人类获得直立的姿势，并导致矢状面脊柱的曲率有别于其他物种。与某些物种（如黑猩猩）仅偶尔采用直立姿势不同，直立是人类的主要姿势，因此脊柱对于此姿势的适应性改变必须稳定且有效。

骨盆是腰椎的底座，所以其也决定了整个脊柱的位置，所以需要将骨盆视为脊柱的骨盆椎体或第 1 椎骨。在冠状面上，脊柱的排列方式很简单，脊柱的正中轴穿过椎骨的正中，矢状面上的骨盆和椎骨的空间排列更复杂。为了更好地理解矢状面上的力学特征，人体重心的位置及重力线都需要详细检查。

在正常人矢状面重力线垂直于地面，并穿经股骨头稍后方并投射在足间。当手臂位于身体两侧，重力线位于 S2 骶骨前方。常规影像学检查，例如磁共振成像或计算机断层扫描，由于患者处于卧位因此对平衡分析作用不大。因此，X 线检查对于脊柱力学分析很重要。尽管重力线是一个重要的参数，但它并不能很好的指导治疗，因为其与受力平台不能建立很好的关联；所以需要通过对站立位放射学影像检查确定矢状面平衡的间接参数并明确患者的病理生理状况，同时要观察重力线在矢状位上是否大致穿过股骨头。

（一）骨盆的参数

1. 骨盆入射角（pelvic incidence，PI；图 4-1-1A） 第 1 骶骨（S1）上终板中点与股骨头中点的连线与经过 S1 上终板中点并垂直于 S1 终板的垂线之间的夹角，对于成人，它是一个恒定的解剖学参数，与骨盆的空间位置无关；该角涉及骶骨的上 3 个椎骨，2 个骶髂关节和髂骨翼后缘直至髋臼。骶髂关节的活动度极小，在出生后其活动度可忽略的，因此一旦生长发育完成每个个体的骨盆入射角保持恒定。较小的骨盆入射角对应于狭窄的骨盆（较小的前后尺寸），而较大的角度则表示较宽大的骨盆（较大的前后尺寸）。在 75 岁以上的老年人或某些特定的长融合结构中，韧带松动会产生一定程度的变异。

2. 骶骨倾角（sacral slope，SS；图 4-1-1B） 是 S1 上终板平行的切线与水平线之间的夹角。骨盆垂直意味着骶骨倾角小，而骨盆水平则意味着骶骨倾角较大。

3. 骨盆倾角（pelvic tilt，PT；图 4-1-1C） S1 上终板中点与股骨头中点的连线与铅垂线之间的夹角。这两个角度随位置变化而变化，与骨盆的方向有关。骨盆围绕股骨头中度的连线形成的轴旋转，骨盆向垂体方向旋转骨盆倾角增加，反之亦然。

这 3 个参数之间关系：骨盆入射角等于骶骨倾角与骨盆倾角的算术和（PI = PT + SS）。从数学关系中可以看出骨盆入射角高的患者骨盆可旋转的角度可更大。这是分析补偿机制时的重点。对于正常人群，骨盆入射角理论上对应一

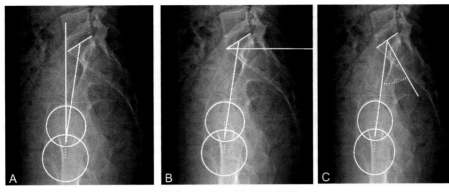

图 4-1-1　显示为骨盆参数

A. 骨盆入射角，此角为骶 1 上终板中点与股骨头中点连线与经过骶 1 上终板中点并垂直于骶 1 上终板的垂线之间的夹角；B. 骶骨倾角，此角是骶 1 上终板切线与水平线之间的夹角；C. 骨盆倾角，骶 1 上终板中点与股骨头中点的连线与铅垂线之间的夹角

个骨盆倾角和骶骨倾角。在无症状的正常人群中，理论骨盆倾角 PT= 0.44 PI-11°，由于骨盆倾角是取决于骨盆方向的角，因此可以推断站立位拍摄的 X 射骨盆倾角是正常还是异常。

（二）脊柱的参数

脊柱从颅骨到尾椎有 3 个连续的弯曲：颈前凸、胸后凸和腰前凸。

1. **颈椎参数**　C2 终板和 C7 下终板之间测量下颈椎的参数。颈椎曲度可表现为前凸、后凸，甚或是直线形，其取决于 C7 倾角。颈椎的曲度可以分为两部分，上颈角 O-C2 角（枕骨与 C2 夹角，图 4-1-2A）：测量 McGregor 线和 C2 下终板之间的夹角。 McGregor 连接腭骨的后缘到枕骨的低点，该角度的平均值为 15.81°（±7.15°），此段脊柱为前凸。下颈椎曲度 C2 ～ 7 角：测量 C2 终板和 C7 下终板之间夹角，正常人群可为后凸或前凸。O-C2 和 C2 ～ 7 角成反比：当一个增大时，另一个减小。C7 倾角是研究颈椎的关键静态参数，均值为 20°。C7 倾角大于 20° 的患者颈椎前凸（C2 和 C7 之间为前凸）。C7 斜率小于 20° 的患者在 C2 和 C7 之间脊柱为后凸或呈直线。颅椎角（spino-cranial angle，SCA；图 4-1-2B）：C7 上终板平行线与蝶鞍中心与 C7 上终板中点连线之间的夹角。在普通人群，颅椎角值是恒定的，平均为 83°±9°，此值反映了头与 C7 ～ T1 的偏移量。颈椎垂直偏移量又称颈 SVA，是 C2 和 C7 铅垂线的水平距离，同样是分析头偏移的方法。

2. **胸椎的参数**　胸椎后凸角度（图 4-1-3A）通过测量 T1 上终板和 T12 下终板之间角度得到。胸椎后凸的理论值是腰椎前凸角的 0.75 倍，即 T1 ～ 12 前凸 =0.75×L1 ～ S1 后凸。由于肱骨头的遮挡正常的 X 线成像质量较差，因此测量了 T4 ～ 12 之间的胸椎后凸角度代替胸椎后凸角。但 T1 ～ 4 之间的夹角 8°～ 10°，此角很重要，因为许多胸腰椎融合结构在 T4 处停止，忽略了在

T4 上方存留的杠杆臂。

3.腰椎的参数　腰椎前凸（LL，图 4-1-3B）腰椎前凸到胸椎后凸的拐点和 S1 上终板之间的夹角；2/3 的腰椎前凸角由最后两个腰椎节段构成：L4S1 = 0.66×L1S1。腰椎前凸角受到骨盆入射角的影响，越是靠近骨盆受到影响越大。

（三）骨盆和脊柱参数之间的关系

腰前凸与骨盆入射角之间关系紧密。腰前凸可分为两部分，下腰凸为 S1上终板与经过顶椎水平线之间的夹角，上腰凸为经过腰凸顶椎水平线与胸腰椎

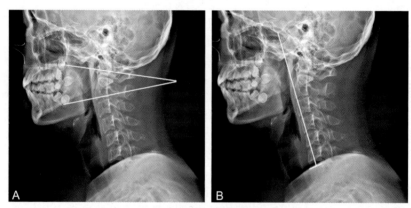

图 4-1-2　显示为颈椎参数

A.上颈角 O-C2 角，此角为 McGregor 线和颈 2 下终板之间的夹角，McGregor 为腭骨后缘与枕骨最低点之间连线；B.颅椎角，此角为颈 7 上终板切线与蝶鞍中心至颈 7 上终板中点连线之间的夹角

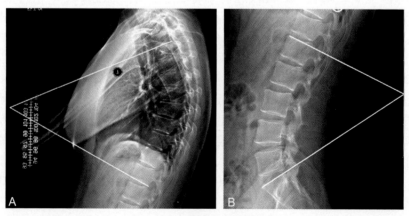

图 4-1-3　显示为胸腰椎参数

A.胸后凸角，测量了胸 4～12 之间的胸椎后凸角；B.腰前凸角，骶 1 上终板与腰 1 上终板之间的夹角

曲度拐点的切线形成夹角。上腰凸的值比较恒定，在 $15° \sim 19°$，下腰凸大小取决于骶骨终板，骶骨倾角与下腰凸大小高度相关。腰椎前凸（LL）的公式：LL（L1 － S1）=0.54×PI+27.6；骨盆倾角与骨盆入射角之间关系：PT = 0.44 × PI － 11.4。通过对普通人群研究得出的这些公式可以得出 SS 和 PT 的正常值；同样可以推断病理代偿状态下骨盆的旋转情况。

考虑不同的脊柱和骨盆参数，并考虑拐点（从腰前凸到胸后凸的拐点），脊柱可以分为 4 类。

1 型和 2 型的特征是骶骨倾角小（＜ 35°）。

1 型：下腰凸小，腰突顶椎很低（L5 左右），腰突很短，脊柱后凸是胸腰凸。

2 型：腰突较平，几乎没有弯曲，背部是平的。

3 型：骶骨倾角为人群平均值（35° ～ 45°）。腰前凸均等地分布于上腰凸与下腰凸。这是最平衡的脊柱类型。

4 型：骶骨倾角陡峭（＞ 45°），腰凸的顶点位于 L3 前下附近。腰凸角度比其他类型的更大且包含更多的椎骨；胸后凸变短。

理解正常人群的脊柱参数数据有助于发现鉴别病理状态的脊柱参数。总体而言，骨盆入射角低于平均值（50°）时，前凸角趋向大于骨盆入射角；而当骨盆入射角约为 50° 时，腰前凸趋于等于骨盆入射角（LL=PI）；当骨盆入射角 ＞ 65° 时，腰前凸往往小于 PI。因此，经常使用的公式 PI=LL+9° 仅对小骨盆入射角有效，当骨盆入射角 ＞ 50° 时，会导致估计误差。这可能是大骨盆入射角患者进行后路截骨术时脊柱前凸矫正过度的原因之一。

4 种类型的脊柱由于受力机制不同导致其对疾病的易感性也不同。

1 型：骶骨倾角小（＜ 35°），骨盆斜率也低。这种类型的脊柱在胸腰交界处的机械应力增加，而腰椎远端短节段过伸，骨盆入射角小的患者不能通过骨盆逆行旋转进行补偿。这种结构可以保护腰椎间盘但压力将施加在小关节上，易患 L5 ～ S1 腰椎滑脱，伴有峡部裂，胸腰椎间盘病变和退行性交界性滑脱。

2 型：骶骨倾角小，后凸和前凸之间的分布均衡，但由于脊柱前凸角度小，背部是平直的。由于椎间盘是水平的使得 L4 ～ 5 和 L5 ～ S1 椎间盘的应力增加，导致其早期发生退变。骨盆逆行旋转补偿的空间很小，医源性腰椎后凸不足的耐受性很差。

3 型：具有均衡的腰凸和胸凸。因此没有导致加速退化的机械性因素。

4 型：骶骨倾角陡峭（＞ 45°）和骨盆入射角大（＞ 55°）。压力集中在腰椎的后部。这种类型的背部易患峡部裂性腰椎滑脱和小关节炎导致的椎管狭窄。这种类型的腰前凸的丧失可在很长一段时间内得到补偿，从而增加了骨盆逆行旋转补偿的能力。

（四）衰老对脊柱影响及其病理状态

脊柱对衰老导致的退变可通过 3 个层面进行代偿，即脊柱、骨盆和下肢。

脊柱矢状位不平衡的补偿分为节段性，区域和全局级别。这些补偿并非同时实现，但存在不同程度关联。脊柱代偿最基础状况是相邻节段过伸，代偿由于椎间盘退变和椎间隙高度降低而引起的重力线前移，但这同样会引起不良后果。腰椎退变的临椎常出现过度伸展，其可为单节亦可多节段，相邻椎间隙 Cobb's 角＞15°即认为过伸。过伸的后果为后方应力增加，并导致脊柱后滑脱、小关节肥大和棘突应力增加（Baastrup 综合征），同时减小椎间孔和椎管的直径。

骨盆对退变唯一的代偿机制为向后旋转，臀部的伸肌（臀肌）收缩引起骨盆后旋并导致骨盆倾角增加、骶骨倾角减少。骨盆向后旋转即为髋关节伸展。骨盆入射角的值越高，向后旋转的空间就越大，在自然直立姿势（正常人群）和最大伸展（骨盆后旋）之间的髋部伸展范围被认为是"伸展储备"。功能良好的脊柱需要这种臀部伸展储备功能以补偿矢状不平衡。髋关节伸展储备包括在骨盆后伸能力中，后伸角度虽然一般仅数度但仍然很重要的，在髋关节关节炎情况下这种储备功能消失。在骨盆最大后旋之后如果仍需要继续代偿，则可以进行代偿性屈膝。

胸椎后凸的减少通常发生在年轻患者中，因为年轻人的竖脊肌强有力，而胸椎后凸的减小为竖脊肌的收缩引起。颈椎过度前凸也为竖脊肌收缩导致，并导致小关节高压、小关节炎及由于小关节增生导致的椎间孔、椎管狭窄。前额姿势是颈椎的重要补偿姿势，其通过 O-C2 过度前凸作为补偿来限制颈椎前凸，从而保持椎管的大小并视线水平。与 C7-SVA 相比，颅垂线（Cr SVA）是更好的测量参数，可更准确预测成人脊柱畸形手术的效果。

下肢屈膝和伸踝也有助于使重力线向后移动，膝关节屈曲与腰前凸丢失有关。所有这些机制根据个体不同而采用不同方式结合在一起。这种代偿的效果有限，尤其由于老年人的肌肉组织较弱且常有关节炎导致代偿空间更小。

（五）失稳患者的整体评估

1. 如何在治疗之前整合这些数据制订合理的手术计划，可分两个步进行。

（1）确定骨盆入射角的值，以确定脊柱骨盆参数的理论值。

（2）分析从颈椎到下肢的整体矢状平衡。

目前评价脊柱平衡的参数指标要在完整的脊柱 X 线片 EOS 成像上评估。矢状位平衡的分析需要从 C2 到股骨头在站立放松姿势下对整个脊柱进行 X 线正位和侧位照相。照相姿势也必须标准化，双手放在锁骨上。EOS 成像系统能够生成整个脊柱的图像，同时大大降低了辐射剂量（比标准放射少 8～10 倍放射量），并且比传统成像系统更快，还可以进行 3D 建模并避免了在大型暗盒成像中发现的垂直失真现象。

2. 可以使用不同的参数对脊柱平衡进行评估

（1）C7 铅垂线：是经过 C7 的垂线，理想情况下穿过骶骨终板，但即使穿经骶骨终板也并不意味着脊柱骨盆平衡，脊柱可以处于代偿平衡状态，但是脊柱骨盆参数可能代偿不足。

（2）矢状面轴向距离或 SVA：是 C7 铅垂线和骶骨后上角之间的水平距离（图 4-1-4）。SVA 与生活质量相关。正常的 SVA 应＜ 5cm，但该参数与年龄相关。但是 SVA 没有考虑到骨盆入射角的值，这会引起一定的偏差，尤其是在骨盆入射角较高的情况下。另外，SVA 值只有亚组分层才能对平衡进行适当的分析。所以此参数仅适用于比较同一患者术前术后或一段时间内平衡变化状况，但不能横向在不同患者之间进行比较，因为他们的骨盆入射角不同。

（3）脊柱 - 骨盆角（SSA，图 4-1-5）：由连接 C7 椎骨中心与 S1 终板中心和 S1 上终板切线的夹角，正常值为 135°±8°。这是脊柱总体平和的固有参数，因为它将 C7 位置与骨盆参数 - 骶骨倾角整合在一起，但它未将颈椎和头部情况纳入考虑。

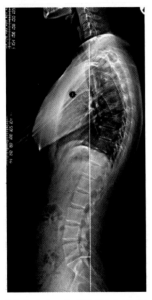 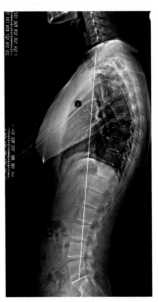

图 4-1-4　**矢状面轴向距离**　　　　　图 4-1-5　**显示为脊柱 - 骨盆角**
为颈 7 铅垂线和骶骨后上角之间的水平距离　由连接颈 7 椎体中心与骶 1 终板中心和 S1 上终板切线的夹角

3. C7 矢状面轴向距离 / 骶股骨距离比（C7/SFD 比）：C7/SFD 比（Barrey 指数，图 4-1-6）是为了取代像 SVA 这类距离参数而发明的适用于所有 X 射线照相的比值，并且还要考虑股骨头的位置及骨盆的厚度，而骨盆的厚度随骨盆入射角变化而变化。当 C7 垂线恰好经过骶骨的后上角时，该比率等于 0；而当投影在双股骨头中心时，该比率等于 1。当 C7 铅垂线在股骨头前方时，该值大于 1；而当 C7 铅垂线经过骶骨骨后面时，其值为负（正常值为 -0.9±1）。同样 SVA 一样 C7/SFD 比未将颈椎和头部情况纳入考虑。

（1）T1 骨盆角（TPA）：T1 中心到股骨头中心的线与股骨头中心到 S1 的终板中点连线间的夹角称为 T1 骨盆角（图 4-1-7）。它与骨盆倾角和 SVA 相关，但与骨盆入射角不相关。TPA 目标值＜ 14°。此参数也以 C7 为界标，它不整合颈椎和头部情况。

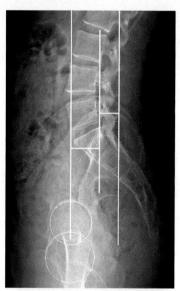

图 4-1-6　显示为 Barrey 指数

骶股骨距离（SFD）为穿过股骨头的垂直线和穿过骶 1 后角的垂直线之间的距离，C7 矢状面轴向距离即为 SVA

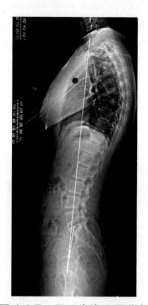

图 4-1-7　显示为胸 1 骨盆角

胸 1 中心到股骨头中心的线与股骨头中心到骶 1 终板中点连线间的夹角称为胸 1 骨盆角

（2）FBI（Full Balance Index，完全平衡指数）：该指数估计脊柱失衡患者需要进行手术矫正的程度。FBI 是基于包括下肢位置在内的矢状平衡的整体分析。FBI 由 3 个不同参数构成。

第一个角度是 C7 平移角度（C7TA）：理论 C7 位置与其当前位置之间的角度差。C7 下终板中点与经过骶骨后上角垂线并与 C7 下终板中点同水平的理论 C7 位置与 L4 椎骨成角。在正常人群中，腰椎前凸的顶点一般位于 L4 左右。这 3 个点（C7 下终板中点、理论 C7 和 L4 的中心）形成一个三角形，其顶点是 L4 椎骨。

第二个角度是股骨斜角（FOA）：在健康人中，股骨是垂直的。在进行代偿时，在完整的脊柱侧位 X 射线照相中，膝盖弯曲并且股骨倾斜。FOA 为股骨干和垂直线之间的夹角。必须将此角度考虑入需要校正的角度中，以恢复适当的矢状平衡。

第三个角度是骨盆代偿角（PTCA）：它是理论骨盆倾角和实测值之差。代偿 PTCA 等于测得的 PT-PT 的理论值（PT=0.44PI − 11.4°）。如果测得的骨盆倾角 < 25°，则 PTCA 约为 5°，必须将其在术中加以矫正；如果 PTCA > 25°，则须添加 10°；这是一个近似值，但也可以如上所述计算出真实值。

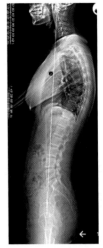

综合这 3 个测量值可以明确恢复患者的矢状位平衡所需的校正值，也可以用于分析脊柱的总体平衡。它在无症状人群中的平均值 < 5°，也可为负值。此值未考虑颈椎和头部的情况。

齿状突髋轴（odontoid hip axis，OD-HA）：这是髋臼中心与齿状突的连线与垂线之间的夹角（图 4-1-8）。在无症状患者（SD：1.6°）中该角度几乎没有变化，是研究整体矢状平衡的好参数。它整合了颈椎和头部情况，即使老年人无症状也能保持恒定。该角度考虑了颈椎，胸腰段脊柱和骨盆的位置，有益于对胸腰段融合后的邻近节段后凸畸形（PJK）的整体分析和评估。实际上，如果 OD-HA 为正值（> +2°），高于正常值（+2° 至 − 5°），则表明患者失平衡，并且上部椎体的杠杆臂作用。在进行任何类型的脊柱融合术之前，

图 4-1-8　显示为齿状突髋轴，为髋臼中心与齿状突之间连线与垂线之间的夹角

都必须进行术前计划，以避免在相邻椎体水平上施加过度应力。

五、固定邻近节段症候群

交界综合征或邻近阶段后凸畸形（PJK）的定义是，与术前 X 线片相比，邻近节段后凸角度增加 10°。角度是第一个带固定椎骨的下终板和位于其邻近节段的第二个椎骨的上终板之间的夹角。这是畸形矫正手术的主要并发症。在术后患者中，PJK 通常发生在早期（3 个月以内），外科医师在手术期间可以修正以下风险因素①胸廓成形术，综合使用不同方法建立一个刚性的区域，非融合区域的棘间韧带损伤，融合骶骨，胸椎后凸超过腰椎前凸，固定节段直至 T1 ～ 3，SVA 的显著变化，腰椎前凸增加 30° 以上，脊柱弯曲度整体增加。②还有一些危险因素无法通过在术中避免：骨质减少，高 BMI，胸椎后凸超过 40°，高骨盆入射角，术前较高的 SVA 术前应该结合骨盆入射角一起分析。

与固定节段相邻的节段活动性增加是退化的主要原因，在分析 PJK 或 PJF 风险时，整体考虑参数，并包括颈椎和头部的因素至关重要。邻近节段椎体破坏导致 PJK 继而导致 PJF 的发生，一般是由于位于固定节段上方的身体杠杆臂导致。因此，术前计划使用软件模拟校正，并同时模拟评术后杠杆臂情况。术中严格按照术前规划并根据需要进行校正，避免固定节段以上过大载荷。

六、治疗

成人脊柱畸形可以保守治疗（非手术治疗）或手术治疗。尽管保守治疗方法缺乏强有力的证据支持，但保守治疗被认为是首选的治疗方法。

（一）保守治疗

对于没有显著或进展迅速的神经功能缺陷、不稳或侧弯，保守治疗是首选方式。患者需要行身体核心肌肉力量和耐力的训练。对于疼痛的患者可以行相关疼痛治疗，包括 NSAIS 镇痛药物、急性期使用的麻醉药物及神经根、关节突和痛点注射治疗。

保守治疗方法中有许多可作为单一疗法或多种组合使用，以控制疼痛和维持功能为目标。很少有证据支持对没有神经系统缺陷或临床重要损伤的患者进行物理治疗、浅热、拉伸和有氧运动的建议。加强核心肌肉锻炼已被推荐用于脊柱畸形患者，包括在指导下举重、骑自行车和水疗法。在慢性脊柱疾病的治疗中，认知行为疗法、生物反馈和针灸也可以考虑。根据患者最严重的症状，可以开始非麻醉性药物治疗，包括非甾体抗炎药、抗抑郁药或抗惊厥药。尽管在青少年特发性脊柱侧弯中已经证实了支具的有效性，但在成人脊柱畸形中支具并不能阻止侧弯进展，因此很少有患者能从支具治疗的中获益。

尽管相关文献较少，但有报道认为硬膜外激素注射、触发点注射和神经根阻滞可延长疼痛缓解期。轻度脊柱畸形的患者可能获益最大。SRS- 疼痛评分基线较低和胸腰椎侧弯的患者，非手术治疗前后 HRQoLs 可达到最小的显著性差异。一项采用随机和观察性分组的多中心试验，有症状的腰椎侧弯患者的手术治疗和非手术治疗的效果比较，数据显示，虽然非手术治疗不太可能使这些患者受益，但如果患者对目前脊柱相关的健康状况感到满意，就会被推荐使用非手术治疗。然而，对于那些对脊柱相关健康不满意的患者，会推荐手术治疗，术后 2 年的随访显示 HRQoLs 有显著改善。

（二）手术治疗

大量文献表明手术治疗的费效比和效果优于保守治疗。目前的手术适应证包括残疾、功能障碍、疼痛或神经症状等临床症状的程度与进展，随访中影像学畸形进展，保守治疗失败的患者。但少见患者出现进展性神经功能障碍是需要急诊手术的指征。手术指征包括难治性腰腿痛、严重或进展性神经功能障碍、畸形导致心肺功能受影响、严重的冠状位及矢状位失衡失代偿。手术目的包括神经减压、稳定性重建及恢复脊柱冠状位和矢状位序列。手术治疗方式包括单纯减压、后路内固定融合、后路椎间融合、后路截骨、侧方及前方椎间融合及前后路联合手术。

一旦决定手术，就需要制订手术计划，手术计划需要根据患者的症状和影像指标做到患者特异性，同时需要考虑到每例患者特殊的影响到预后的因素。

因此需要与临床相关、简洁和特异的分型指导手术计划制订，分型应当能够反映不同医疗机构间的治疗和结果。外科治疗分 6 个层级：仅减压、减压及后路有限内固定脊柱融合、后路脊柱减压融合矫形术、前后路脊柱融合矫形术、延长至胸段的固定和融合、特定角度的截骨术。脊柱侧弯研究协会（Scoliosis Research Society，SRS）的 Schwab 分型系统是成人脊柱畸形高度可行有效的分型系统，包括 4 种冠状位侧弯畸形和 3 种矢状位修正。矢状位修正包括 PI-LL 和谐度、SVA 及 PT。该分型与生活质量评分（HRQOL）密切相关。然而，那些最有可能从微创手术中获益的患者还没有确定。需要进一步的工作来更好地指导外科医师可能使用的微创手术方法。此外，虽然神经症状可作为外科手术干预的普遍适应证，但成人脊柱畸形的其他特征，如疼痛和残疾，是患者特有的。与严重残疾相关的最佳脊柱序列参数阈值、患者的功能能力、日常活动的目标和外科手术的期望都在患者和外科医师确定手术治疗的决策的过程中起着重要作用。

（王海峰　王　凯）

参 考 文 献

Cecchinato R, Redaelli A, Martini C, et al. Long fusions to S1 with or without pelvic fixation can induce relevant acute variations in pelvic incidence: a retrospective cohort study of adult spine deformity surgery[J]. European spine journal : official publication of the European Spine Society, the European Spinal Deformity Society, and the European Section of the Cervical Spine Research Society, 2017,26:436-441.

Ferrero E, Liabaud B, Challier V, et al. Role of pelvic translation and lower-extremity compensation to maintain gravity line position in spinal deformity[J]. Journal of neurosurgery Spine, 2016,24:436-446.

Grubb SA, Lipscomb HJ, Coonrad RW. Degenerative adult onset scoliosis[J]. Spine, 1988, 13:241-245.

Kado DM, Prenovost K, Crandall C. Narrative review: hyperkyphosis in older persons[J]. Ann Intern Med, 2007,147:330-338.

Le Huec JC, Demezon H, Aunoble S. Sagittal parameters of global cervical balance using EOS imaging: normative values from a prospective cohort of asymptomatic volunteers[J]. European spine journal : official publication of the European Spine Society, the European Spinal Deformity Society, and the European Section of the Cervical Spine Research Society, 2015,24:63-71.

Le Huec JC, Hasegawa K. Normative values for the spine shape parameters using 3D standing analysis from a database of 268 asymptomatic Caucasian and Japanese subjects[J]. European spine journal : official publication of the European Spine Society, the European Spinal Deformity Society, and the European Section of the Cervical Spine Research Society, 2016,25:3630-3637.

Legaye J, Duval-Beaupère G, Hecquet J, et al. Pelvic incidence: a fundamental pelvic parameter for three-dimensional regulation of spinal sagittal curves[J]. European spine journal : official publication of the European Spine Society, the European Spinal Deformity Society, and the European Section of the Cervical Spine Research Society, 1998,7.

Marty-Poumarat C, Scattin L, Marpeau M, et al. Natural history of progressive adult scoliosis[J]. Spine, 2007, 32.

Ploumis A, Transfledt EE, Denis F. Degenerative lumbar scoliosis associated with spinal stenosis[J]. The spine journal : official journal of the North American Spine Society, 2007,7:428-436.

Roussouly P, Berthonnaud E, Dimnet J. Geometrical and mechanical analysis of lumbar lordosis in an asymptomatic population: proposed classification[J]. Rev Chir Orthop Reparatrice Appar Mot, 2003,89:632-639.

Schwab F, Ungar B, Blondel B, et al. Scoliosis Research Society-Schwab adult spinal deformity classification: a validation study[J]. Spine, 2012,37:1077-1082.

Smith JS, Shaffrey CI, Fu K-MG, et al. Clinical and radiographic evaluation of the adult spinal deformity patient[J]. Neurosurg Clin N Am, 2013,24:143-156.

第二节　颈椎畸形

　　颈椎畸形（cervical spine deformity，CSD）由多种病因引起，主要包括原发性和继发性，其中继发性因素包括医源性、退变性、创伤性、肿瘤性与感染性等，也好发于患有强直性脊柱炎、类风湿关节炎等免疫原性的全身关节炎患者。颈椎畸形患者常表现为颈、胸、肩相对位置异常，严重影响患者外观。患者可出现颈部疼痛，神经根、脊髓症状，甚至感觉或运动功能缺失等症状，严重影响患者生活质量。手术是治疗颈椎畸形的有效手段，但是目前在手术方式的选择和治疗效果方面还存在争议。本节主要探讨的是下颈椎畸形（sub-axial cervical deformities）的相关内容。

一、概述

　　颈椎的基本功能包括支撑颅骨的轴向压力，保证直立姿势和水平直视，维持头颈部的运动及保护重要的神经血管，如脊髓、脊神经和椎动脉等。正常颈椎存在向前成弧形的生理曲度，正常的生理曲度依赖于颈椎前柱和后柱的连续性和完整性，任何外伤性、退变性、肿瘤性、代谢性因素都会导致生理曲度的改变。颈椎在整个脊柱中的运动范围最大，可在 4 个方向上自由活动，包括伸、屈、轴向旋转、侧弯。正常的颈椎活动度（range of motion，ROM）约是屈曲 $90°$、伸展 $70°$、侧弯 $20° \sim 45°$。ROM 是脊柱中性区（neutral zone，NZ）和弹力区（elastic zone，EZ）的运动范围的总和。NZ 是运动范围 ROM 中的一部分，在这一区域的脊柱活动中，脊柱的载荷几乎为零，韧带处于最为松弛的状态，以较小的力量即可产生脊柱较大范围的活动。当活动范围超过 NZ，需要较大的力量来克服软组织的抵抗，此区域成为弹性区（Elastic zone）。颈椎 ROM 的异常增加也能够导致颈椎软组织损伤甚至颈椎畸形。

下颈椎畸形（C3 ~ 7）常见于矢状面，其中颈椎后凸畸形最为常见（图 4-2-1）。后凸畸形一旦发生，颈椎的轴向负荷便会前移，可加剧椎间盘退变，后方张力带压力增大，从而进一步加重颈椎后凸的程度，产生恶性循环，即"后凸致后凸"。根据颈椎后凸的形状，本病可分为颈椎弓状后凸（Round kyphosis）和角状后凸（Angular kyphosis）。严重的后凸畸形患者还可出现下颌胸综合征（Chin-on-chest syndrome）及低头综合征（Dropped head syndrome）。颈椎前凸和混合型的鹅颈样畸形在临床中较为少见。冠状面畸形主要由先天性椎体畸形导致，表现为侧弯及成角，在颈椎节段并不常见。

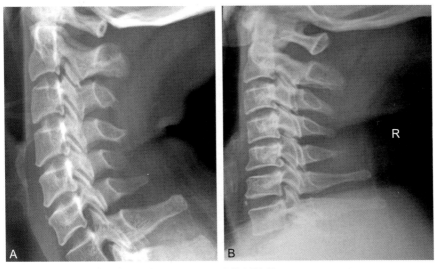

图 4-2-1　颈椎侧位片

A. 正常范围的生理曲度；B. 后凸畸形

后凸的颈椎可导致脊髓、神经根被动牵拉，脊髓前角神经元受压或脊髓过度伸展导致脊髓血流灌注减少，造成供血障碍，最终导致神经根、脊髓缺血和变性。此外，有学者报道有 2% ~ 35% 的颈椎后凸畸形患者中，并无任何临床症状，因为在仅有后凸，而没有实际压迫的情况下，发生神经功能障碍的可能性较小。

颈椎畸形的手术目的在于纠正畸形、恢复视线水平，必要时可行脊髓神经根减压及内固定融合，维持脊柱稳定性，避免术后并发症。目前，纠正颈椎畸形的手术方式有很多。手术入路包括前路、后路和联合入路；手术技术包括颈椎前路椎间盘切除融合术（anterior cervical discectomy and fusion，ACDF）、前路椎体次全切术（anterior cervical corpectomy and fusion，ACCF）、前路颈椎截骨术（anterior cervical osteotomy，ACO）、Smith-Petersen 截骨术（Smith-Petersen osteotomy，SPO）、经椎弓根截骨术（pedicle subtraction osteotomy，PSO）等。

二、颈椎影像学参数

颈椎影像学参数对于颈椎疼痛、功能及生活质量有一定相关性，对这些参数的测量有助于评估患者病情及预测患者预后，临床上同时采用多个测量方法反映真实的颈椎曲度。常用的影像学参数包括颈椎前凸角（cervical lordosis）、C2 ～ 7 矢状面垂直轴（sagittal vertical axis，SVA）、颏 - 眉角（Chin-brow vertical angle，CBVA）、胸廓入口角（Thoracic inlet angle，TIA）、T1 倾斜角（T1 slope，T1S）及颈部倾斜度（neck tilt，NT）。为确保颈椎曲度测量的可靠性，必须采用标准中立位的侧位 X 线片。

1. 颈椎前凸角（CL） CL 是临床上最常用的影像学参数。人群颈椎前凸的程度各异，不同学者的研究结果略有偏差。综合不同文献报道，正常 CL 的界限在 10° ～ 45°。另有学者指出，随年龄的增长，CL 会逐渐增大；颈椎曲度还需综合考虑胸椎和腰椎曲度，因为严重的颈椎后凸畸形患者还可以出现胸椎代偿性的生理后凸消失及腰椎前凸角加大等。总之，CL 正常范围目前尚无定论。

临床上，常用来测量 CL 的常用方法包括 Cobb 角（cobb's method，CM）和 Jackson 生理应力曲线（jackson physiological stress lines，JPS）。

CM 测量法（图 4-2-2）：是临床上目前最常使用的方法之一，包括双线法

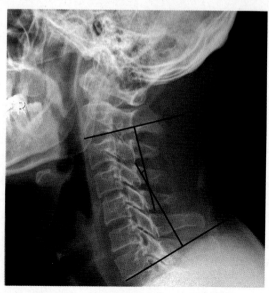

图 4-2-2　CM 测量法（Cobb 角四线法）

和四线法，四线法又称改良 Cobb 角测量法（Modified Cobb method）。在颈椎侧位片上，C2 和 C7 椎体下终板做水平延长线，其夹角所形成的锐角，则为 Cobb 角，即颈椎前凸曲度，此为双线法。在 2 条水平延长线的基础上，分别做 2 条垂直线，其相交形成的锐角则为 Cobb 角，此为四线法。此外，也有学者用连接 C1 前后结节连线代替 C2 终板延长线作为上参考线来评估 CL，C1 ～ 7 和 C2 ～ 7 均可测量 CL。双线法中延长线的交角位于颈椎的背侧，则提示前凸，角度为正值；交角位于颈椎腹侧则提示后凸，角度为负值。临床中，常用四分法评估 CL，但四分法多画了两条垂直线，增加了人为误差因素。Cobb 角测量法也同样适用于胸椎和腰椎。

JPS 测量法：椎体后缘切线夹角法，在颈椎侧位片上，分别做 C2 和 C7 椎体后缘的延长线（图 4-2-3），其相交形成的锐角称为颈椎角（cervical spinal angle，CSA），即为 CL。

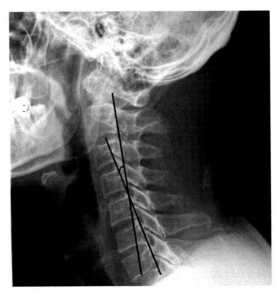

图 4-2-3　JPS 测量法

根据 Cobb 角测量结果，将颈椎曲度分为四类：生理前凸、生理曲度变直、颈椎后凸畸形、颈椎鹅颈样畸形。Cobb 角＞ 5°为颈椎前凸；Cobb 角在－ 5°～ +5°，称为颈椎曲度变直；Cobb 角＜－ 5°，称为颈椎后凸。在使用 JPS 测量法时，角度是正值即表示是前凸，是负值则表示为后凸，但某些病例在侧位片上的 C7 椎体易受肩部遮挡，这种情况下 JPS 角度并不准确。当 C2 ～ 7 CL＜－ 10°，则提示颈椎畸形。

2. C2 ～ 7 矢状面垂直轴（C2 ～ 7 SVA）和颏 - 眉角（CBVA）　C2 ～ 7 SVA（图 4-2-4），主要反映的是局部颈椎矢状位曲度。C2 ～ 7 SVA 定义为 C2 椎体中心（齿状突）的铅垂线（C2 plumb line，C2PL）与 C7 椎体上终板后缘连线的距离。理论上，C2 ～ 7 SVA 的增大提示颈椎屈曲程度，保持颈椎直立则需要消耗颈椎肌肉更多的力量，长此以往，会导致肌肉疲劳、疼痛，甚至无力。目前，已经有研究表明 C2 ～ 7 SVA 与 mJOA 评分的脊髓病变严重程度有显著相关性。当 C2 ～ 7 SVA > 4cm，则提示颈椎畸形，存在严重的颈椎功能障碍，也预示着手术预后不良。然而，目前仍然缺乏 C2 ～ 7 SVA 增加与颈椎后凸之间相关性的一级证据，需要更多的研究来证实其重要意义。

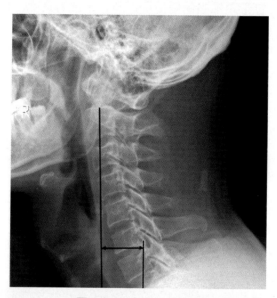

图 4-2-4　C2 ～ 7 SVA

3. 胸廓入口角（TIA），T1 倾斜角（T1S），颈部倾斜度（NT）　TIA 定义为是 T1 上终板中点到胸骨上缘之间连线与 T1 上终板垂直线之间的夹角。它是一个相对恒定的影像学参数，因为胸骨、胸 1 椎体、胸 1 肋骨的位置相对固定。通常在 X 线侧位片上测量，但 CT 和 MRI 也可作为备选。T1S：T1 上终板延长线与水平线的夹角。NT：T1 上终板中点与胸骨上缘连线和胸骨铅垂线的夹角。

TIA，T1S 和 NT（图 4-2-5）是近来提出的颈椎矢状位影像学参数，TIA、T1S 和 NT 的关系可表示为 TIA = T1S + NT。TIA，T1S 和 NT 值的正常范围分是 $71.7° ± 9.5°$、$26.7° ± 6.3°$、$44.9° ± 7.2°$。通常，TIA 越低，T1S 越小，以维持 NT 的生理角度。其中、T1S 与 CL 密切相关。当 T1S 增大时，则需要更大角度的 CL，以此来平衡头和躯干。因此，T1S 与 CL 的不匹配，则提示颈椎畸形的程度。当 T1S-CL > 20°，则提示颈椎畸形。另有研究表明，当 T1S > 40°，T1S-CL > 20°，患者的 EQ-5D 健康状况评分较差。当术前 T1S-CL ≥ 57°，患者术后则需要更多的住院时间、医疗护理及康复治疗。TIA、T1S 和 NT 作为评估颈椎矢状位曲度的指标，有助于对颈椎畸形的判断，但具体在手术计划和临床结果的应用还需要更多的研究来证明。

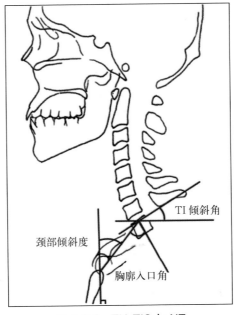

图 4-2-5 TIA TIS 与 NT

胸廓入口角（TIA）、T1 倾斜角（TIS）、颈部倾斜度（NT）（图片参考 DOI：10.1016/ j.spinee.2013.06.059）

　　总之，目前对于颈椎生理曲度并没有一个准确的定义，颈椎曲度也可通过胸腰椎曲度变化而代偿，还与年龄和脊柱形态密切相关。综合各个颈椎影像学参数，有助于评估颈椎生理曲度。

三、颈椎畸形分型

　　相对于胸腰椎畸形的分类和治疗，颈椎畸形相对少见，其研究也相对滞后。目前虽然还没有普遍接受的颈椎畸形分类标准，但已有很多学者致力于这方面的研究。2015 年，国际脊柱研究组（The International Spine Study Group, ISSG）提出一种颈椎畸形的分类标准。该分类系统涵盖了矢状位、区域节段和全脊柱骨盆曲度及神经功能状态，包括畸形描述和 5 种参数，畸形描述包括 C（Cervical）、CT（Cervicothoracic）、T（Thoracic）、S（Coronal）、CVJ（Cranio- vertebral junction），C、CT、T 分别表示发生颈椎后凸畸形的顶端位于颈椎、颈胸交界、胸椎。S 表示冠状位畸形，且冠状位 C2 ~ 7 Cobb 角≥ 15°，CVJ 表示颅颈交接区畸形。5 种参数包括 C2 ~ 7 SVA、CBVA、T1S 减去 C2-7CL 的值（T1S-CL）、改良 JOA 评分（modified japanese orthopedic association score, mJOA）评估脊髓症状；脊柱侧弯研究会胸腰椎畸形分类（the scoliosis research society schwab classification for thoracolumbar deformity，SRS-Schwab）评估胸腰椎畸形对颈椎生理曲度的影响，具体分类见表 4-2-1。此分类的应用，要求患者完成：①包括颈椎和股骨头在内的，站立位的脊柱正位 X 线片和侧位 X 线片，以测量 C7 ～ S1 SVA、骨盆参数；②站立位的颈椎正位 X 线片和侧位 X 线片，以测量 C2 ～ 7 SVA；③完成 mJOA 评分问卷；④头颅的正位 X 线片与侧位 X 线片，用来测量 CBVA。

这种新型颈椎畸形的分类方法，除了从具体的颈椎影像学参数、脊髓病变评分及胸腰椎畸形评分上进行了评价，还从整体上描述了颈椎畸形。同时，该标准是建立在全脊柱骨盆异常曲度的框架下，结合颈椎影像学参数范围，对颈椎畸形进行分类。但还需要进一步验证其与临床症状、影像学表现及治疗效果的相关性。

表 4-2-1　颈椎畸形分型（Cervical Spinal Deformity Classification System）

畸形描述（Deformity descriptor）	
C（cervical）	畸形的顶端位于颈椎
CT（cervicothoracic）	畸形的顶端位于颈椎交界
T（thoracic）	畸形的顶端位于胸椎
S（coronal）	冠状面畸形
CVJ（craniovertebral junction）	颅颈交接区畸形

5 种参数				
C2 ～ 7 SVA	CBVA	T1S-CL	脊髓症状（mJOA）	SRS-Schwab 胸腰椎畸形分型
0：< 4cm	0：1°～ 10°	0：< 15°	0：18（none）	T、L、D 或 N(curve)
1：4 ～ 8cm	1：- 10°～ 0°或者 11°～ 25°	1：15°～ 20°	1：15 ～ 17（轻度）	0、+ 或 ++（PI-LL）
2：> 8cm	2：< 10°或> 25°	2：> 20°	2：12 ～ 14（中度）	0、+、或 ++（PT）
			3：< 12（严重）	0、+ 或 ++（C7 ～ S1 SVA）

PI. 骨盆入射角（Pelvic incidence）；LL. 腰椎前凸（Lumbar lordosis）；PT. 骨盆倾斜（Pelvic tilt）；mJOA. 改良 JOA 评分（Modified Japanese orthopedic association score，mJOA）；SRS-Schwab 胸腰椎畸形分型：详见胸腰椎章节

另外一种根据局部颈椎连续性提出的颈椎后凸亚型分类：①全颈椎后凸畸形（C 型）；②S 型畸形（S 型），相对位置的上颈椎后凸，而下颈椎前凸；③反 S 型畸形（R 型），相对位置的上颈椎前凸，而下颈椎后凸。在 C 型和 R 型亚组的患者中，颈椎后伸会使上颈椎后凸角增大。在 R 型亚组的患者中，

C3、4 和 C5、6 节段会出现更多的平移运动，并且静态下脊髓受压的程度要高于其他亚组。

四、症状、检查与治疗

临床上，根据不同原因，将颈椎后凸畸形分为原发性和继发性。

1. 原发性颈椎后凸畸形　即先天性颈椎后凸较为少见，其中 Klippel-Feil 综合征相对较多见。Klippel-Feil 综合征（Klippel-Feil syndrome，KFS）是指 2 个或 2 个以上颈椎椎体先天性相互融合，也称短颈畸形，此病于 1912 年首先由 Klippel 和 Feil 报道，故称为 Klippel-Feil 综合征，发病率约为 1/42 000。患者一出生则出现畸形，但往往在 20～30 多岁才表现外观畸形，出现疼痛、神经功能障碍等症状。患者外观主要表现为颈部较正常人短、枕部发际线降低和头部运动受限、颈部僵硬，可合并颈椎后凸，还可出现脊髓变细、脊柱裂、脑干畸形、耳聋、心血管泌尿系统异常等症状。颈椎融合的节段会直接限制颈椎活动度，但在融合节段间隙，会表现为颈椎过度活动。上颈椎活动度增大的患者出现神经症状的可能性最大，下颈椎活动度增大的患者易出现退行性变。目前，KFS 准确的发病机制并不明确，可能与遗传和环境因素对胚胎发育造成的损害相关。

KFS 分为 3 型：Ⅰ 型 KFS 表现为颈椎多节段融合；Ⅱ 表现为 1 或 2 个颈椎间隙的椎体融合；Ⅲ 表现为颈椎融合合并胸椎或者腰椎融合。Ⅰ 型与Ⅲ型大多数为常染色体隐性遗传，而Ⅱ型多为常染色体显性遗传。60% 的患者可表现为先天性的脊柱侧弯，Ⅰ 型 KFS 侧弯程度更为严重。35% 可能患有泌尿生殖系统异常，30% 患者听力障碍。因此，对怀疑 KFS 患者应进行多系统的检查和评估。消化、呼吸系统累及较少，必要时应做相应检查。KFS 常见多系统症状见表 4-2-2。

表 4-2-2　KFS 常见多系统症状

异常表现	发病率
先天性侧弯	＞ 50%
胸肋骨畸形	33%
耳聋	30%
泌尿生殖系统异常	25%～35%
Sprengel 畸形 [a]	20%～30%
联带运动	15%～20%
颈肋骨异常（从第 7 颈椎中产生的额外肋骨）	12%～15%
心血管异常	4%～29%

a. Sprengel 畸形：与肩胛骨的错位和发育不良有关，造成肩关节外形缺陷和活动受限

　　对于 KFS 患者，临床上需定期复查颈椎 X 线片来排除进行性颈椎不稳，MRI 检查，包括动态过屈过伸位 MRI，可以评估脊髓改变、髓内异常改变，如脊髓栓系和脊髓空洞，以进一步评估颈椎稳定性。大多数融合稳定的患者不会出现颈椎症状。对于没有出现症状的 KFS，无须手术治疗，出现症状较轻的患者，可行保守治疗，包括休息、牵引、镇痛等。但一旦患者有进行性节段不稳或进展性神经症状加重的表现，应及时手术治疗。手术方式常采用前、后路联合手术。手术目的为固定异常的颈椎，缓解症状，可根据出现的症状进行减压或矫形的治疗。

　　2. 继发性颈椎后凸畸形　常见原因包括退行性和医源性因素导致的后凸畸形。

　　随着年龄的增长，正常椎体、椎间盘发生老化发生退行性病变，使原有椎间盘高度丢失、椎体骨赘形成，颈椎变直甚至后凸畸形，导致脊髓神经根受压、脊髓过伸导致缺血，从而引起一系列临床症状。轻度颈椎畸形的患者外观上并无明显异常，多表现为颈部疼痛、僵硬、酸胀感，一般无脊髓神经根损害。青壮年及不伴有脊髓损害的中老年患者的退变程度往往较轻，而伴有脊髓损害的中老年患者，后凸畸形程度较严重。患者除了抱怨颈部疼痛，神经根、脊髓症状等神经功能障碍，还表现为抬头直视困难，张嘴困难。医疗源性颈椎后凸畸形多见于椎板切除术后。研究证明颈椎 36% 的载荷沿颈椎前柱传导，而 64% 的载荷则沿着主要由双侧关节突关节组成的颈椎后柱传导。因此，当手术破坏颈椎后方张力带、切除椎板，势必影响关节突关节的张力，造成颈椎的不稳定。成人椎板切除术后颈椎后凸的发生率为 4% ～ 30%，儿童椎板切除术后颈椎后凸畸形的发生率在 33% ～ 100%。儿童发病率较高的原因，主要因为儿童的韧带结构相对松弛，颈椎关节发育尚未成熟，再加上儿童头部相对较大，加剧了患儿颈椎不稳定的风险。通常，我们认为年龄越小，切除椎板的节段越多，C2 处肌肉附着点切除越多，医源性颈椎后凸畸形的发生率就越高。目前已有部分证据表明椎板成形术与减少椎板切除术后颈椎后凸畸形发生有相关性，但仍需要进一步研究证明。医源性后凸畸形的程度往往较重。临床上根据不同程度的临床症状，选择是否手术治疗。对于医源性颈椎后凸畸形，如果判断手术加重脊髓功能损害的风险较大，应着重去除脊髓压迫、缓解症状，而不能过分矫正畸形。

　　患者需要通过详细的体格检查来明确是否累及脊髓和神经根损害。动态颈椎 X 线片（过伸过屈位）可明确畸形的受累节段、严重程度，以及判断是柔韧型还是僵硬型。颈椎后凸畸形分为柔韧型及僵硬型。柔韧型定义为过伸位颈椎平片上颈椎后凸较中立位有所恢复，僵硬型指颈椎后凸在过伸位上也基本无恢复。MRI 或 CT 脊髓造影可明确是否存在脊髓压迫，以及对于判断神经根管有无狭窄，还可以观察骨性和韧带结构。CT 三维重建也可以评估后凸程度、颈椎稳定性，同时对骨质显像更加清楚。对于颈椎后凸严重的患者，会引起胸椎、腰和髋关节的代偿，全脊柱站立位片可评估全脊柱矢状位稳定性。

轻度颈椎畸形的患者通过保守治疗缓解和改善症状即可。而重度患者可因严重的后凸畸形，不能水平直视前方，伴有脊髓神经根损害症状，此类患者应当采用手术治疗。对于后凸畸形程度较重的患者，通常先进行牵引试验，以确定后凸复位的可能性。术前牵引的方式包括 HALO-VEST 支架或牵引钳。牵引后即刻及每周均床边摄颈椎侧位 X 线片观察牵引后颈椎后凸的预矫形效果。若牵引状态下颈椎后凸畸形纠正满意，可准备进行手术治疗；若纠正不满意，则可持续进行颈椎悬吊牵引 1 ~ 2 周。颈椎吊带牵引只适用于短期的颈椎牵引，而不适合大部分颈椎畸形的患者。颈椎吊带牵引适用于不伴有颈椎骨折的颈椎软组织损伤、颈椎肌肉痉挛和椎间盘源性相关病症。牵引的重量是临床关注的重点，根据患者不同体重和患者对牵引的耐受程度不同而有所区别。通常由 2.5 ~ 5kg 开始，规律检查患者神经功能变化和耐受情况，逐渐增加牵引的重量，行侧位片观察畸形改变的程度。一旦患者出现神经功能恶化，需立即停止牵引。对于已经确认术中即可充分纠正畸形的或明确是柔软型后凸畸形的患者，则不需要术前牵引。对于畸形程度较重，经手术复位较困难的骨质疏松患者，术后可保持颈椎后伸位，继续牵引 3 个月。

五、外科手术策略

颈椎后凸畸形的手术适应证，目前还存在争议。临床上对于伴有顽固性疼痛、神经功能障碍、水平直视偏移、日常生活严重受限作为颈椎后凸畸形的手术指征；影像学参数上，通常将后凸角超过 30°的颈椎后凸畸形作为手术指征。外科手术的目的包括对畸形的纠正、阻止畸形的进一步发展、水平直视的恢复、神经压迫的解除、脊髓功能的改善、脊柱生物力学稳定性的重建、阻止从畸形柔软型向僵硬型发展。术前需要完善影像学检查并评估需测量上述影像学参数，如 CL、CBVA、C2 ~ 7SVA、T1S 等。术后纠正的影像学参数可作为参考指标协助制订手术方案：T1S-CL < 15°，C2 ~ 7SVA < 4cm，CBVA 范围在 -10°至 +20°。但临床中患者畸形程度各异，最佳的手术矫正还需要根据个体的情况来判断。

（一）术前评估

1. 畸形产生的原因　明确畸形产生的原因有助于对畸形自然病程的判断和治疗方案的制订。对于感染、肿瘤源性导致的畸形，应首先解决原发病，如控制感染、切除肿瘤，再完成减压、纠正畸形。感染、创伤性因素导致的畸形，应尽快手术，避免畸形进一步加重。

2. 神经压迫和神经系统症状　在矫正畸形前，首先应完成对脊髓和神经根的减压。对于脊髓存在前方压迫的患者，通常应首先考虑前路手术，直接从腹侧减压。如果颈椎前柱完整性缺损（如感染、肿瘤），应首先考虑前路手术。当评估后路手术也可矫形充分，保证在缺损前柱水平的上下节段至少有 6 个点的固定且排除骨质疏松，也可考虑后路手术。固定的方式包括侧块螺钉、椎弓根钉、椎板固定，以及这 3 种固定的混合型。脊髓后方压迫明显者，则首先考虑后路手术，但对于颈椎后凸的患者，后路减压的效果需建立在纠正畸形的基础上。此外需要注意的是，畸形本身会模糊正常的解剖标识，因此术前影像学评估至关重要。

3. 颈椎畸形的位置　局部的后凸畸形可以通过前路颈椎截骨术（ACO）纠正。严重的局部后凸畸形位于颈胸交界处，如强直性脊柱炎，C7 或 T1 椎弓根截骨术（PSO）可纠正畸形。对于颈椎畸形合并严重胸椎畸形的患者，根据需要纠正的程度，选择是否行胸骨截骨术。

4. 畸形节段的活动度及前后关节强直　颈椎畸形的柔韧性可通过颈椎动态侧位片判断。对于柔韧型颈椎后凸，可先进行姿势矫正，再通过单纯前路或单纯后路手术均可获得满意的后凸矫正。如果畸形是僵硬型，需进一步行 CT 检查明确是否存在前、后方关节强直，包括前方椎体前缘、钩椎关节是否有骨赘形成或融合及后方双侧关节突关节是否融合。对于僵硬型后凸且后方关节强直融合者，应首先考虑后路内固定融合手术，根据需要后凸累及节段长短、纠正畸形的程度，选择是否加行前路手术；对于僵硬型后凸而前关节强直融合者且累及节段 < 3 个，单纯前路手术即可纠正。若前后关节均强直融合，则需考虑后前路联合手术。

5. 颈椎前后柱的完整性、患者既往手术史、诊疗经过和合并症等　对于曾经接受颈椎手术的患者，应了解首次手术相关信息，包括手术方式、内固定物等。术前应行 CT 评估融合情况及是否存在假性关节。对于椎板切除术后的畸形患者，前路手术更加安全。对于前路手术后的患者，二次手术切口通常在首次手术切口的对侧，避免瘢痕组织对暴露术野的影响。但如果术前声带功能检查提示同侧声带受损，则应从原切口入路，避免双侧喉返神经损伤。对于后路手术，则术前需检查原切口软组织愈合情况。此外，术前的一般评估还包括患者是否患有精神疾病和其他基础疾病等。

（二）手术方式

颈椎畸形的术式可从前路、后路或前后路联合。

1. 前路手术　前路手术方式包括 ACDF、ACCF、ACO 等。通常一个节段的 ACDF 可恢复 3°～ 5° 前凸角度，ACO 可恢复 17°。前路手术术前常规评估声带功能，若功能正常，应选择左侧入路，减少发生医源性喉返神经损伤的风险，若功能异常，应选择功能较差的一侧作为入路侧。

ACDF 是最常用的手术方法之一。研究表明单个节段的 ACDF 可以恢复单节段 6.45° 的前凸角度，C2 ～ 7 颈椎前凸角可恢复 3.46°。多节段 ACDF 作为纠正颈椎畸形的有效手段，术后可出现多节段的假关节形成，因此可根据颈椎稳定性和关节融合情况，加行后路内固定术。通常认为当 ACDF 的节段 > 3 个时，则需要考虑加行后路内固定术，以减少术后假性关节的发生率。

当由于椎体后缘原因造成脊髓受压或颈椎椎体完整性出现病理性改变时，ACCF 可以完成脊髓的充分减压和畸形的纠正。值得注意的是，当多节段椎体切除时，尤其是 2 个节段以上的椎体切除，内固定的失败率高达 50% ～ 71.4%。因此，当椎体切除节段达到 3 个或 3 个以上时，应加行后路内固定。对于需要切除 1 ～ 2 个椎体节段，但由于纠正角度较大或者患者骨质疏松严重的，由于其尾侧终板塌陷风险较高，也需考虑加行后路内固定。

ACO 是前路手术中另一种纠正畸形的有效手段。术前除了常规评估声带功能外，还需完善椎动脉影像学检查。通常前路截骨椎体切除范围是在纵向上到达后方后纵韧带，横向上至两侧钩椎关节。而椎动脉与钩椎关节关系密切，因此术前应明确椎动脉、钩椎关节等解剖位置，避免损伤椎动脉造成严重并发症。此外，椎动脉走行存在变异的可能，因此术前完善椎动脉影像学检查尤为重要。有学者指出，软骨终板都是骨松质，因此建议前路截骨术均需后路固定。

2. 后路手术　后路手术方式包括颈椎后路内固定融合术伴或不伴椎板切除术、SPO、PSO 等。单节段的 SPO 可恢复约 10° 前凸角度，C7 PSO 可恢复约 35°。

颈椎后路内固定融合术是外科医师较为熟悉的入路。后路减压可以通过椎板切除术和椎板成形术来实现。在显露关节突关节时只需显露至足够放置侧块螺钉即可，若显露超过关节突关节时，则可能损伤静脉丛，导致大量出血。C3 ～ 6 的内固定通常采用侧块螺钉固定，而 C2 和 C7 常采用椎弓根螺钉固定。

SPO 截骨术由 Smith 和 Petersen 于 1945 年首次报道用于治疗强直性脊柱炎的后凸畸形，SPO 去除的后方结构包括棘突、棘上韧带、棘间韧带及双侧下关节突。1987 年，Ponte 在 SPO 切除切除部分关节突关节的基础上进行改良，切除全部关节突关节、部分椎板和全部黄韧带，也称为 Ponte 截骨术。SPO 技术不断发展，目前颈椎 SPO 切除范围包括双侧上下关节突关节，对应节段的黄韧带、全部椎板和棘突，保留椎弓根和椎体。SPO 通过后柱截骨，使后柱缩短，前柱扩张，恢复前凸角度，但由于其截骨不多，只适应于后凸畸形程度较轻的患者。对于 C2 ～ 7 SVA > 8cm 的患者，手术疗效欠佳。单节段 SPO 一般可纠正的角度为 10°，若单节段要纠正更大的角度，需加行前路手术，于椎体前方植骨固定，避免颈椎失稳。单节段 SPO 不能充分纠正畸形的，可行多节段 SPO。

颈椎 PSO 可纠正严重的颈椎后凸畸形，尤其是强直性脊柱炎的颈椎后凸畸形。是在改良 SPO 的基础上，切除双侧椎弓根和椎体部分中柱、前柱。单个 PSO 可纠正 20° ～ 30° 后凸畸形。一般认为从畸形顶椎进行截骨的效果最好。颈胸段后凸畸形的顶椎多位于 C7，且 C7 椎管较宽大，无椎动脉经过，发生血管神经损伤的风险较小，因此临床中 C7 PSO 术式较为常用。与 SPO 相比，PSO 手术创伤更大，操作要求更高，术中出血较多，手术风险也更高。有条件的可使用术中脊髓神经电生理监测系统，降低术中对脊髓神经损伤的风险，减少术后相关神经并发症。

3. 前后路联合手术 对于某些严重的僵硬型后凸畸形患者，如强直性脊柱炎、椎板切除术后颈椎后凸畸形患者，需考虑前后路联合手术。术前根据患者颈椎前、后关节是否强直，决定手术方式。若仅是前方关节强直，则行前路截骨融合，再行后方内固定术，若仅是后方关节强直，则行后方截骨，再行前方融合，最后行后方内固定术，若是前后关节均强直，则先行后方截骨，再行前方截骨融合，最后行后方内固定术。行后路前后路联合手术的优势在于其矫正角度大，颈椎稳定性较单纯前路或后路更牢固。

六、总结

本节主要讨论的是下颈椎畸形的相关内容。下颈椎畸形严重影响着患者的生活质量。通常韧带增生钙化、椎间盘高度下降及骨赘形成等退行性病变；另一种常见原因是后路椎板切除术后颈椎后凸，往往常见于年轻患者；先天性因素导致下颈椎畸形较为少见。外科手术治疗的适应证目前还有争议，主要目的应是解决脊髓神经压迫，而不能过分强调畸形的矫正，对于严重后凸畸形的患者不需要完全恢复至生理性前凸。医师在熟练掌握手术技巧的同时，应仔细评估患者不同情况，制订个性化的手术方案，改善患者生活质量。

（王海澎）

参 考 文 献

Benzel EC. Spine surgery, Techniques, complication avoidance, and management[M]. 3rd ed. Elsevier Saunders, 2012.

Herkowitz HN, Garfin SR, Eismont FJ, et al. Rothman-Simeone The Spine E-Book:Expert Consult[M]. Elsevier Health Sciences, 2011.

Shen F, Fessler R. Textbook of the Cervical Spine[J]. Textbook of the Cervical Spine, 2015.

Tan Lee A, Riew K Daniel, Traynelis Vincent C. Cervical Spine Deformity-Part 3:Posterior Techniques, Clinical Outcome, and Complications[J] .Neurosurgery, 2017, 81:893-898.

Tan Lee A, Riew K Daniel, Traynelis Vincent C. Cervical Spine Deformity-Part 1:Biomechanics, Radiographic Parameters, and Classification[J] .Neurosurgery, 2017, 81:197-203.

Tan Lee A, Riew K Daniel, Traynelis Vincent C. Cervical Spine Deformity-Part 2:Management Algorithm and Anterior Techniques[J] .Neurosurgery, 2017, 81:561-567.

Tracy MR, Dormans JP, Kusumi K . Klippel-Feil Syndrome:Clinical Features and Current Understanding of Etiology[J]. Clinical Orthopaedics and Related Research (1976-2007), 2004, 424(424):183-190.

第三节　先天性颅底凹陷合并寰枢椎脱位

先天性颅底凹陷症（basilar invagination，BI）是一种以齿状突向颅底方向突入枕骨大孔为特征的复杂的颅颈交界区（cranial vertebral junction，CVJ）畸形，通常是由于先天性颅底及寰椎发育不良而导致的（图4-3-1）。患者常合并寰椎枕骨化、寰椎侧块发育不良、寰枢椎关节面畸形、颈椎分节不良等，这些因素共同形成应力集中导致寰枢椎不稳，甚至寰枢椎脱位（atlanto-axial dislocation，AAD）的形成。脱位的齿状突向后上方移位，导致延髓腹侧受压明显（图4-3-2），引起严重神经功能症状，出现四肢麻木无力、局部疼痛、括约肌功能障碍，严重时可导致呼吸功能障碍，甚至危及生命，应积极采取治疗措施。

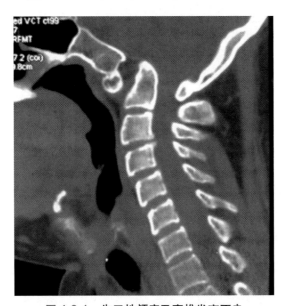

图4-3-1　先天性颅底及寰椎发育不良
颈椎CT可见齿状突上移，即为颅底凹陷；同时齿状突向后移位发生寰枢椎脱位

目前广泛接受的外科治疗策略是要解除对延髓、颈髓的压迫并且要维持或重建寰枢椎的稳定性。手术方式包括前路手术、后路手术及前后路联合手术等。由于寰枢椎部位深在，周围解剖结构复杂，颅底凹陷合并寰枢椎脱位患者常存在严重的骨性畸形和椎动脉变异，给手术治疗带来较大困难，其治疗方式的选择一直是国内外研究的热点。近年来，随着内固定器械和复位技术的发展，以及疾病认识和影像学的进步，颅底凹陷合并寰枢椎脱位的治疗效果已大幅度提升，出现了较多新的观点和技术。本节将对BI-AAD的发病机制、诊断及诊疗进行阐述。

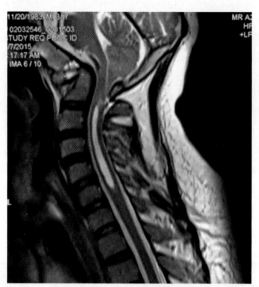

图 4-3-2　齿状突脱位

枢椎齿状突向上向后移位，压迫延髓，同时引起脊髓空洞

一、发病机制

先天性颅底凹陷的发病机制多与胚胎发育过程形成的扁平颅底、寰枕融合、寰椎侧块发育不良、寰枢椎关节面畸形、Kleip-Feil 畸形等有关。其中寰枕融合最为常见，寰枕融合引起颅底凹陷的机制在于寰椎侧块与枕髁融合后，寰椎侧块高度发生不同程度丢失，导致枢椎向头侧移位，齿状突超过钱氏线甚至枕大孔水平，形成颅底凹陷（图 4-3-3）。

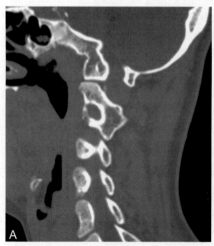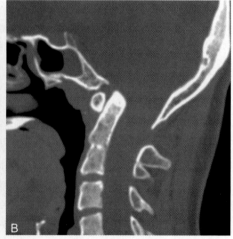

图 4-3-3　A. 寰枕融合，寰椎侧块高度丢失；B. 齿状突上移，发生颅底凹陷

其中部分患者在寰枕融合的同时，寰枢椎侧方关节发育畸形，寰枢椎关节面向前下方倾斜。Yin 和 Chandra 均发现寰枢椎侧方关节倾斜程度与寰枢椎脱位的程度相关（图 4-3-4）。

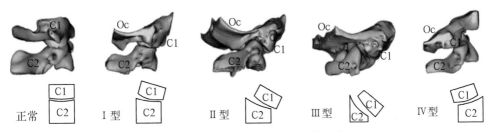

图 4-3-4　Yin 将寰枢侧方关节畸形的分为 4 型

Chen 的研究发现颅底凹陷寰枢椎脱位患者侧方关节畸形与齿状突发育畸形具有相关性，齿状突畸形表现为齿状突高度丢失，导致寰齿关节失效，最终引起寰枢椎脱位（图 4-3-5）。理解颅底凹陷和寰枢椎脱位发生的生物力学机制对制订合理的治疗方案非常重要。

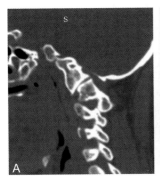
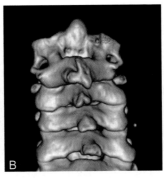
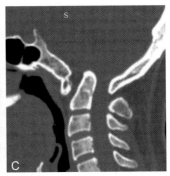

图 4-3-5　寰椎脱位

A. 颅底凹陷患者颈椎 CT 矢状位重建可见寰枢椎侧方关节畸形，向前倾斜；B. 颈椎 CT 三维重建可见齿状突发育畸形，高度丢失；C. 颈椎矢状位 CT 可见颅底凹陷寰枢椎脱位

二、临床表现

先天性颅底凹陷合并寰枢椎脱位多呈慢性病程，外观表现可表现为颈项短粗、斜颈、后发际低、面颊不对称等。临床表现轻重不一，有的患者仅表现为颈项部疼痛，头部活动受限，可出现强迫头位，甚至"鹅颈"畸形；可出现高颈段脊髓及延髓受压症状，出现四肢麻木、无力或疼痛、四肢不同程度的瘫痪、大小便异常，甚至危及生命；有的患者可累及脑神经，表现为声嘶、吞咽困难、呛咳等。出现脊髓空洞症可表现为节段性分离性感觉障碍；此外，还可出现夏科关节病、小脑症状、梗阻性脑积水、颅高压症状及椎动脉症状等。

三、影像学检查

1. X 线片 为最常用及可靠的检查，临床常进行颈椎正位、侧位、低头位、仰头位 X 线片对先天性颅底凹陷寰枢椎脱位进行评价。首先要在侧位 X 线片中判断患者是否存在寰枕融合、下颈椎椎体分节不良。

（1）评估颅底凹陷影像学测量指标：①钱氏线（Chamberlain line），也被称为腭枕线，指硬腭后缘与枕骨大孔后缘连线，正常时齿突尖在此线之下，高于此线 3mm，考虑颅底凹陷；②麦氏线（McGregor line），由于 X 线片上确定枕骨大孔后缘比较困难，McGregor 把腭枕线进行改进，即从硬腭后缘至枕骨鳞部最低点做一连线，正常时齿突尖低于此线，高于此线 5mm 考虑颅底凹陷；③ McRae 线，指枕骨大孔前后缘的连线，正常情况下齿状突不超过此线；④颅底角（CBA），鼻根至蝶鞍中心连线与蝶鞍中心至枕骨大孔前缘连线所成夹角，> 145° 存在扁平颅底。

（2）评估寰枢椎脱位影像学测量指标：寰齿间距（atlantodental interval，ADI），为寰椎前弓后缘与齿突前缘之间的距离。成人 > 3mm（< 13 岁儿童 > 5mm）考虑寰枢椎脱位或动态（前屈后伸位）测量变化超过 2mm 考虑寰枢椎不稳。

（3）评估颈椎生理曲度的指标：在保持视觉平视，立位颈椎侧位 X 线片中测量斜坡枢椎角（≥ 150°），C0 ~ 2 前凸角（14.5° ± 8°）、C2 ~ 7 前凸角（16.2° ± 12.9°），C0 ~ 2 前凸角与 C2 ~ 7 的前凸呈负相关，如果斜坡枢椎角减小，C0 ~ 2 前凸角减小，C2 ~ 7 前凸角增加，表明患者出现鹅颈畸形。

2. CT 薄层扫描及三维重建 用于评估寰枢椎的骨性解剖结构更具优势。由于颅底凹陷患者齿状突高位，在 X 线侧位片上常由于岩骨的遮挡对齿状突显示不清。在矢状位薄层 CT 骨窗上，硬腭后缘和枕骨大孔后缘清晰可辨，当齿状突超过钱氏线 3mm，即可诊断为颅底凹陷症。因此，McGregor line 和 McRae line 这两条线就无需再去重复测量。同时在正中矢状位片或轴位片上，可精确测量寰椎前弓后缘与枢椎齿状突前缘之间的距离（寰齿间距），当寰齿间距（ADI）> 3mm 时，即存在寰枢椎脱位；CTA 三维重建可明确椎动脉发育的情况以及椎动脉走行与骨性结构关系（图 4-3-6）。

近年来，随着对疾病认识的加深，许多学者提出了新的测量指标。Chandra 教授在 2014 年提出了对侧方关节更精细的量化指标，即矢状位关节面倾斜角（SJI）、冠状位关节面倾斜角（CJI）和颅颈倾斜角（CT）。认为矢状位倾斜角、颅颈倾斜角增大与颅底凹陷和寰枢椎脱位程度正相关，冠状位倾斜角增大与颅底凹陷程度正相关。由此推测寰枢椎侧方关节的倾斜脱位程度决定了齿状突脱位和内陷的程度。2017 年，Chen 对颅底凹陷患者齿状突的形态进行了分析，提出了评价齿状突形态的指标：齿状突高度 [（13.38 ± 1.50）mm] 和齿状突高度和冠状面基底横径比值（1.32 ± 0.21），认为这两个参数与颅底凹陷和寰枢椎

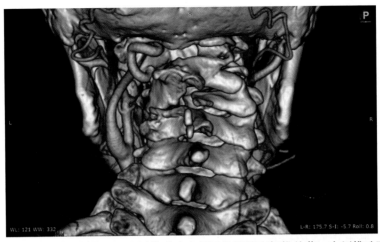

图 4-3-6　CTA 三维重建可见左侧椎动脉走行异常遮挡寰枢椎关节，右侧椎动脉缺如

脱位程度相关。这些参数的提出和相关性研究，完善了颅底凹陷导致寰枢椎脱位的力学机制。

3. MRI 扫描　磁共振对软组织有很好的分辨力，给肌肉组织、脂肪、神经的分辨带来巨大的优势，能直观、清晰地显示出造成寰枢椎脱位的病理解剖因素，并可判断受压脊髓的位置、形态、损伤的程度等，同时可以观察是否合并有小脑扁桃体下疝畸形、脑积水、脊髓空洞症，对于临床诊治疾病起到至关重要的作用。延髓颈髓角（cervicomedullary angle，CMA）指 MRI 颅颈交界部位正中矢状位沿着髓腹侧面和上颈髓腹侧面平行线的夹角，正常为 143°～165°，若 CMA 在 135°以下和临床脊髓病变或者脑干受压症状出现显著的关系。

四、分型

目前关于颅底凹陷症合并寰枢椎脱位的分型有很多，2004 年，Goel 等根据颅底凹陷症是否合并寰枢关节脱位将其区分为 2 种类型、A 型合并寰枢椎脱位、B 型合并扁平颅底，对临床有一定指导意义。1968 年，Greenberg 将寰枢椎脱位按能否复位分为两型，根据动力位 X 线片或术前颅骨牵引结果评价脱位是可复性。可复性脱位可以直接行后路复位固定；不可复性脱位需要先经口腔齿状突切除减压，然后行后路固定。随着诊疗技术的进步，部分术前牵引不可复的 AAD 可以通过术中全身麻醉下牵引或经口松解的方法实施复位。2003 年，尹庆水等根据术前牵引及经口松解结果将其分为 3 个临床类型：可复型、难复型、不可复型。①可复型是指后伸位或经过牵引即可复位的寰枢椎脱位；②难复型是指颅骨牵引无法复位、经口前路寰枢椎松解手术后再做牵引可复位的寰枢椎脱位；③不可复型是指脱位的寰枢椎关节之间有大量骨性融合，即使进行前路松解，也无法复位的寰枢椎脱位类型。2007 年，谭明生等提出了 AAD 的 TOI 外科分型，即牵引复位型（T 型）、手术复位型（O 型）和不可复位型（I 型）。Goel 认为颅底凹陷寰枢椎脱位多为难复性脱位。随着后路内固定系统和复位技术的改进，以往以颅骨牵引效果判断易复或难复性寰枢椎脱位的分型越来越模糊，很多通过颅骨牵引判断为难复性性甚至不可复性颅底凹陷寰枢椎脱位，通过后路关节间松解变为可复性寰枢椎脱位。菅凤增等报道 29 例单纯后路复位先天性颅底凹陷寰枢椎脱位病例，提出在麻醉状态下术者可应用内固定系统对脱位关节行直接撑开复位，使难复性脱位变为可复性脱位；术后 24 例（82.8%）寰齿间距（atlantodens interval，ADI）变为正常，27 例（93.1%）获得了 50% 以上的复位，术后 6 个月 JOA 评分提高 2.5 分。

五、手术策略和技术

先天性颅底凹陷寰枢椎脱位多为难复性寰枢椎脱位，王超提出寰枢椎前方张力带（翼状韧带、尖韧带、头长肌和颈长肌）是阻碍后路复位寰枢椎脱位的重要原因。Goel 提出侧方关节突畸形绞锁（图 4-3-7）是阻碍后路手术复位颅底凹陷寰枢椎脱位的另一个重要原因。

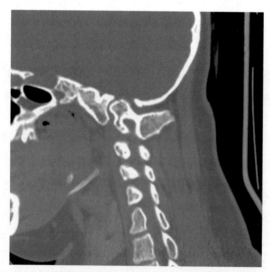

图 4-3-7　颈椎 CT 矢状位重建可见寰枢椎关节突绞锁

王超报道了经口切断寰枢椎前方张力带，这项技术使很多以往属于难复性寰枢椎脱位转变为可复性寰枢椎脱位。尹庆水报道了经前路经口进行寰枢椎松解，应用 TARP 钢板进行寰枢椎复位的技术，此项技术可以通过前路松解前方张力带，使难复性寰枢椎脱位转变为可复性寰枢椎脱位，并一期从前路进行寰枢椎关节间植骨融合内固定，但此项技术在逆行置入枢椎椎弓根螺钉环节伴有较高风险。

　　Goel 在 2004 年首先报道的在枕髁和侧块之间置入融合器并通过寰椎侧块和枢椎椎弓根螺钉进行内固定（图 4-3-8），开创了后路关节间融合治疗先天性颅底凹陷寰枢椎脱位的先河，后期很多技术都是在这一技术基础上改进而来。Chandra 对此技术进行改进形成了 DCER 技术。

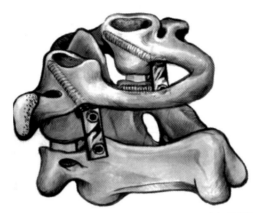

图 4-3-8　通过寰椎侧块和枢椎椎弓根螺钉进行内固定，同时在枕髁和侧块之间置入融合器

　　Salunke 和 Chandra 进一步报道了从后方对畸形的寰枢椎关节突进行关节突成形，以解除关节绞锁，但这项技术对松解寰枢椎前方张力带无效，而且关节突成形操作破坏寰枢椎关节的骨性关节面，将降低关节面的支撑性能，增加融合器发生塌陷的可能。Chen 提出了利用寰枢椎关节面的支撑，应用撑开工具在寰枢椎侧方关节间进行撑开，以松解寰枢椎前方张力带，并同时解除了寰枢椎关节绞锁，此项技术避免了前路经口手术的风险和并发症，可以达到从后路松解前方张力带的效果，提高了后路手术，的颅底凹陷的复位率。通过寰枢椎侧方关节松解和撑开，可以使一部分因前方张力带挛缩和关节突绞锁的难复性寰枢椎脱位，甚至关节间骨痂形成的不可复性寰枢椎脱位转变为可复性寰枢椎脱位。寰枢椎关节间置入具有一定高度的融合器，可以有效复位因寰枕融合寰椎侧块的高度丢失而引起的先天性颅底凹陷，而且关节间融合器的支撑可以增加颅底凹陷寰枢椎复位的稳定性，并且提高了复位后的融合率（图 4-3-9）。

　　后路技术的不断完善，提高了后路技术的复位率。后路技术具有创伤小，并发症发生率低、融合率高等优点。走行异常的椎动脉是进行后路关节间操作的最大障碍，游离椎动脉的操作可以在一些病例中解除椎动脉的遮挡，但这种操作增加了椎动脉损伤、闭塞的风险。骨质疏松是进行关节间撑开的另一个相对禁忌证，在进行关节间撑开时撑开器在需要关节面上施加的很大的撑开力才能松解开寰枢椎腹侧的张力带，骨质疏松患者关节面可能发生骨折，而无法承担撑开力。前路松解张力带或前路齿状突切除减压对于此类患者是必要的补充

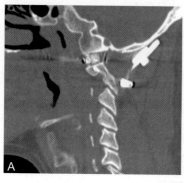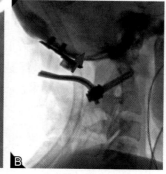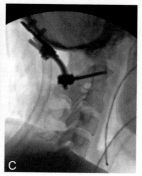

图 4-3-9　寰枢椎融合复位

A. 在寰枢椎关节间进行撑开，松解寰枢椎前方张力带后，在寰枢椎关节间置入融合器；B. 在枕骨和枢椎置入内固定系统，将钛棒预弯成形锁紧与枢椎椎弓根螺钉钉尾；C. 通过悬臂技术复位寰枢椎水平脱位完成内固定

治疗方式。

　　在进行寰枢椎脱位复位时需要适度调整 C0 ～ 2 的前凸角度，以适度增加颅脊角，并将下颈椎生理前凸调整至正常范围。

六、常见并发症

　　寰枢椎手术技术要求较高、风险较大，必须在严格掌握手术适应证的情况下由经验丰富的医师实施手术。寰枢椎侧方关节畸形和椎动脉走行异常是增加手术难度和手术并发症发生率的主要因素。术前行 CT 血管造影检查，通过三维重建明确椎动脉的走行变异，以及其与骨结构的相互解剖关系对减少椎动脉损伤有着重要的意义。其他并发症包括切口感染、内固定松动断裂、植骨不融合、再脱位等。总结 1999—2015 年发表的文献中关于难复性寰枢椎脱位的病例，发现前路 + 后路治疗策略的并发症发生率为 11.4%，要远高于单纯后路复位手术（3.5%）。单纯后路手术复位及固定，避免了经口腔入路的手术风险、同时简化了治疗程序，相对降低了手术难度，从而大大减低了并发症发生率。

七、随访

　　颅底凹陷合并寰枢椎脱位治疗后应长期随访，随访内容包括影像学检查和神经功能改善情况。于术后即刻及 3、6、12 个月行影像学检查，包括中立位及动力位的颈椎 X 线片、MRI 和三维 CT 及 CTA，明确椎动脉情况，脑干脊髓减压是否彻底，骨性融合率，复位的程度及术后的稳定性，近年来颈椎矢状位平衡的变化也越来越受到关注。神经功能改善评估主要采用 Nurick 标准和日本脊髓功能评分系统（JOA）等。

八、展望

颅底凹陷症合并寰枢椎脱位的治疗已取得了良好临床疗效，在未来仍有几个关键问题需要解决：①先天性颅底凹陷症寰枢椎脱位的病因并不明确，通过筛查定位常见致病基因及流行病学分析明确疾病的病因，可以针对病因进行预防及治疗；②手术器械及技术仍有很大的改进空间，结合患者的自身解剖特点和影像学资料，可以全面评估患者颅颈交界区和下颈椎矢状面和冠状面生理曲度，指导并量化术中寰枢椎关节撑开的距离及融合器的高度，并定量调节调整上颈椎和下颈椎的曲度，实现颅底凹陷寰枢椎脱位的精确复位，以及颅颈交界区和颈椎的整体平衡。随着生物、影像和材料技术的快速发展，这些问题都将在不久的将来得到解决。

（张　璨）

参 考 文 献

Chandra PS, Goyal N, Chauhan A, et al. The severity of basilar invagination and atlantoaxial dislocation correlates with sagittal joint inclination, coronal joint inclination, and craniocervical tilt:a description of new indexes for the craniovertebral junction[J]. Neurosurgery, 2014, 10(4):621-629.

Chandra PS, Prabhu M, Goyal N, et al. Distraction, Compression, Extension, and Reduction Combined With Joint Remodeling and Extra-articular Distraction:Description of 2 New Modifications for Its Application in Basilar Invagination and Atlantoaxial Dislocation:Prospective Study in 79 Cases[J]. Neurosurgery, 2015, 77(1):67-80.

Goel A. Atlantoaxial facetal distraction spacers:Indications and techniques[J]. J Craniovertebr Junction Spine, 2016, 7(3):127-128.

Goel A. Treatment of basilar invagination by atlantoaxial joint distraction and direct lateral mass fixation[J]. J Neurosurg Spine, 2004, 1(3):281-286.

Inada T, Furuya T, Kamiya K, et al. Postoperative Increase in Occiput-C2 Angle Negatively Impacts Subaxial Lordosis after Occipito-Upper Cervical Posterior Fusion Surgery[J]. Asian Spine J, 2016, 10(4):744-747.

Iyer S, Nemani VM, Nguyen J, et al. Impact of Cervical Sagittal Alignment Parameters on Neck Disability[J]. Spine (Phila Pa 1976), 2016, 41(5):371-377.

Jian FZ, Chen Z, Wrede KH, et al. Direct posterior reduction and fixation for the treatment of basilar invagination with atlantoaxial dislocation[J]. Neurosurgery, 2010, 66(4):678-687.

Salunke P, Sahoo SK, Deepak AN, et al. Redefining Congenital Atlantoaxial Dislocation: Objective Assessment in Each Plane Before and After Operation[J]. World Neurosurg, 2016, 95:156-164.

Salunke P, Sharma M, Sodhi HB, et al. Congenital atlantoaxial dislocation:a dynamic process and role of facets in irreducibility[J]. J Neurosurg Spine. 2011, 15(6):678-685.

Wang C, Yan M, Zhou HT, et al. Open reduction of irreducible atlantoaxial dislocation by transoral anterior atlantoaxial release and posterior internal fixation[J]. Spine (Phila Pa 1976), 2006, 31(11):E306-313.

Wang S, Wang C, Yan M, et al. Novel surgical classification and treatment strategy for atlantoaxial dislocations[J]. Spine (Phila Pa 1976), 2013, 38(21):E1348-1356.

Wang Z, Wang X, Jian F, et al. The changes of syrinx volume after posterior reduction and fixation of basilar invagination and atlantoaxial dislocation with syringomyelia[J]. Eur Spine J, 2016.

Xia ZY, Duan WR, Zhao XH, et al. Computed Tomography Imaging Study of Basilar Invagination and Atlantoaxial Dislocation[J]. World Neurosurg, 2018, 114:e501-e507.

Yin YH, Tong HY, Qiao GY, et al. Posterior Reduction of Fixed Atlantoaxial Dislocation and Basilar Invagination by Atlantoaxial Facet Joint Release and Fixation:A Modified Technique With 174 Cases[J]. Neurosurgery, 2016, 78(3):391-400.

Yin YH, Yu XG, Zhou DB, et al. Three-dimensional configuration and morphometric analysis of the lateral atlantoaxial articulation in congenital anomaly with occipitalization of the atlas[J]. Spine (Phila Pa 1976), 2012, 37(3):E170-173.

第四节　小脑扁桃体下疝畸形（Chiari 畸形）与脊髓空洞症

人们对小脑扁桃体下疝畸形（Chiari 畸形）的首次描述要追溯到一个多世纪前，该疾病的主要特征是颅后窝发育异常，通常表现为小脑扁桃体向下延伸低于枕骨大孔。人们对这种疾病最初的了解来自尸检研究，后来因 MRI 的出现使得人们对该病的认知大幅度增加。Chiari 畸形的外科治疗发展进程也是如此。尽管不同的外科医师采用的手术技术各异，但手术的目标是相同的，包括减轻脑干压迫、恢复脑脊液（CSF）在枕骨大孔中的正常流动，以及缩小脊髓空洞。脊髓空洞症最常与 Chiari 畸形相关，但原发性脊髓空洞症（PSS）可由创伤、感染、退行性病变或其他病因导致，其主要原因是脊髓蛛网膜下腔中部分或全部 CSF 流动受阻。与 Chiari 畸形相关的脊髓空洞症一样，PSS 手术的主要目的在于恢复梗阻区域的 CSF 流动。除了 MRI 以外，脊髓造影和 CT 均能识别 CSF 梗阻的病灶区域（对于此类病灶可以通过外科手术进行干预），有助于对这类患者的评估和管理。未来 Chiari 畸形和脊髓空洞症的治疗主要依赖于更先进的影像学技术、遗传学研究、大样本量的临床研究和外科操作技术的改进。

一、概述

Chiari 畸形的最典型特点是小脑扁桃体向下疝过枕骨大孔，即小脑扁桃体下疝。自 1891 年 Hans Chiari 首次描述，到现在已有 100 多年的历史，尽管在诊断和治疗及基础研究方面取得了一些进步，然而对于其病因、发病机制、病理生理改变、自然史、诊断和如何选择治疗方案及手术术式仍是神经外科领域尚未完全解决的热门课题之一，而且亦无治疗及预后的统一标准。

Chiari 畸形按其严重程度分为 4 型：Ⅰ型最为常见，表现为小脑扁桃体变形向下疝入枕骨大孔及颈段椎管上端，多伴有脊髓空洞症（图 4-4-1 A）。Ⅱ型表现为脑桥、延髓和第四脑室向后移位，常伴有各种类型的脊髓、椎管发育不全和脑积水。Ⅲ型特点是小脑扁桃体下疝伴有低枕部或高颈段脑膨出。Ⅳ型则为严重的小脑发育不全或小脑缺失、脑干细小。此分型外，还会被经常提到的是"Chiari 畸形 0 型"，其特点是小脑扁桃体下疝程度轻微，但存在典型 Chiari 畸形的一些表现，特别是脊髓空洞。此类患者空洞等症状是由颅颈交界区的 CSF 流动障碍导致，而非小脑扁桃体下疝引起的。这些患者的外科治疗与 Chiari Ⅰ型极为相似，因此采用了 0 型的叫法。

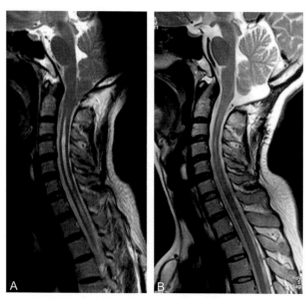

图 4-4-1　46 岁 Chiari Ⅰ型女性患者术前后矢状位 T$_2$ 像 MR 影像。
A. 可见小脑扁桃体下移至 C2 水平，延髓受压，C2 ~ T2 脊髓空洞；B. 颅后窝减压术后 18 个月，脊髓空洞大部分消失，枕大池扩大，延髓受压缓解

除了上面提到的原发性 Chiari 畸形，还有继发性 Chiari 畸形。此类患者小脑扁桃体下疝的原因可能与颅后窝形态无关，而是与 CSF 压差有关：包括颅内 CSF 高压（可发生在特发性颅内高压或脑积水患者中）及脊髓 CSF 低压（常见于脊髓脑脊液漏的情况），也可能发生在部分脊髓栓系的患者中。继发性 Chiari 畸形的临床表现可能与 Chiari Ⅰ型非常相似。对于继发性 Chiari 畸形的识别极其重要，此时应针对根本病因给予治疗。

还需提到的是"复杂 Chiari 畸形"，通常具有以下特点：脑干向下越过枕骨大孔、斜坡枢椎角 < 125°，以及具有颅底凹陷的特征。普遍认为，其中大

部分患者可能需要接受枕颈融合术治疗。

脊髓空洞症是指脊髓的中央管处形成的或长或短的空腔。在正常人群中，脊髓中央管在10岁左右开始闭合。而对于脊髓空洞患者，不同原因使得脑脊液进入脊髓中央管，导致中央管扩大、空洞形成。需要注意的是脊髓积水与脊髓空洞的不同：当扩张的中央管内壁是室管膜细胞时，应被称为脊髓积水，此时脊髓空腔与第四脑室沟通。脊髓空洞症的空腔不与第四脑室相通，且空腔内多有分隔，内壁则是神经胶质细胞。但临床中脊髓空洞症和脊髓积水难以准确进行鉴别，因此两者在使用时较为混乱，在很多文章不加区分。

不同研究表明，40%～75%的脊髓空洞患者合并Chiari畸形Ⅰ型，出现空洞症状的高峰在25～40岁。当患有Chiari畸形时，小脑扁桃体疝入颈椎管内，造成脑脊液的流动障碍并引起颅压增高。因此，引起颅内压变化的动作，如体位改变或Valsalva动作，会导致脊髓空洞症患者的症状加重。其他情况的脊髓空洞是获得性的、非交通性的，多是由于脊髓的直接损害所致，包括脊髓的肿瘤、脑膜炎、蛛网膜炎、出血或脊髓损伤。空洞的进展大多是渐进性的，但也有急性加重的病例报道（图4-4-2）。

目前还没有统一的脊髓空洞分类方法，最为简易的是分为颅内病变所致或椎管内病变所致。也有文献提到可以根据病因大致分为4类：①由于枕大孔处的阻塞所致，造成枕大孔阻塞的原因通常是Chiari畸形Ⅰ型或肿瘤；②原发性脊髓空洞，并没有枕大孔阻塞等病因；③因脊髓本身的病变造成的脊髓空洞，如脊髓肿瘤、蛛网膜炎症、创伤等；④脊髓积水，常与脑积水、Chiari畸形Ⅱ型、Dandy-Walker综合征合并发生。

二、病因

Chiari畸形成人患者中出现脊髓空洞症的发病率估计为69%，在儿童中约为40%。Chiari畸形相关脊髓空洞症的早期病因学分析假定脊髓空洞与第四脑室相通，从而产生了"交通型脊髓空洞症"的概念。后来Milhorat在尸检标本中发现，大多数Chiari畸形相关脊髓空洞症病例中，第四脑室和脊髓空洞之间是不存在交通的，这一观点在此后得到了MRI的印证。Oldfield等提出了另一种可能的病因解释，他们认为脑脊液流出枕大孔区受到梗阻后，高位颈髓蛛网膜下腔产生的压力波作用于颈髓表面，脑脊液通过脊髓血管间隙渗入脊髓实质内产生空洞。Stoodley的研究指出，脊髓蛛网膜下腔动脉搏动有助于CSF的渗透。

对于原发性脊髓空洞（PSS），病因通常与整个脊柱脊髓的病理变化相关，而不仅仅是与颅颈交界处的异常有关。PSS的病因远不如Chiari畸形常见，较明确的PSS原因包括脊柱外伤、蛛网膜囊肿、脑膜炎或蛛网膜下腔出血引起的瘢痕形成。脊柱退变性疾病和椎间盘突出可能也与PSS相关。而椎管内肿瘤通常不被认为是真正的脊髓空洞病因，尽管有些肿瘤能导致蛛网膜下腔明显变窄

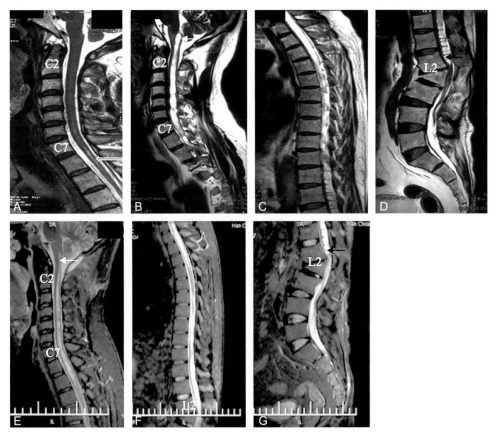

图 4-4-2　50 岁男性患者，右上肢疼痛 5 个月，加重伴下肢无力、麻木、感觉减退、饮水呛咳、吞咽困难、睡眠呼吸暂停 2 周入院。既往 L2 椎体压缩骨折病史 30 年。入院后行颅后窝减压术，术中发现第四脑室出口堵塞，手术切除了此处隔膜，疏通了第四脑室出口脑脊液循环。术后患者症状显著减轻

A. 入院前 5 个月 T_2 像 MRI，可见细小的脊髓空洞（箭头所示）；B ~ D. 矢状位 T_2 像 MRI 可见全脊髓空洞和延髓空洞（白色箭头），空洞下方至 L2 水平（黑色箭头），亦可见 L2、3 椎体压缩骨折；E ~ G. 术后 3 个月复查，可见脊髓空洞明显缩小

进而造成脊髓空洞。

目前，脊髓空洞内的液体是否为脑脊液仍存在争议，大多数学者认为空洞内的液体类似于脑脊液，来源可能是从蛛网膜下腔进入到空洞内。但并无有力证据支持此说法，仅仅是因为空洞内液体和脑脊液在影像上很相似从而得出的判断。然而有研究发现空洞内液体的蛋白含量高于脑脊液，其原因尚未得到很好解释。但一致的观点是，脊髓内空洞的扩张是由于液体流入流出不平衡所造成的，即流入相对更多或流出更少。其他解释脊髓空洞成因的理论包括某些可导致颅内压升高的动作迫使脑脊液通过软脑膜流入脊髓中，脊髓空洞内液体从脊髓中央管流到第四脑室受阻，空洞内液体从脊髓中央管流到血管周围间隙受

阻，Chiari 畸形的占位效应导致脊髓周围静脉压升高，水通道蛋白表达的改变导致液体流入流出不平衡，血脑屏障的破坏。总体而言，迄今尚无某学说可以完全解释脊髓空洞内液体的来源。

三、症状

Chiari 畸形的症状可分为两类：与 CSF 循环受阻有关的症状，以及与脑干、小脑、后组脑神经受到压迫或牵拉有关的症状。脊髓空洞的症状通常与脊髓功能障碍和疼痛有关。与 CSF 循环相关的最常见症状是由硬脑膜拉伸引起的典型的咳嗽性或压力性头痛，这是因为下移的小脑扁桃体阻塞了 CSF 的流动，脑脊液增多但颅内容积却相对固定。这种情况长期存在可能会导致脑积水，特别是在儿童患者中。

脑干压迫症状和脑神经受牵拉引起的症状应同时引起注意，因为通常在患者身上都无法明确区分这两种症状。它们的症状包括眼震、声嘶、饮水呛咳、言语和吞咽困难及睡眠呼吸暂停。平衡或共济异常可能是小脑受到牵拉或压迫的结果。与 Chiari 畸形相关的症状包括眼震、咽反射减退、步态异常、共济失调及其他一些不太常见的症状。Chiari 畸形患者可能还会出现延髓空洞，其表现为下组脑神经受累，部分可出现复视。

PSS 的症状与空洞的节段高低（颈部、胸部、腰部）及空洞在脊髓内的位置（单侧、双侧、中央、弥漫）有关。脊髓空洞在颈椎最常见，也可出现范围广泛的全脊髓空洞症。若未经治疗，患者的症状常在数月至数年内逐渐加重，也可能突然加重。颈部脊髓空洞引起的症状通常先出现上肢痛觉和温度觉减退，而保留触觉和本体感觉，即"分离性感觉障碍"。PSS 导致脊髓的病变，既可以不产生症状或症状轻微，也可以严重至出现完全性瘫痪。同 Chiari 畸形的症状类似，PSS 也会因 CSF 流动受阻而出现相关症状，如上所述，包括头痛、恶心等，其在脑脊液的压力升高时加重，如咳嗽或 Valsalva 动作时。其他常见症状包括肌肉无力、上运动神经元症状、脊柱侧弯、神经性疼痛、尿便功能异常、自主神经功能异常等。

随着疾病进展，PSS 将引起反应性胶质细胞增生。因此，尽管手术治疗后可能使空洞体积缩小，但是症状持续进展。最近的研究表明，脊髓空洞的大小与疾病的严重程度并无直接相关性。

四、诊断

诊断 Chiari 畸形和脊髓空洞症的主要方法是 MRI 检查。临床中常规采用 1.5T 或 3T 场强进行仰卧位 MRI 检查。对于某些 Chiari 畸形患者，若疑似同时存在颅颈交界区不稳定或有外伤史时，可额外完善上颈椎的过伸过屈位 X 线片检查，有条件还可以在站立状态进行颈椎动力位 MRI 检查来了解颅颈交界区稳定性。

Chiari 畸形的诊断标准随着人们对疾病的理解也在发生变化。根据 Barkovich 的最初研究，人们非常重视小脑扁桃体低于枕骨大孔程度的测量。他指出，小脑扁桃体低于枕骨大孔 5mm 或以上的患者可诊断 Chiari 畸形，测量标准采用枕骨大孔前缘中点与枕骨大孔后缘中点的连线代表枕骨大孔平面，从此线引垂线至小脑扁桃体下疝的最低点，此垂线的长度即扁桃体下疝的距离。但最近研究发现，小脑扁桃体下疝的程度不一定与临床状况相关。而小脑扁桃体受压后其下角形状变尖、扁桃体周围有无 CSF 间隙、枕骨大孔水平轴位像上脑干存在受压表现，可能与小脑扁桃体下移程度的测量同等重要。此外，小脑扁桃体下疝的严重程度也与脊髓空洞是否出现或其大小无关。应用心电门控 MRI 技术观察颅后窝 CSF 流动的研究可能有助于疾病判断，但由于小脑扁桃体周围 CSF 流动减少不一定与临床症状相关，其应用价值一直存在较多争议。然而不可否认的是，此技术的应用及相关研究大大增加了我们对 Chiari 畸形和脊髓空洞症的病理生理学理解。

各种原因造成的脊髓空洞在 MRI T_2 加权像上均表现为高信号。对于外伤性脊髓空洞或蛛网膜囊肿、粘连患者，脊髓造影 +CT 检查有助于判断梗阻性病变所在位置并指导手术治疗。进行 MRI+ 强化检查可以用来排除造成脊髓空洞的髓内肿瘤。某些其他疾病在影像学上也表现为脊髓内囊腔，需要注意与脊髓空洞进行鉴别：①脊髓软化，通常继发于脊髓缺血性病变或外伤后脊髓局灶坏死。二者可从临床表现及病史方面进行鉴别，软化灶的囊性变无占位效应，不会出现脊髓空洞相关临床症状。②未闭合的脊髓中央管，也有学者称之为裂隙状脊髓空洞（Slit-like spinal cord cavities），实际上为持续存在的中央管，仅可见于很少一部分成年人。与真正的脊髓空洞不同，前者几乎总是位于脊髓的中央，横截面呈对称的圆形，直径窄，通常不连续，并在其头端和尾端逐渐变细。类似于软化，持续未闭的中央管也没有占位效应。由于不存在 CSF 压力增高，中央管亦无明显扩张。③脊髓囊性肿瘤，二者有两点可以鉴别，首先是肿瘤囊壁通常存在强化，其次是囊内液体蛋白含量比脑脊液高。

五、治疗

Chiari 畸形的手术治疗可以追溯到 1938 年，Penfield 和 Coburn 第一次实施了颅后窝减压术，然而不幸的是患者最后以死亡告终。随后，Gardner 和 Angel 在 1957 年取得了重大进展，手术在第四脑室出口放置一组织块用以阻断第四脑室与脊髓空洞之间的假定存在的沟通。颅后窝减压术多年来的发展使得手术方式出现了许多变化，尽管如此，人们普遍认为颅后窝和枕骨大孔区域的减压有助于缓解症状并改善脊髓空洞。

Chiari 畸形合并脊髓空洞症的自发性逆转罕见，但已有报道（图 4-4-3）。

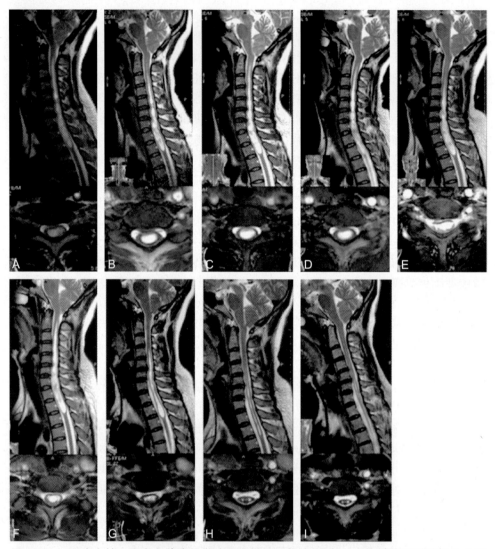

图 4-4-3　52 岁女性，因左上肢痛温觉减退伴指间肌萎缩 20 年、左下肢痛温觉减退 3 个月来院就诊。图片所示为多年随访的 T$_2$ 像 MRI 矢状位（上）及轴位（下）图像。轴位图像为 C6、7 水平截面

A. 来我院就诊 16 年前（症状出现 4 年时）影像，可见小脑扁桃体下疝至 C1 水平，C2 ～ T2 脊髓空洞；本次就诊后 6 个月（B）、1.5 年（C）、2 年（D）、4 年（E）及 6 年（F）随访可见空洞稳定；10 年后（G）随访可见空洞自发性缩小；12 年（H）及 16 年（I）随访可见脊髓空洞基本消失

这种现象发生的机制还不清楚，因此主要治疗手段仍为手术。手术减压的目的应该包括减轻脑干压迫和脑神经牵拉，恢复 CSF 循环通路，并减小脊髓空洞的体积。目前应用最广泛的手术方法包括去除足够的枕骨以暴露小脑扁桃体、寰椎后弓切除减压、寰枕筋膜切除、硬膜下探查粘连松解、切除或不切除小脑扁

桃体，以及硬脑膜扩大成形术。对于手术各环节的具体细节目前尚无统一的共识，争议常见于以下几个方面。

1. 减压骨窗的大小 早期有部分学者建议大骨窗减压。例如 Milhorat 认为这样可以增加颅后窝容积，减压更加彻底。Silva 也支持大范围减压，提出骨窗宽度需至 6～8cm。另一部分学者认为减压范围不宜过大以避免小脑下垂，形成假性脑膨出。Holly 等认为减压范围过大所致部分患者小脑下垂会造成术后复发甚至症状加重，主张保守进行减压。近十余年的研究大多主张小骨窗减压，认为其宽度应为 2.0～2.5cm，上缘与枕骨大孔的垂直距离为 1.5～2.0cm。

2. 是否进行硬膜扩大成形术 学界在此方面争论较多。有研究指出对病情轻或神经功能障碍不严重者、颅压不高、术中硬脑膜外膨较好、搏动明显的病例不做硬膜切开。有学者认为，不进行硬膜扩大成形创伤小，术后并发症少，除非明确合并硬膜下病变，否则均应不进入硬膜。其他部分学者认为，Chiari 畸形的病变主要在于脑脊液循环异常和多种硬膜下病变，需要切开硬膜处理粘连、增生等情况，进行硬膜成形才能充分恢复颅后窝容积，有利于小脑扁桃体减压归位。但目前大多数学者并不仅坚持某一种术式，例如部分主张骨性减压后行术中超声检查，如果脑脊液循环通畅，则不行硬脑膜切开。近两年有系统性回顾研究对硬膜扩大成形与否的手术效果进行了统计，Lin 等对 13 篇文献进行了回顾，认为硬膜扩大成形术后患者临床症状改善更明显，复发率更低。而当患者不伴有脊髓空洞时亦可选择不进行扩大成形，临床效果此时较相近，但手术花费更低。Xu 等对 12 篇文献进行了 Meta 分析，认为虽然进行硬膜扩大成形手术时间更长、术后脑脊液漏发生率更高，但术后症状缓解率更高，是更优的手术方法。

3. 是否探查第四脑室出口 有研究认为第四脑室出口堵塞可能与脊髓空洞无关，因此不主张探查第四脑室正中孔以尽量避免损伤神经组织，也可防止血液进入蛛网膜下腔并人为造成粘连。但多数学者认为，第四脑室出口处常可见覆盖此处的隔膜（图 4-4-4），其完全或部分阻塞脑脊液流动，造成脑脊液压力分布异常，最终导致出现脊髓空洞。如 Dlouhy 等对 109 例 Chiari 畸形患者的术中所见病变进行了详细的观察记录，发现 52.3% 的患者第四脑室出口存在隔膜，隔膜完全堵塞第四脑室出口的情况在 Chiari 畸形伴脊髓空洞的患者中占 59.5%，显著高于不伴脊髓空洞患者的 33.3%，因此认为隔膜的存在与脊髓空洞的发生相关。手术将其切除后通常可见到脑脊液涌出，术后 MRI 检查显示脊髓空洞明显缩小和消失。

4. 是否切除小脑扁桃体 早期的研究中，多数学者支持手术切除下疝的小脑扁桃体，他们认为其常伴有粘连与增生，切除后能使脑脊液循环通畅，进一步减轻对延髓的压迫，并有利于充分暴露第四脑室出口。但目前大多数学者支持保留完整的小脑扁桃体，仅在必要时电凝或将其游离暴露第四脑室出口以减少手术创伤。

5.是否进行空洞分流 对于有 Chiari 畸形导致的脊髓空洞，大多数学者认为颅后窝减压术可使脑脊液循环得到改善，形成空洞的原因被消除，无须进行空洞分流术。而有部分学者认为脊髓空洞可合并蛛网膜炎症，颅后窝减压伴或不伴硬膜成形对部分患者无效，需行脊髓空洞 - 蛛网膜下腔分流术。我们认为，对于进行硬膜成形术后 1 年空洞增大、临床症状加重且 MRI 未见明确蛛网膜下腔粘连的患者可行空洞分流术。

我们对于 Chiari 畸形合并脊髓空洞的治疗理念：避免骨窗减压范围过大，一般不超过 4cm×4cm；切开并扩大修补硬膜（以自体筋膜修补），以充分解除骨性和硬膜压迫；常规探查第四脑室出口，处理影响脑脊液循环的隔膜或粘连；不常规切除下疝的小脑扁桃体，而对小脑扁桃体下疝较重、覆盖第四脑室出口的病例，可仔细电凝小脑扁桃体使其适度挛缩以充分减压，同时有助于暴露第四脑室出口、利于充分探查以恢复脑脊液循环通畅；下一步进行脊髓空洞分流。总体来讲，我们倡导微创理念，尽量减少手术对神经系统的干扰；减少术中出血以减轻术后蛛网膜下腔的粘连；尽量减少软组织和骨性结构的破坏，维持颈椎稳定性。

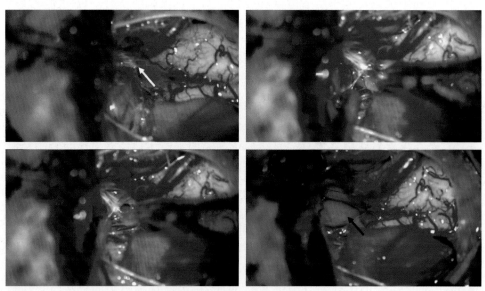

图 4-4-4 颅后窝减压术中可见第四脑室出口处存在隔膜（白色箭头），术中剪开隔膜并清除周围粘连（黑色箭头），疏通第四脑室出口处脑脊液循环通路

手术最常见的并发症为脑脊液漏，不同文献报道其发生率为 4.7% ～ 9.6%。术中应注意严密缝合硬膜，预防脑脊液漏的发生。其他并发症可能与骨性减压不当有关，过大的骨窗减压可能使小脑下移至减压区域从而令脑脊液循环再次受阻及脑神经受牵拉，出现症状复发或加重；而破坏 C2 后方结构或肌肉附着则可造成术后颅颈交界区不稳定，应尽量避免。

　　颅后窝减压术的整体症状改善率为82.5% ～ 84.5%。在各种不同的术前症状中，最有可能改善的是咳嗽性或紧张性头痛，术后几个月内下组脑神经症状也通常可得到缓解。即使术后脊髓空洞体积缩小，但与之相关的疼痛却很难得到改善。小部分患者术后脊髓空洞会长期持续存在，这可能与第四脑室出口处的闭塞未通或复发有关。术后影像学的改善表现为和脊髓空洞的缩小和枕大池的扩大，但空洞缩小与临床症状改善无明确关系。

　　PSS 需根据空洞的不同形成原因针对性进行治疗，例如因蛛网膜下腔粘连所致的空洞应进行局部粘连切除、松解或硬膜扩大成形术；因椎管内占位压迫所致空洞应直接行肿瘤切除而不一期处理脊髓空洞；因椎间盘突出或椎体骨折压迫造成的空洞亦应处理原发病灶。而当空洞形成原因不明时，若患者没有明显症状则不需要手术治疗，而当空洞进展迅速或症状加重时，则应考虑进行空洞分流术。常见方式为脊髓空洞 - 腹腔或胸腔分流。但是因为分流管口周围的脊髓空洞缩小并塌陷后会堵塞分流管口，分流术的失败率通常很高。因此有研究建议，在蛛网膜下腔仍有能力吸收 CSF 时，分流到蛛网膜下腔要比分流到胸腔或腹腔更可取。对于合并严重神经性疼痛的患者，术前可尝试应用加巴喷丁类药物进行治疗。此外，脊髓电刺激也可被用于疼痛控制，但偶尔可能会出现置入失败的情况并需要再次手术。总体而言，PSS 的手术预后取决于空洞的病因和治疗方法。神经功能障碍的恢复及疼痛的缓解程度还可能与患者的年龄和空洞出现的时间长短有关。

（张　璨）

参 考 文 献

Chen J, Li Y, Wang T, et al. Comparison of posterior fossa decompression with and without duraplasty for the surgical treatment of Chiari malformation type I in adult patients:A retrospective analysis of 103 patients[J]. Medicine (Baltimore), 2017, 96(4):e5945.

Del Gaudio N, Vaz G, Duprez T, et al. Comparison of Dural Peeling versus Duraplasty for Surgical Treatment of Chiari Type I Malformation:Results and Complications in a Monocentric Patients' Cohort[J]. World Neurosurg, 2018.

Dlouhy BJ, Dawson JD, Menezes AH. Intradural pathology and pathophysiology associated with Chiari I malformation in children and adults with and without syringomyelia[J]. J Neurosurg Pediatr, 2017, 20(6):526-541.

Holly LT, Batzdorf U. Management of cerebellar ptosis following craniovertebral decompression for Chiari I malformation[J]. J Neurosurg, 2001, 94(1):21-26.

Jiang E, Sha S, Yuan X, et al. Comparison of Clinical and Radiographic Outcomes for Posterior Fossa Decompression with and without Duraplasty for Treatment of Pediatric Chiari I Malformation:A Prospective Study[J]. World Neurosurg, 2018, 110:e465-e472.

Lin W, Duan G, Xie J, et al. Comparison of Results Between Posterior Fossa Decompression with and without Duraplasty for the Surgical Treatment of Chiari Malformation Type I:A Systematic Review and Meta-Analysis[J]. World Neurosurg, 2018, 110:460-474.

Lu VM, Phan K, Crowley SP, et al. The addition of duraplasty to posterior fossa decompression in the surgical treatment of pediatric Chiari malformation Type I:a systematic review and meta-analysis of surgical and performance outcomes[J]. J Neurosurg Pediatr, 2017, 20(5):439-449.

Rocque BG, Oakes WJ. Surgical Treatment of Chiari I Malformation[J]. Neurosurg Clin N Am, 2015, 26(4):527-531.

Satyarthee GD. Evolution of Different Surgical Treatment Techniques for Management and Improving Outcome of Chiari Malformation Type 1[J]. World Neurosurg, 2017, 104:1026-1027.

Silva JA, Santos AA Jr, Costa Mdo D, et al. Suboccipital craniectomy with opening of the fourth ventricle and duraplasty:study of 192 cases of craniovertebral malformations[J]. Arq Neuropsiquiatr, 2013, 71(9A):609-614.

Xu H, Chu L, He R, et al. Posterior fossa decompression with and without duraplasty for the treatment of Chiari malformation type I-a systematic review and meta-analysis. Neurosurg Rev, 2017, 40(2):213-221.

Tubbs RS, Elton S, Grabb P, et al. Oakes WJ:Analysis of the posterior fossa in children with the Chiari 0malformation[J]. Neurosurgery, 2001, 48:1050-1055.

Klekamp J. Surgical treatment of Chiari I malformation—analysis of intraoperative findings, complications, and outcome for 371 foramen magnum decompressions[J]. Neurosurgery, 2012, 71:365-380.

Barkovich AJ, Wippold FJ, Sherman JL. Citrin CM:Significance of cerebellar tonsillar position on MR[J]. AJNR Am J Neuroradiol, 1986, 7:795-799.

Koç K, Anik Y, Anik I, et al. Chiari 1 malformation with syringomyelia:correlation of phase-contrast cine MR imaging and outcome.[J] Turk Neurosurg, 2007, 17:183-192.

第五节 脊髓脊膜膨出

脊髓脊膜膨出（myelomeningocele，MMC）是一种影响中枢神经系统的先天畸形，在所有的神经管闭合不全（neural tube defects，NTDs）疾病中最为常见，占开放型脊柱裂的 95%～99%，绝大多数都合并 Chiari Ⅱ型畸形。虽然叶酸的服用和规律的产前检查使得本病发病率明显下降，但全球范围内保守估计每年仍有超过 300 000 新生儿患病，我国部分地区发病率仍然较高。本病也是新生儿致残和致死的重要原因之一，给患儿家庭及社会都带来沉重的负担。

一、流行病学

目前在全球范围内，脊髓脊膜膨出发病率为 7～8/1 万新生儿。男：女约为 1：2。由于经济、人种、宗教、医疗条件等差异，不同国家地区发病率有所不同，欧洲内英国的发病率最高，其中北爱尔兰地区高达 50/1 万新生儿，其余欧洲地区为 1～6/1 万新生儿，北美为 3～4/1 万新生儿，中国北方地区的发病率约是南方地区的 6 倍。不同种族间也存在发病率的差异，美国脊髓脊膜膨出发病率最高的为西班牙裔，其次是白种人、黑种人和亚裔的发病率最低。此外，既往曾有脊髓脊膜膨出生育史再次妊娠生育，患儿发病率为 4% ～ 8%。

二、病因

脊髓脊膜膨出发生于胚胎形成的 17 ～ 26d，由于初级神经胚形成过程异常，局部神经管未在背侧融合，局部脊髓背侧连同相应节段硬脊膜、椎板、筋膜皮肤均未闭合，脊髓通过椎板缺损处向椎管外翻膨出形成扁平状神经基板。目前对导致脊髓脊膜膨出的危险因素尚未完全明确，已知的基因遗传因素包括亚甲基四氢叶酸还原酶 *MTHFR* 基因突变，有 8% ～ 16% 患儿有染色体异常。非基因遗传因素包括孕妇叶酸缺乏、过度肥胖、1 型糖尿病、妊娠期服用抗癫痫药物等。

（一）叶酸缺乏

多项研究已经证实孕妇叶酸缺乏与脊髓脊膜膨出的发病率相关，部分执行食品内强制补充叶酸政策的国家（如美国、加拿大、南非和沙特阿拉伯等）均有本病发病率的明显下降。目前建议所有育龄妇女均在妊娠前 1 个月开始服用叶酸，直至妊娠 3 个月后，其中普通孕龄妇女服用叶酸的推荐剂量为 0.4mg/d，而具有高危因素（既往曾怀有脊髓脊膜膨出胎儿、有脊髓脊膜膨出家族史、糖尿病患者、癫痫药物治疗患者）的孕妇其服用叶酸的推荐剂量为 4mg/d。

（二）肥胖

肥胖是脊髓脊膜膨出发病的一个独立危险因素，体重指数过大的妇女胎儿患有脊髓脊膜膨出的概率可较对照组上升 1.5 ～ 3 倍，该负面影响无法通过补充叶酸抵消。

（三）抗癫痫药物

妊娠期服用丙戊酸钠、卡马西平等抗癫痫药物的孕妇其胎儿患有脊髓脊膜膨出的概率为 0.5% ～ 2%。因此，妊娠期间应尽量减少这些药物的应用。

（四）糖尿病

已知患有 1 型糖尿病伴高胰岛素血症的妇女其胎儿脊髓脊膜膨出发病率约为 1%。

三、检查及诊断

（一）产前检查、诊断

1. 甲胎蛋白（AFP）　开放性神经管缺陷由于脑脊液与羊膜腔直接相通，导致羊水 AFP 升高，AFP 可以通过胎盘屏障进入母亲血液，妊娠 32 周时达到高峰。孕妇血浆及羊水中 AFP 水平升高均可以提示本病，在妊娠 16 ～ 18 周血清 AFP 单次检查的诊断准确性为 60% ～ 70%，羊水穿刺 AFP 准确性可达 100%。

2. 超声　高分辨率胎儿超声检查对脊髓脊膜膨出的灵敏度很高，最早妊娠 10 周可发现本病。妊娠中期 18 ～ 20 周常规超声检查的检出率超过 90%，主要表现为"香蕉征"和"柠檬征"。

3. 胎儿 MRI　目前没有证据表明 1.5T 的磁共振检查对胎儿有害，MRI 影像表现较传统超声现更为直接。MMC 可发生在脊柱的任何节段，但大部分发生在胸腰部末端或更远端。

产前诊断率总体可达到 90%，产前明确诊断后，多数国家和地区孕妇选择流产终止妊娠。如选择分娩，则建议剖宫产，因自然分娩可能造成进一步损害。

(二) 出生后诊断

患儿出生后及可发现典型的腰骶部膨出包块，需及时对症处理。行头颅 MRI 及腰骶段 MRI 平扫检查（图 4-5-1）。

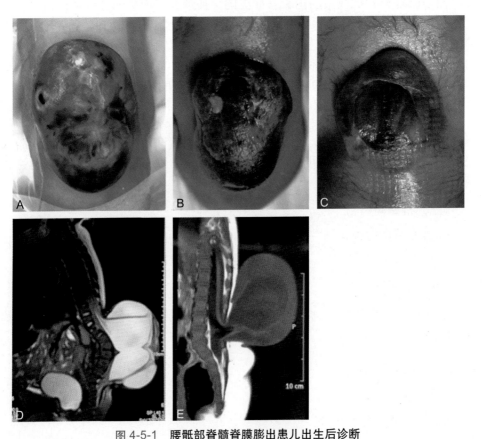

图 4-5-1　腰骶部脊髓脊膜膨出患儿出生后诊断

A ～ C. 腰骶部常见局部膨出包块；D、E. 脊柱磁共振检查可明确脊髓脊膜膨出

四、合并症

（一）Chiari Ⅱ型畸形

超过 90% 的脊髓脊膜膨出患儿合并有 Chiari Ⅱ型畸形，其中 20% ～ 30% 存在脑干功能障碍，可表现为哭声异常、喂养困难、反复鼻腔回奶、呛咳，严重者有呼吸暂停、吞咽困难、喘鸣、窒息等。症状严重者需要行颅后窝减压术。

（二）脑积水

65% ～ 85% 的脊髓脊膜膨出患儿还合并有症状性脑积水，其中约 16.6% 的患儿在出生时即存在明显的颅内压增高表现，约 25.0% 的患儿为交通性脑积水，而＞ 80% 的患儿脑积水出现在出生后的 6 个月内。

（三）脊髓栓系综合征

几乎所有脊髓脊膜膨出都伴有脊髓栓系，但仅有 10% ～ 30% 会发展为有症状的脊髓栓系综合征。

（四）脊髓空洞

40% ～ 80% 的患儿患有脊髓空洞症，但通常空洞不再发展。

（五）其他

除神经系统合并症外，脊髓脊膜膨出患儿还常合并有骨骼系统、消化系统、泌尿系统的多种缺陷，如脊柱后凸畸形、神经源性膀胱等，需要由多个学科的专家共同组成一个治疗团队对患儿进行病情评估，并接受多个学科的规律随诊。

五、治疗

本病需要尽早进行手术治疗，治疗目的包括封闭开放性脊柱裂、重建脑脊液循环、切除病理膨出包块、防止感染、保护脊髓功能。

（一）术前准备

患儿取俯卧位（图 4-5-2），以防止病变受压。病变局部给予生理盐水或林格液保湿防粘连保护，避免二便污染。应在出生后 24h 内即给予广谱抗生素直至术后，尤其是神经基板处破裂，则应及早给予抗炎治疗。出生后行头颅 MRI 及腰骶段 MRI 平扫检查，评估 MMC 局部、有无脑积水和其他合并畸形。

需注意有无脊髓神经功能障碍，目前普遍认为脊髓脊膜膨出患儿的神经功能障碍为"双重打击"，即胎儿神经管闭合不全导致脊髓形态及发育异常，与随后因神经组织暴露于羊水中而导致的持续性继发损伤。体格检查包括观察下

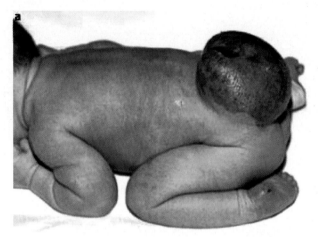

图 4-5-2　患有巨大腰骶部脊髓脊膜膨出的新生儿，术前采用头低足高俯卧体位

肢有无自主运动、肛周括约肌松紧度及有无尿失禁。

（二）产后行脊髓脊膜膨出修补术

因近 90% 的 MMC 可在出生前诊断，故给此手术提供了准备时间。手术最佳时机出生后 24 ～ 48h，若超过 48h 则术后感染的概率将会增加。如果患儿在出生前未诊断出 MMC，则术前准备易不充分，手术易被推迟至出生 72h 后，则此时感染风险超过 30%，需首先行 CSF 检查排除感染，如有感染应待感染控制后再行修补术。

采用 Trendelenburg 体位（头低足高 15° ～ 30°）以防止脑脊液过度丢失，基板仅以生理盐水或林格液局部擦洗，周围皮肤采用聚维酮碘消毒，严禁碘酒、乙醇等直接接触基板。肛门一般使用棉球填塞以防污染。

高达 73% 的脊髓脊膜膨出患儿对天然乳胶过敏，因此对脊髓脊膜膨出患儿的手术主张进行无乳胶器械手术。

手术全程显微镜下操作（图 4-5-3），有条件的中心可结合术中神经电生理检测。从神经基板的蛛网膜和发育不良的表皮之间的结合带分离，血管应尽量保留，出血尽量多用压迫止血而少用电凝。逐层游离后缝合，理想情况下应关闭 5 层组织，即软脊膜、硬脊膜、肌筋膜、皮下、皮肤。软脊膜使用 7-0 或以上缝线缝合，闭合软脊膜可以降低再次粘连拴系的发生率。

术中若发现终丝应切断，以减少栓系概率。使用 5-0 线严密无张力缝合硬脊膜，必要时可用人工硬脊膜修补。皮下组织使用可吸收线缝合，皮肤使用不可吸收线缝合。若皮肤缺损过多可使用臀大肌或背阔肌肌皮瓣修补。

（三）产前行脊髓脊膜膨出修补手术

1997 年，MMC 宫内修补手术始于美国，至目前已经超过 20 年历史，但对于是否应进行产前手术，以及手术方式一直存在争议。产前宫内直视下脊髓

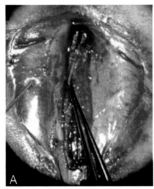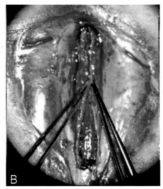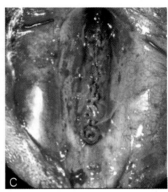

图 4-5-3 显微镜下修补神经基板

A、B.在高倍数显微镜下将神经基板上的软脊膜由周围的蛛网膜和发育不良的表皮上游离；C.使用 7-0 缝线缝合软脊膜

脊膜修补术的手术时机为妊娠 19 ～ 25 周，手术技术与传统的脊髓脊膜修补术类似。除直视下手术方式以外，还有胎儿镜手术方式。2011 年，一项 RCT 研究（management of myelomeningocele study，MOMS）结果表明，产前手术虽然会提高孕妇早产和产时子宫破裂的风险，但可以明显减少脊髓脊膜膨出患儿出生后进行脑积水分流手术的比例、减少 Chiari Ⅱ型畸形的发生率、提高患儿 30 月龄时智力发育和运动能力的综合评分。

（四）合并脑积水的治疗

除部分患儿在出生时即存在明显的颅内压增高表现需一期行脑积水手术外，对于合并脑积水患儿是否分期手术目前还存在争议。部分学者主张同期进行脊髓脊膜膨出修补术和脑积水分流术，优点在于仅需一次麻醉，亦可降低脊髓脊膜膨出修补术后脑脊液漏概率；尤其是术前合并脑干功能障碍提示应早期手术同时行 VP 分流手术，可以缓解高颅压、降低 MMC 修补术后 CSF 漏的概率。需注意同期分流手术并发症概率较高，可超过 30%，最常见的并发症为分流管感染，可达 20%。若分流术后出现感染需取出分流管并行外引流治疗。而另一部分学者则主张分期手术，优点在于分流感染风险可能较小，且部分患儿脑积水会停止进展，如脑积水需急性处理必要时可结合脑室外引流术（EVD）。

对于多数在出生 6 个月后出现的脑积水，内镜下第三脑室底造瘘术（endoscopic third ventriculostomy，ETV）疗效明显。需要注意的是脊髓脊膜膨出可能合并脑室解剖异常，可存在脑室分隔、蛛网膜粘连、三脑室前后径缩短、桥前池变窄及三脑室底异常等，导致手术困难。

（五）Chiari Ⅱ畸形与脊髓空洞症处理原则

1.症状较轻应密切观察。

2. 如有症状，未行脑积水治疗手术则首先进行脑积水治疗性手术。

3. 如已行脑积水手术则需准确评估分流管的状态和脑积水的改善程度，确保分流管通畅。

4. 对于症状在分流术后逐渐改善应密切观察。

5. 对于脑积水已经改善但 Chiari Ⅱ畸形与脊髓空洞症症状仍然较重或进行性发展者应进行颅后窝减压。

六、术后治疗及护理

1. 术后患儿通常返回新生儿 ICU 观察 1 ～ 2d，以及时发现窒息或其他脑干神经功能障碍等危重病情。

2. 患儿继续俯卧位并使头低足高，防止脑脊液由伤口漏出。

3. 术后可通过静脉预防性给予 24h 抗生素，当有明确感染风险时需延长至5d 甚至更长的时间。

4. 注意伤口与肛门区域间进行隔离，每 48 小时进行伤口换药，若皮肤采用不可吸收线则术后 10d 拆线。

5. 温度调节对术后新生儿至关重要，由于脊髓脊膜膨出患儿下肢运动往往欠佳，进而由肌肉运动产热较正常婴儿明显减少，故需注意维持患儿核心温度并减少患儿热量流失，所有的静脉液体均应加热以确保温暖。

6. 围术期镇痛有助于维持脊髓脊膜膨出患儿生命体征的稳定，吗啡及芬太尼最为常用，而阿片类镇痛药可能会导致患儿便秘或膀胱痉挛。对于程度较轻的疼痛，可以经口或肛入使用对乙酰氨基酚类药物。

7. 由于新生儿肾小球功能发育不全，维持液体和电解质平衡对脊髓脊膜膨出患儿非常重要。建议每间隔 8 ～ 12h 检查是否需要补液或纠正电解质紊乱，患儿尿量应保证至少 1.5 ～ 2ml/（kg·h），警惕因大量细胞外液位移至第三间隙所致的水肿。

8. 术后早期并发症中最多见的是脑脊液漏与伤口裂开，此时需考虑行脑室外引流或分流手术；MMC 修补术感染概率低（＜ 2%），常发生在术后 1 周左右，这时应给予伤口换药和静脉抗生素治疗；脑膜炎和败血症较为少见，但对新生儿的生命可构成较大威胁。

七、预后

仅有 14% ～ 30% 未进行任何治疗的脊髓脊膜膨出患儿可以活过婴儿期，而经治疗后患儿的 5 年存活率为 85% ～ 90%，其中早期死亡原因多为 Chiari Ⅱ型畸形出现脑干功能障碍呼吸抑制者，概率可高达 33%，而晚期死因多与分流手术失败相关（表 4-5-1）。

脊髓脊膜膨出患儿的智力水平总体较正常儿童偏低，与合并脑积水及分流手术并发感染有关。

表 4-5-1 脊髓脊膜膨出患儿预后

项目	不手术	手术	危险因素
5 年存活率	1 年 30%，2 年 20%	85%～90%	早期死因多因合并 Chiari Ⅱ型脑干症状 晚期死因多因分流管障碍
存活者 IQ ＞ 80	70%	85%	影响智力发育因素包括术前脑积水、分流并发症，尤其是感染

40%～85% 的患儿经治疗后可以正常行走，而仅有 3%～10% 的患儿经治疗后可以正常控制排尿，大部分患儿需要不断更换导尿管和药物治疗。约75% 的患儿到成年后无法独立生活。此外，脊髓脊膜膨出患儿中出现抑郁、焦虑等心理疾病的发病率较高，值得更多地关注。

（曾 高 周马丁 张 迪）

参 考 文 献

Adzick NS, Thom EA, Spong CY, et al. A randomized trial of prenatal versus postnatal repair of myelomeningocele[J]. New England Journal of Medicine, 2011, 364(11):993-1004.

Adzick NS. Fetal myelomeningocele:natural history, pathophysiology, and in-utero intervention[C]. Seminars in fetal and neonatal medicine, 2010:9-14.

Alimi Y, Iwanaga J, Oskouian RJ, et al. Intelligence Quotient in Patients with Myelomeningocele:A Review[J]. Cureus, 2018.

Blumenfeld Z, Siegler E, Bronshtein M. The early diagnosis of neural tube defects[J]. Prenatal diagnosis, 1993, 13(9):863-871.

Copp AJ, Adzick NS, Chitty LS, et al. Spina bifida[J]. Nature reviews Disease primers, 2015, 1:15007.

Cremer R, Kleine Diepenbruck U, Hoppe A, et al. Latex allergy in spina bifida patients-prevention by primary prophylaxis[J]. Allergy, 1998, 53(7):709-711.

Greenberg M, Arredondo N. Handbook of Neurosurgery. Lakeland, FL, New York:Greenberg Graphics. Thieme Medical Publishers, 2006.

Gupta N. Surgical techniques for open fetal repair of myelomeningocele[J]. Child's Nervous System, 2017, 33(7):1143-1148.

Holmbeck GN, Delucia C, Essner B, et al. Trajectories of psychosocial adjustment in adolescents with spina bifida:A 6-year, four-wave longitudinal follow-up[J]. Journal of consulting and clinical psychology, 2010, 78(4):511.

Mijalcic RM. Hydrocephalus Associated to Myelomeningocele[J]. Textbook of Pediatric Neurosurgery, 2017:1-19.

Mirsky DM, Schwartz ES, Zarnow DM. Diagnostic features of myelomeningocele:the role of ultrafast fetal MRI[J]. Fetal diagnosis and therapy, 2015, 37(3):219-225.

Özek M M, Cinalli G, Maixner W J, et al. Spina bifida:management and outcome[M].　Springer, 2008.

Parker SE, Yazdy MM, Tinker SC, et al. The impact of folic acid intake on the association among diabetes mellitus, obesity, and spina bifida[J]. American journal of obstetrics and gynecology, 2013, 209(3):239.

Pavez A, Salazar C, Rivera R, et al. Description of endoscopic ventricular anatomy in myelomeningocele[J]. min-Minimally Invasive Neurosurgery, 2006, 49(03):161-167.

第五部分

脊柱脊髓肿瘤

第一节　脊柱脊髓肿瘤概述

发生于脊柱及椎管内肿瘤是源于脊椎骨和椎管内各种组织的原发性肿瘤和转移瘤的统称。根据肿瘤侵犯的脊椎及椎管内解剖间室不同，又分为脊柱肿瘤、椎管内硬膜外肿瘤、硬膜下髓外肿瘤和髓内肿瘤（图 5-1-1）。总体而言，MRI 是确定肿瘤局部累及范围的最佳方法。确定哪个解剖区域受到影响，对于疾病的鉴别诊断、理解肿瘤所引起的临床综合征的病理生理机制及选择适当的手术策略至关重要。肿瘤组织病理学可以影响手术方法和治疗决策，从而决定最佳临床结果。

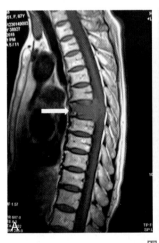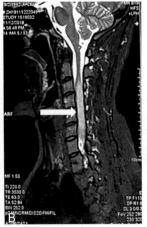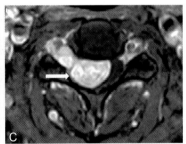

图 5-1-1　硬膜下髓外肿瘤、髓内肿瘤

A. 箭头示胸 7 椎体转移瘤，压迫脊髓；B. 箭头示颈髓髓内 3 ～ 7 星形细胞瘤；C. 椎哑铃形神经鞘瘤，箭头示硬膜下肿瘤部分

一、椎管内硬膜外肿瘤

（一）概述

大多为恶性肿瘤，多以转移性肿瘤为主，其次为淋巴瘤等。转移性肿瘤比

原发性肿瘤在脊柱硬膜外更常见。脊柱是第三个最常见的转移部位（通常是胸椎多见）；最常见的脊柱转移癌是乳腺癌、肺癌和前列腺癌（图 5-1-2）。发病高峰期：40～60 岁，男性更多见，最常见的脊柱扩散机制是血源性播散和直接侵犯累及。

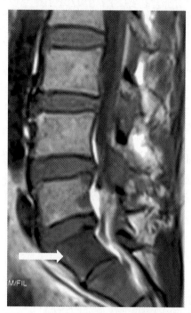

图 5-1-2　MRI 矢状位 T_1 像显示肺癌腰骶椎转移，箭头示骶 1 转移病灶

（二）症状、体征和查体

患者的临床表现主要取决于全身肿瘤扩散的消耗症状，骨质破坏的严重程度和神经压迫的表现，大多病程为急性起病，进展快，病程短，很快出现脊髓横贯损害甚至脊髓休克的表现。体格检查可以表现为神经功能障碍、疼痛和可触及肿块。详细的病史询问对于明确诱发风险（如吸烟）至关重要。疼痛是最常见的初始症状，可以是根性疼痛（根性压迫或椎间孔狭窄），机械性疼痛（由于椎体和邻近结构受损引起的脊柱不稳定，轴向负荷疼痛）或局部疼痛。

运动障碍和自主神经功能障碍是转移性硬膜外脊髓压迫症的第二常见体征。感觉异常是第三个最常见的体征，可以包括感觉减退、感觉过敏和感觉异常。束带感的主诉多见于脊髓受累。肠道或膀胱功能的受累和行走能力的丧失是关键的预后因素。其他重要症状包括全身性肿瘤消耗症状，如明显的体重减轻和临床综合征，如功能性代谢肿瘤的合并症。

（三）诊断流程和神经影像学检查

血液学检查应包括前列腺特异性抗原检测、血生化和血常规检查。磁共振平扫＋强化对于诊断脊柱转移肿瘤是金标准，因为可以提供良好的骨 - 软组织界面识别，使临床医师得以分辨骨质、神经和椎旁结构的压迫和（或）侵袭。T_2 加权图像和 T_1 增强图像在诊断上最有帮助。其他影像学检查还包括 CT、椎管造影（在 MRI 检查禁忌的情况下）、CTA、MRA 或 DSA 检查和全身扫描（如骨扫描或 PET，用来查找原发灶）。X 线片对肿瘤诊断相对不敏感，但可用于筛查病理性骨折、脊柱畸形、硬化病变、溶骨性破坏。

（四）治疗

手术适应证包括保护神经功能、恢复脊柱稳定和缓解疼痛。手术的目的是进行合适程度的肿瘤切除、脊髓神经的减压和（或）脊柱的稳定。只有在少数特定病例（如孤立性肾细胞癌转移）才可能进行治愈性治疗。术前的评价因素包括患者的功能状态、年龄、预期寿命（> 3 个月）和全身性状况。目前有多个客观量表可用来进行患者评价，非手术候选者可通过椎体成形术等微创手段进行治疗。辅助治疗包括药物治疗（抗肿瘤治疗和姑息治疗）及放射治疗（常规放射治疗或立体定向放射治疗）。

良好的手术暴露始终是最重要的，但这些患者由于全身性癌症消耗状态，皮质类固醇药物的使用及术前局部放射治疗，患者通常伤口愈合能力较差。因此，手术显露和伤口闭合过程中应采取措施来最大限度避免术后伤口并发症的发生（如整形外科医师参与伤口的处理）。

二、原发性脊柱肿瘤

（一）背景

10% 的脊柱肿瘤是原发性肿瘤，男性中的发生频率高于女性。最常见的原发性脊柱肿瘤是脊索瘤、软骨肉瘤、骨肉瘤和尤因肉瘤（图 5-1-3）。脊索瘤是生长缓慢的肿瘤，占原发性脊柱肿瘤的 1%。软骨肉瘤的发生率占原发性脊柱肿瘤的 7% ～ 12%。骨肉瘤较少见，但其发生率是最高的骨源性脊柱恶性肿瘤。原发性恶性脊柱肿瘤的好发因素包括青春期、视网膜母细胞瘤的家族史和电离辐射暴露史。在儿童中，嗜酸性肉芽肿和尤因肉瘤分别是最常见的良性和恶性脊柱原发性肿瘤。在成人中，血管瘤是最常见的良性肿瘤（图 5-1-4），浆细胞瘤是最常见的恶性原发性脊柱肿瘤，骨巨细胞瘤、动脉瘤样骨囊肿、骨样骨瘤和骨母细胞瘤发生率均较低（图 5-1-5）。

（二）体征，症状和身体检查

脊索瘤最常见的症状是背部和颈部疼痛。约 33% 的患者会出现神经功能缺损的迹象，体格检查可能会发现可触及的肿块，软骨肉瘤的常见体征和症状是神经根病、脊髓病、马尾综合征和夜间加重的疼痛，骨肉瘤最常见的症状是隐

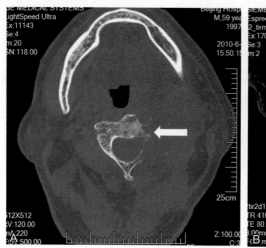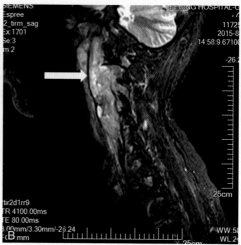

图 5-1-3　**脊柱肿瘤**

A. CT 骨窗显示 C2 脊索瘤，箭头示 C2 椎体及左侧小关节破坏；B. MRI 矢状位 T_2 压脂像显示颈椎脊索瘤，箭头示肿瘤累及 C2 ~ 5 椎体及咽后壁

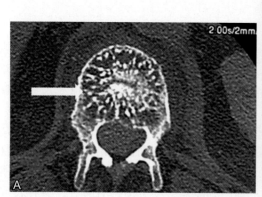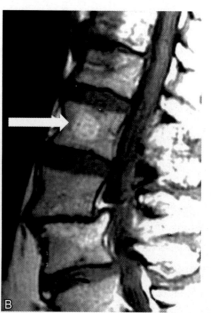

图 5-1-4　**脊柱血管瘤**

A. CT 骨窗显示椎体"蜂窝征"或"栅栏征"（箭头示）；B. MRI 矢状位 T_1 像显示椎体血管瘤信号（箭头示）

匿性起病的夜间加重的疼痛。肿瘤的全身性表现，如体重减轻和发热，也很常见，浆细胞瘤还会伴有弥漫性骨质疏松症、骨折和溶骨性改变。

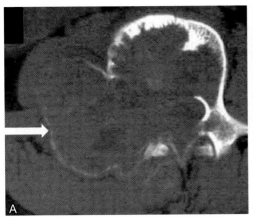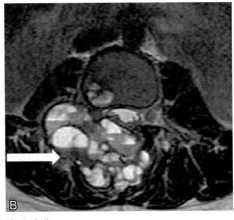

图 5-1-5　**椎体动脉瘤**

A. CT 骨窗显示椎体动脉瘤样骨囊肿的膨胀性骨破坏（箭头示）；B. MRI 轴位 T_2 像显示椎体动脉瘤样骨囊肿，内见液平面（箭头示）

（三）诊断流程和神经影像学检查

病变的组织病理学分类对于选择适当的治疗手段至关重要，如对药物敏感的肿瘤选择化疗或放疗方法。脊索瘤和软骨肉瘤在 T_2 加权 MRI 图像均为高信号。然而，软骨肉瘤可通过钆增强影像检查与脊索瘤和其他肿瘤相鉴别，其影像学特点为环形 - 弧形强化。检测骨肉瘤的影像学金标准是正电子发射断层扫描（PET），这种检查可以测量组织的代谢改变。尤因肉瘤可以通过 X 线片进行检测，其特征性改变为骨组织的斑点状的、虫蛀样改变。全身 CT 扫描可以排除远处转移的可能性。当临床考虑多发性骨髓瘤时，应进行血细胞计数，血生化和血清 / 尿液蛋白电泳检查。这些检查可能提示肾衰竭、感染、高钙血症、贫血或尿内的本 - 周蛋白。还可以考虑进行骨髓穿刺检查。影像学检查包括 CT 或 MRI，骨扫描多没有"热结节"（没有核素的高摄取）。

（四）原发性脊柱肿瘤的治疗

原发性脊柱肿瘤治疗的预后因素包括肿瘤的组织病理学、位置、侵袭程度或骨质破坏范围、肿瘤大小和组织学分级。理想情况下，原发性脊柱肿瘤手术方式应为整块切除术（En bloc 切除），手术切缘应超出肿瘤包膜，术中避免肿瘤包膜的破裂。肿瘤包膜的破裂与较高的局部复发率和较低的生存率有明显相关性。同期的辅助治疗（如化疗和放疗）可降低局部复发率（骨肉瘤和软骨肉瘤都对放疗相对不敏感）。尤因肉瘤可通过化疗（化疗方案通常是联合应用多柔比星、环磷酰胺、长春新碱和放线菌素）进行治疗。尤因肉瘤对放射敏感，也可以采用常规放疗，浆细胞瘤最常使用化疗和放疗来治疗。对于脊柱不稳定的病例，需要采用手术干预恢复脊柱的稳定性。

手术要点：整块脊椎切除术是放射抵抗的原发性骨源性肿瘤的首选治疗方

式（如脊索瘤、软骨肉瘤等）。这种手术术式因为难度大，技术要求高，应该由经验丰富的外科医师完成，通常需要与多学科团队一起合作进行，多学科团队包括胸外科、骨科、普外科、血管外科和整形外科。

三、硬膜下髓外肿瘤

（一）背景

硬膜下髓外肿瘤是第二常见的脊柱脊髓肿瘤类型，出现在这一解剖间隙的原发肿瘤往往来自神经根的髓鞘或来自脊膜。因此，脊膜瘤、神经鞘瘤、神经纤维瘤和副神经节瘤是发生在这一解剖间隙的常见肿瘤（图 5-1-6）。虽然大多数肿瘤是良性的，但它们可导致严重的神经功能障碍，导致脊髓神经结构受压。

（二）症状、体征和查体

起病过程多是隐匿的。最常见的主诉是局部或放射性疼痛。其他的体征和症状包括步态异常、无力、感觉异常、阳痿和自主神经功能紊乱。体格检查的表现包括 Brown-Sequard 综合征和长束征，如 Babinski 征、阵挛和反射亢进。比较髓内肿瘤和髓外硬膜下肿瘤的症状，可以发现髓内肿瘤可以不累及脊髓后索（不影响深感觉），而硬膜下髓外肿瘤可以影响所有的感觉方式（包括深感觉、浅感觉）。

（三）诊断流程和神经影像学检查

MRI 检查可以明确肿瘤发生的解剖间隙（如髓内或髓外硬膜下），但如果存在检查禁忌时，CT 椎管造影是次选的检查手段。脊膜瘤、神经鞘瘤、神经纤维瘤和副神经节瘤均在 MRI T_2 加权图像上呈高信号。在 T_1 加权像中它们都是等信号或低信号，神经鞘瘤与脊膜瘤的影像区别在于：神经鞘瘤可能在肿瘤内表现出囊性变化，并且在 T_2 加权图像中表现为高信号区域。相反，脊膜瘤很少发生囊变。神经鞘瘤也经常呈现特有的哑铃形形状，副神经节瘤在强化后表现出明显的增强影像。对于既往有癌症病史的患者，应该怀疑有转移瘤的可能，此时的影像学检查应包括全身扫描以评估全身性转移瘤的扩散。

（四）治疗

硬膜下髓外肿瘤的显微外科全切是最佳的治疗方式。但某些情况下全切比较困难，原因包括手术入路的因素（如肿瘤的显露受到脊髓的阻挡）和肿瘤累及神经组织的程度。如神经纤维瘤通常从神经根中部生长，导致神经本身的体积扩大，在不损伤责任神经的前提下进行完整的手术切除非常困难。这与神经鞘瘤的手术相反，后者通常只涉及责任神经内的一个分支，可以通过手术完全分离肿瘤并保留责任神经的功能。有时完全切除肿瘤与神经功能保留二者不可兼得时，需要采用肿瘤部分切除的策略以避免神经损害。这种抉

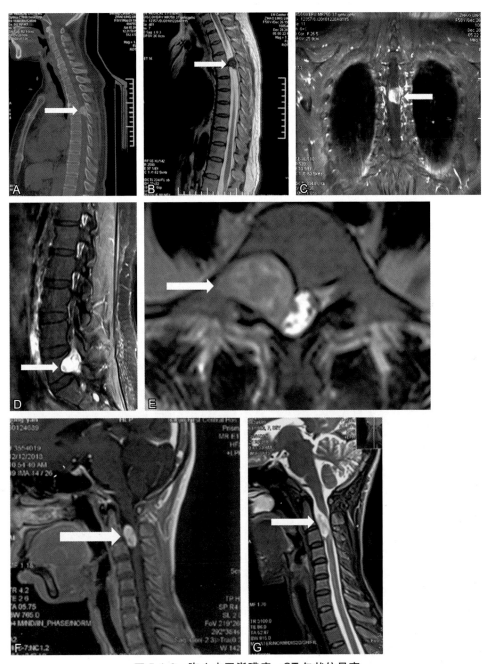

图 5-1-6　胸 4 水平脊膜瘤，CT 矢状位骨窗

（A）、MRI 矢状位 T$_2$ 平扫（B）、MRI 冠状位 T$_1$ 强化（C）；D. MRI 矢状位 T$_1$ 强化显示腰
5 神经鞘瘤（箭头示）；E. MRI 轴位 T$_2$ 像平扫显示腰 5 神经鞘瘤，F. MRI 矢状位 T$_1$ 强化像显
示 C2、3 椎管内神经鞘瘤；G. MRI 矢状位 T$_2$ 平扫显示 C2、3 椎管内神经鞘瘤（箭头示）

择的判定需要考虑到患者自身的选择，并且要考虑到患者年龄、就诊时的神经功能状态、肿瘤组织病理学特点和肿瘤体积大小，以及易于发生局部复发的因素（如神经纤维瘤病的病史）。术后辅助化疗和放疗对敏感肿瘤可降低局部复发的风险。在肿瘤复发、多个病变和无脊髓压迫的情况下，可以考虑局部放射外科治疗。

手术要点：应该从脊髓表面移除肿瘤而不是尝试分离解剖肿瘤 - 脊髓界面。通常，这需要先进行肿瘤包膜内切除，以避免在脊髓受压状态下损伤脊髓。

四、脊髓髓内肿瘤

（一）背景

脊髓髓内肿瘤占中枢神经系统肿瘤总数的 6% ～ 8%。两种最常见的髓内肿瘤是低级别或高级别星形细胞瘤和室管膜瘤（图 5-1-7）。低级别星形细胞瘤在儿童中更常见，而室管膜瘤在成人中更为普遍。高级别星形细胞瘤往往预后不良，因为它们具有高度浸润性并且复发率高。

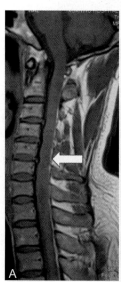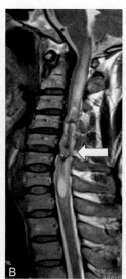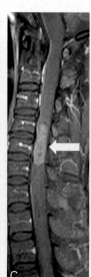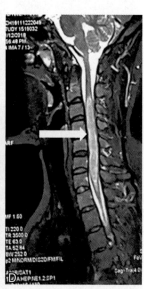

图 5-1-7　**颈椎髓内肿瘤**
A. MRI 矢状位 T_1 像显示颈髓髓内室管膜瘤（箭头示）；B. MRI 矢状位 T_2 像，箭头示 C4、5 室管膜瘤，肿瘤头端可见空洞；C. MRI 矢状位 T_1 强化示室管膜瘤强化；D. MRI 矢状位 T_2 像示颈髓髓内 3 ～ 7 星形细胞瘤（箭头示）

（二）症状、体征和查体

脊髓髓内肿瘤具有非特异性表现且发病隐匿。症状和体征包括放射性疼痛、局部疼痛、感觉异常、痉挛、斜颈、肢体无力、Brown-Sequard 综合征和自主神经功能异常。颈髓髓内的肿瘤有时也可伴有脑积水的发生。

（三）诊断流程和神经影像学检查

T_1 加权 MRI 平扫加强化常可显示肿瘤的实体部分。T_2 加权图像可以显示肿瘤的囊性成分和脑脊液。轴位影像扫描时，星形细胞瘤多位于脊髓偏心位置，并且可以在 T_1 加权下显示非均质性强化。相反，室管膜瘤通常位于脊髓的中心位置。室管膜瘤可以表现出均匀的强化，X 线片可能在术前用来评估肿瘤合并的脊柱畸形，如合并的脊柱侧弯。

（四）治疗

肿瘤病理组织学分级和术前神经功能状态是影响脊髓髓内肿瘤手术治疗预后的最重要的因素。在诊断明确后的 6 个月内，高级别星形细胞瘤的病死率约为 80%。相反，室管膜瘤可以完全手术切除并且达到治愈。星形细胞瘤具有灰黄色、玻璃状外观，手术时应从肿瘤内开始切除，并采用瘤内 - 瘤外的方式切除。手术原则是在不造成脊髓损伤的前提下对肿瘤进行减压，直达脊髓和肿瘤之间的可以模糊辨认的边界（以不伤及脊髓组织为前提）。室管膜瘤有红色或深灰色外观，与脊髓组织间具有清晰可见的边界，可以整块切除室管膜瘤，并且实现肿瘤 - 脊髓边界的完整分离。术中电生理检测可用于评估整个手术过程中患者的神经系统状态，监测模式包括体感诱发电位（SSEPs）和运动诱发电位（MEPs）两种。

手术要点：当出现肿瘤组织坏死（高级别星形细胞瘤）或在肿瘤和脊髓组织间有明确的界限时（室管膜瘤或低级别星形细胞瘤），通常可以使用吸引器很容易地从正常脊髓组织表面吸除肿瘤组织。应当避免在使用显微器械分离肿瘤和脊髓之间的界限时，粗暴牵拉或挫伤脊髓组织；当肿瘤与脊髓组织粘连紧密的时候，可以使用吸引器在肿瘤内切除和分离，减少对脊髓的损伤。

（王兴文）

参 考 文 献

Addisu Mesfin, Mostafa H El Dafrawy, Amit Jain, et al. Total en bloc spondylectomy for primary and metastatic spine tumors[J]. Orthopedics, 2015, 38 (11) :e995-e1000.

Akash A Shah, Nuno R Paulino Pereira, Frank X Pedlow, et al. Modified en bloc spondylectomy for tumors of the thoracic and lumbar spine:surgical technique and outcomes[J]. J Bone Joint Surg Am, 2017, 99 (17) :1476-1484.

Anick Nater, Arjun Sahgal, Michael Fehlings. Management-spinal metastasis[J]. Handb Clin Neurol, 2018, 149 :239-255.

Mark S.Greenberg. Handbook of neurosurgery (8th edition)[J]. Thieme, 2018.

Pablo David Guerrero-Suarez, Ernesto Magdaleno-Estrella, Paola Guerrero-López. Intradural

tumors:10-year surgical experience in a single institution[J]. Clin Neurol Neurosurg, 2018,
169:98-102.

第二节　椎管内外沟通性肿瘤

　　椎管内外沟通性肿瘤为同时向椎管内外生长的肿瘤，沿椎间孔神经根鞘膜
或神经根纤维生长，肿瘤在穿过椎间孔或者硬膜时受到卡压，生长成为沙漏形
或者哑铃形，所以又称哑铃形肿瘤（图 5-2-1）。

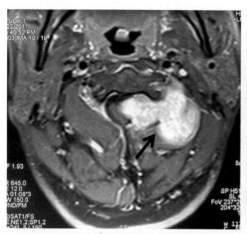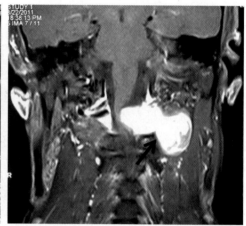

图 5-2-1　磁共振（MRI）增强轴位和冠状位显示颈椎椎管内外沟通性肿瘤（箭头所示）

　　椎管内外沟通性肿瘤约 95% 为神经源性肿瘤，约占椎管内神经源性肿瘤的
15%，其余可有脊膜瘤、血管瘤、恶性肿瘤等。椎管肿瘤更多发生在胸段和腰段，
但是椎管内外沟通性肿瘤在颈段最为多见，约占椎管内外沟通性肿瘤的 44%，
胸段肿瘤次之，腰段最少。有 35% ～ 50% 椎管内外沟通性肿瘤可引起椎体及
其附件骨质的破坏。不同部位的肿瘤有不同的解剖特点和治疗策略。

一、解剖

　　脊神经由与脊髓相连的前根和后根在椎间孔合并而成，穿出硬膜，穿过椎
间孔。前根属运动性，由位于脊髓灰质前角和侧角及骶髓副交感核的运动神经
元轴突组成；后根属感觉性，由脊神经节内假单极神经元的中枢突组成。神经
根袖是神经根外包裹的结缔组织膜，位于神经根出硬脊膜处至神经根外膜与神
经根融合部位形成，所以神经根袖与硬膜腔相通。解剖上可见神经根穿出硬膜
囊处形成"衣袖"样结构。

　　椎管内、外的肿瘤沿着脊神经生长，在脊神经根袖处、椎间孔处、肿瘤侵

犯椎骨处等几个位置生长容易受到限制，而突破生长受限处又可以较快生长，从而肿瘤在外型上成哑铃形，位置位于椎管内外或硬膜内外。

二、病理

据 Ozawa 的研究，118 例椎管内外沟通性肿瘤中，有 81 例（69%）为神经鞘瘤，14 例（12%）为神经纤维瘤，9 例（8%）为神经母细胞瘤或节细胞神经瘤，6 例（5%）为脑膜瘤，2 例（2%）为血管瘤，其他 6 例（5%）为其他肿瘤，包括血管脂肪瘤、副神经节瘤、恶性神经鞘瘤、恶性淋巴瘤、黑色素瘤和横纹肌肉瘤。神经鞘瘤和神经纤维瘤占椎管内外沟通性肿瘤的 80%。其他文献报道的肿瘤病理分类和 Ozawa 的研究基本一致，神经来源肿瘤占绝大多数。

在椎管内外沟通性肿瘤中，约 8.5% 为恶性肿瘤，包括恶性神经鞘瘤、恶性淋巴瘤、黑色素瘤、转移瘤和横纹肌肉瘤等，更多发生在青少年，而且 < 10 岁的儿童多见。儿童的恶性椎管内外沟通性肿瘤的发病率要高于成人。因为恶性肿瘤生长快并且具有侵袭性，所以更有可能破坏骨质。椎体转移瘤经常破坏椎弓根侵犯到硬膜外，从而呈哑铃形的外观。恶性神经鞘瘤、神经母细胞瘤和横纹肌肉瘤经常可见椎间孔骨质的破坏，但是肿瘤的轮廓清晰光滑，而且生长也不是非常迅速，有时和良性肿瘤很难鉴别。

三、发病机制

椎管内外沟通性肿的发病机制仍然不是非常明确，一些研究根据肿瘤的病理和形状推测了肿瘤的发生和发展。

一些好发于儿童的肿瘤，如神经母细胞瘤、节细胞神经瘤，起源于后纵隔或腹膜后间隙，可以通过椎间孔生长进椎管内，成为椎管内外沟通性肿瘤。脊膜瘤通常发生在硬脊膜附近神经根周围的蛛网膜帽状细胞，亦可起源于软膜或硬脊膜的成纤维细胞，位于硬膜外或者硬膜下，可以横跨硬膜内外呈哑铃形，甚至通过椎间孔生长到脊柱旁。生长于椎间孔区的肿瘤可以向椎管内外两个方向生长，从而呈哑铃形。由此可见，椎管内外沟通性肿瘤可以生长在硬膜下、硬膜外、椎管内、椎管外的任何区域，通过椎间孔或神经根袖到达另外一个区域。

神经纤维瘤可以为多发，在神经根的不同位置生长，如果同时生长在一根神经的椎旁和椎管内区域，两部分可以最终形成哑铃形。还有一些椎管内外沟通性的神经鞘瘤和脊膜瘤发生在婴幼儿，肿瘤可能在胎儿期已经存在了。如果肿瘤发生在胚胎早期，呈哑铃形的外型可能是由于骨骼或者硬膜发育时对肿瘤造成了限制。

四、临床分型

椎管内外沟通性肿瘤的分型有多种，分型的主要依据是肿瘤与周围组织的解剖关系。有的肿瘤并不是位于椎管内外，而是完全位于椎管外或椎管内，因其哑铃形的外观也在分类之中。

1958 年，Eden 等首次对椎管内外沟通性"哑铃"形肿瘤进行分型，Eden 分型简单易行，被广泛接受，成为哑铃形肿瘤分类的金标准，直到现在仍然被广泛使用。Eden 分型根据肿瘤与硬膜及椎间孔解剖关系将哑铃形肿瘤分为 4 型（图 5-2-2）：Ⅰ 型，硬膜内外；Ⅱ 型，硬膜内外 + 椎旁；Ⅲ 型，硬膜外 + 椎旁；Ⅳ 型，椎间孔 + 椎旁。根据 Eden 分型，最常见的哑铃形肿瘤类型为Ⅲ 型，约占 53%；其次为Ⅱ 型，约占 33%；Ⅰ 型和Ⅳ 型较为少见，分别占 9% 和 5%。

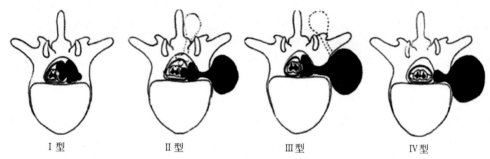

Ⅰ 型　　　　Ⅱ 型　　　　Ⅲ 型　　　　Ⅳ 型

图 5-2-2　Eden 分型共分为 4 型：Ⅰ 型 . 硬膜内外；Ⅱ 型 . 硬膜内外 + 椎旁；Ⅲ 型 . 硬膜外 + 椎旁；Ⅳ 型 . 椎间孔 + 椎旁（摘自 Eden 文章）

Eden 对哑铃形肿瘤进行分型的时候还没有电子计算机断层扫描（CT）和磁共振（MRI）检查，受影像学检查设备的限制，其分型有一定缺陷。Asazuma 等对哑铃形肿瘤分型方法进行了改进，较为完善，包含了所有哑铃形肿瘤，对制订手术方案具有较高的指导意义。Asazuma 分型共有 9 种分型（图 5-2-3）：Ⅰ 型，硬膜内外，局限在椎管内；Ⅱ 型，硬膜外 + 椎旁，根据肿瘤在椎管内外的范围又分为 a、b、c 三型；Ⅲ a 型，硬膜内外 + 椎间孔；Ⅲ b 型，硬膜内外 + 椎旁；Ⅳ 型，硬膜外 + 椎体；Ⅴ 型，硬膜 + 椎板外；Ⅵ 型，多处骨质侵蚀。

五、临床表现和体征

椎管内外沟通性肿瘤由椎管内和椎管外部分组成，一般椎管外部分不引起临床症状，可以生长较大，而椎管内部分是产生临床症状的主要原因。患者的临床表现根据肿瘤所在的位置、大小及生长速度而不同，主要是对脊髓、神经以及周围组织的压迫、刺激症状。多数患者的症状发展缓慢，但也有部分患者

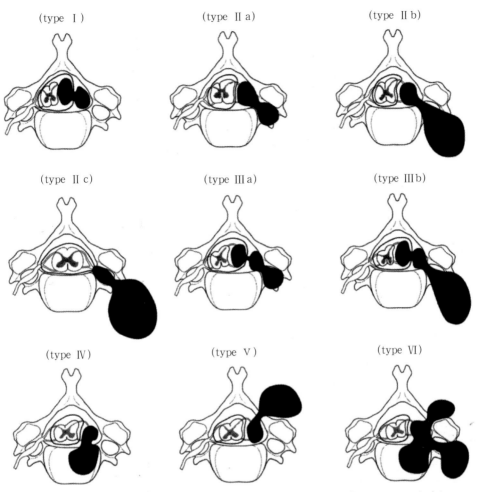

图 5-2-3　Asazuma 分型，根据肿瘤位置共分为 9 型（摘自 Asazuma 文章）

为急性起病。值得注意的是部分患者并没有特征性的临床症状，体格检查时意外发现肿瘤。

1. 疼痛　为最常见临床表现，常是患者就诊原因。不同节段的肿瘤可表现为不同区域的疼痛，神经根性疼痛为主要表现，疼痛区域往往是肿瘤侵犯神经的支配区域。颈段（含颈胸交界区）肿瘤表现为枕颈或颈部疼痛；胸段肿瘤表现为胸背痛，胸部束带样疼痛；腰骶部肿瘤表现为腰骶部或下肢疼痛。

2. 肌力减退　肌力减退是除疼痛外第二常见症状。因为椎管内外沟通性肿瘤多为良性，生长缓慢，出现肌力下降的时候脊髓往往受压已经比较明显。根据肿瘤位置，患者可表现为神经或脊髓压迫症状，如颈段肿瘤可以表现为单侧上肢远端无力，手固有肌萎缩无力，动作笨拙，随着肿瘤体积的进一步增大，肿瘤压迫脊髓出现双侧肢体无力症状。胸段肿瘤常伴有锥体束征，开始表现为僵直，肌肉疲劳，最后发展为痉挛，无力常从远端开始，向近端进一步发展。

腰骶肿瘤出现肌力下降者较为少见。

3. **感觉异常**   感觉异常可以是对神经的侵犯或者对脊髓压迫造成的。肿瘤侵犯神经可以造成神经支配区域的麻木，这种感觉异常具有明确的定位体征，如颈部肿瘤造成一侧上肢麻木，胸部肿瘤造成胸部束带感，腰部肿瘤造成神经分布区域的麻木。当肿瘤体积较大，对脊髓造成压迫时，可以出现脊髓半切综合征或横断性感觉减退，这时出现肿瘤以下区域的深浅感觉异常。骶管肿瘤可出现会阴部感觉异常。

4. **大、小便功能障碍**   肿瘤压迫脊髓出现脊髓横断性损伤时可以出现大、小便功能障碍及性功能障碍。腰骶部肿瘤可以直接压迫骶神经，造成大、小便功能障碍。出现大、小便功能障碍往往提示病情较为严重。

根据患者不同的临床表现，查体可以有不同的阳性体征，如受累肢体的肌力减弱，肌肉萎缩；节段性感觉减退或出现感觉减退平面；腱反射的减退或者亢进；出现病理反射等。

六、影像学表现

MRI 是诊断椎管内外沟通性肿瘤的最可靠的影像学诊断方法，能够提供立体、可对比的神经结构图像。根据肿瘤不同的病理在 MRI 上表现为不同的信号，几乎所有的椎管内外沟通性肿瘤都有不同程度的增强，肿瘤实性部分强化比较均一，只有在少数囊性肿瘤才会有不均匀强化，多数肿瘤边界清楚。根据 MRI 可以确定肿瘤累及范围，在椎管内部分、椎间孔及孔外的走行，与脊髓和椎动脉等重要解剖结构之间的关系。

CT 是椎管内外沟通性肿瘤的重要检查，可以比 MRI 更好地显示骨质的改变。和椎管内肿瘤不同，椎管内外沟通性肿瘤常伴有骨质的破坏，可能对脊柱的稳定性造成影响。部分患者可能需要对脊柱进行固定，也需要对脊柱骨结构进行详细的了解，这些都可以利用 CT 进行评估。肿瘤侵犯骨质后，CT 上可见相应椎间孔扩大，椎弓根内侧缘、椎体或椎板骨质吸收、变薄或凹陷，椎弓根距离增宽等征象。

CTA 检查可以帮助判断椎动脉与肿瘤毗邻关系，判断椎动脉是否被肿瘤推挤或包绕，对手术有指导作用。DSA 检查除帮助判断血管和肿瘤的关系外，还可以评价肿瘤动脉供血和静脉引流状况，对于供血丰富的肿瘤，术前先行肿瘤供血动脉的栓塞治疗，可以明显减少术中出血。

X 线平片不能显示软组织情况，所以对肿瘤的诊断作用很小，但是 X 线平片可以显示椎体破坏情况，脊柱有无侧弯变形。对于可能需要固定的患者，X 线平片检查尤其重要。

每种影像学检查都有自己的优缺点，多种检查结合才能对肿瘤做出全面的判断，从而制订完善的治疗方案（图 5-2-4）。

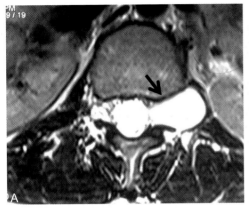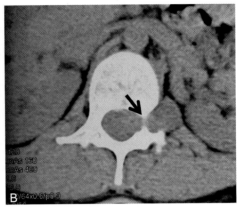

图 5-2-4　**腰椎椎管内外沟通性肿瘤**,MRI 较清晰显示肿瘤(A 图箭头所示),与周围组织关系。电子计算机断层扫描（CT）显示肿瘤较差,但可以清楚显示椎间孔、椎弓根骨质破坏情况（B 图箭头所示）

七、诊断和鉴别诊断

患者出现脊髓或神经的压迫症状,影像学检查显示椎管内外有沟通性占位病变,肿瘤诊断不难。肿瘤诊断后需要确定肿瘤的性质,术前对神经来源的肿瘤性质判断往往比较困难,如神经鞘瘤、神经纤维瘤、节细胞神经瘤等,确诊需要结合病理学诊断。

八、治疗

除少数全身状况较差不适合手术的患者,椎管内外沟通性肿瘤均应该首选手术治疗,手术治疗预后良好。对恶性肿瘤,术后应及时给予规范的化疗和放疗,以降低术后复发率,延长生存时间。

不同节段的椎管内外沟通性肿瘤有不同的特点,根据肿瘤的部位及生长方式,选择适当的手术入路是争取一期全切肿瘤、取得良好疗效的关键。肿瘤切除的手术入路有多种,各有自己的优缺点,下面对常用的手术入路做简要的介绍。

1. 后正中入路　大多数椎管内外沟通性肿瘤的首选手术入路。后正中入路为多数医师所熟悉,视野暴露清楚,脊髓损伤小,向外侧剥离椎旁肌肉,可以满足一期切除肿瘤的目的。胸段和腰段沟通性体积较大的哑铃形肿瘤,分别向胸椎和腰椎椎旁生长,前方毗邻胸腔后壁和后腹膜,可采用单纯经后正中入路,进一步切除部分肋骨和横突即可有效显露肿瘤。

2. 后外侧入路　小切口经椎旁肌间隙入路最初由 Wiltse 提出,术中分离最长肌与多裂肌的间隙后,很容易达到关节突关节和横突,切除关节突关节,暴露椎间孔，减压内侧椎板，即可完整暴露肿瘤。后外侧入路的优点是可以较少地剥离肌肉，减少手术创伤，并且可以在直视下行螺钉置入。但是后外侧入路破坏了关节突关节结构，对脊柱的稳定性可能造成影响，而且对椎管内部分肿瘤的显露也不如后正中入路。

3. 前后联合入路　对于颈椎前侧方较大的椎管内外沟通性肿瘤，穿过椎间孔、超过椎动脉外侧界、在颈椎椎体前侧方形成肿块，单纯经后路手术全切除肿瘤困难，易损伤椎动脉，可以选择前后联合入路手术。联合入路手术创伤大，操作复杂，一般不作为首选，可作为单一入路手术的补充。

4. 后路联合内镜　随着内镜技术的进展和完善，应用胸腔镜可以切除胸腔后纵隔椎旁肿瘤。后正中入路联合胸（腹）腔镜手术切除胸腰椎管的哑铃形肿瘤，获得了满意的手术效果。与传统的开胸开腹手术相比，联合腔镜手术可以一期完成肿瘤切除，创伤小，保留了胸廓的完整性，可明显减少术后疼痛和肺部并发症的发生，有利于患者术后的恢复。

椎管肿瘤手术是否需要同时对脊柱进行固定还有争议。术前根据 MRI 和 CT 进行评估，如果肿瘤侵犯脊柱前、中、后"三柱"结构中的超过 25% 或手术切除相应椎板和椎弓根造成的脊柱骨质结构破坏超过 25% 的，建议采取有效的内固定来防止术后脊柱畸形和维持脊柱稳定性。

九、预后

肿瘤的性质、部位及范围，肿瘤切除的彻底性及术后放疗和化疗的衔接直接影响手术的疗效及预后。因为椎管内外沟通性肿瘤多数病理为良性肿瘤，所以总体预后良好。文献报道的手术全切率在 85%～95%，症状改善率在 68%～95%，无力等症状在术后大多可以缓解，术后症状加重多为感觉障碍区域扩大，可以逐渐恢复正常。有的研究对肿瘤切除术后患者随访平均 66 个月，全切肿瘤无复发病例，良性肿瘤无死亡病例。恶性椎管内外沟通性肿瘤预后较差，有研究显示，43% 恶性哑铃形肿瘤患者在平均 15 个月内死亡，生存期与肿瘤性质直接相关。

（王作伟）

参 考 文 献

陈赞，菅凤增，叶明，等 . 一期显微手术切除椎管内外沟通性哑铃型肿瘤（附 13 例分析）[J]. 中国微侵袭神经外科杂志，2007, 12(11): 491-493.

范涛，赵新岗，孙鹏，等 . 显微手术结合脊柱内固定技术治疗椎管内外沟通性肿瘤（附 129 例报告）[J]. 中华神经外科杂志，2013, 29(9): 871-875.

王振宇，梁正，修典荣，等 . 半椎板切除联合胸（腹）腔镜技术治疗胸腰椎管哑铃形肿瘤 [J]. 中华神经外科杂志，2009, 25(4): 333-335.

Agrawal A. Single stage complete excision of large thoracic dumbbell schwannoma by modified posterior approach[J]. Surg Neurol, 2008, 70(4): 432-436.

Asazuma T. Surgical strategy for cervical dumbbell tumors based on a three-dimensional classification[J]. Spine (Phila Pa 1976), 2004, 29(1): 10-14.

Conti P. Spinal neurinomas:retrospective analysis and long-term outcome of 179 consecutively operated cases and review of the literature[J]. Surg Neurol, 2004, 61(1): 34-44.

Jinnai T, Koyama T. Clinical characteristics of spinal nerve sheath tumors:analysis of 149 cases[J]. Neurosurgery, 2005, 56(3): 510-515.

Li, C. Minimally invasive resection of extradural dumbbell tumors of thoracic spine:surgical techniques and literature review[J]. Eur Spine J, 2016, 25(12): 4108-4115.

McCormick PC. Surgical management of dumbbell and paraspinal tumors of the thoracic and lumbar spine[J]. Neurosurgery, 1996, 38(1): 67-75.

Ngerageza JG. Posterior Laminoplastic Laminotomy Combined with a Paraspinal Transmuscular Approach for Removing a Lumbar Dumbbell-shaped Schwannoma:A Technical Note[J]. Neurol Med Chir (Tokyo), 2015, 55(9): 756-760.

Ozawa H. Spinal dumbbell tumors:an analysis of a series of 118 cases[J]. J Neurosurg Spine, 2007, 7(6): 587-593.

Wang Z. C2 dumbbell-shaped peripheral nerve sheath tumors:Surgical management and relationship with venous structures[J]. Clin Neurol Neurosurg, 2016, 151: 96-101.

第六部分

脊柱脊髓血管性疾病

第一节　脊髓血管畸形概述

脊髓血管畸形（vascular malformation of spinal cord，VMSC）是一类少见病，约占所有脊髓疾病的 10%，常规诊断多有困难，需要与脊髓肿瘤、急（慢）性脊髓炎、椎间盘突出、椎管狭窄、脊髓蛛网膜炎、椎体退行性病变等疾病相鉴别。

脊柱脊髓血管与脑血管类似，也可发生血栓形成、栓塞、出血和畸形等病变。随着选择性数字减影脊髓血管造影技术和神经介入放射学的飞速发展，人们对脊柱脊髓的血管解剖和血液循环的认识有了很大的提高，对其血管性疾病的病因、病理和病理生理、影像表现、临床诊断和治疗等方面均积累了丰富经验。

脊柱脊髓血管病包括多种疾病，主要有肿瘤性血管病变（包括血管母细胞瘤和海绵状血管瘤等）、血管畸形 [包括动静脉瘘（arteriovenous fistulas，AVFs）和动静脉畸形（arteriovenous malformations，AVMs）等] 及动脉瘤。

本章重点讲述脊髓血管畸形，包括硬脊膜动静脉瘘、脊髓动静脉畸形、髓周动静脉瘘和 Cobb 综合征，对海绵状血管瘤、血管母细胞瘤及动脉瘤等仅做简要介绍。

一、分型

脊髓血管畸形目前仍缺乏统一的分型。

Spetzler 等将脊柱脊髓血管病变分为 3 类：①肿瘤性血管病变，包括血管母细胞瘤和海绵状血管瘤等；②动脉瘤；③动静脉病变。后者又被称为血管畸形，并被细分为动静脉瘘（arteriovenous fistula，AVF）和动静脉畸形（arteriovenous malformation，AVM）。

Byrne 将脊柱脊髓血管畸形简单分型：①硬脊膜动静脉瘘（硬脊膜外 AVF 或Ⅰ型病变）；②脊髓内动静脉畸形（脊髓 AVM 或Ⅱ型病变）；③硬脊膜内髓周动静脉瘘（Ⅳ型病变）；④硬脊膜内和硬脊膜外动静脉畸形（复杂、体节性、幼稚型 AVM，Ⅲ型病变，如 Cobb 综合征）；⑤海绵状血管畸形；⑥脊柱脊髓血管性肿瘤。

Lasjaunias 等则将脊椎血管病变和脊髓血管病变单独进行划分，后者可细分为：①脊髓血管畸形，包括单独的 AVM 或 AVF、多发体节性病变（Cobb 综合征等）及多发非体节性病变（Rendu-Osler-Weber 和 Klippel-Trenaunay 综合征等）；②脊髓毛细血管扩张症；③脊髓海绵状血管畸形（海绵状血管瘤）。

目前国内比较常用的分型方法：①脊髓动静脉畸形，病变结构有明确的供血动脉、引流静脉，特别是畸形团；②髓周动静脉瘘，病变结构为较清晰粗大的动静脉直接交通，根据供血动脉的单一和多支、血流量的大小和引流静脉的明显扩张与否又分Ⅰ型（单一动脉供血，血流量较低）、Ⅱ型（多支动脉供血，血流量较大）、Ⅲ型（高血流量，引流静脉明显纡曲扩张）；③硬脊膜动静脉瘘，由根硬膜动脉供血，瘘口位于硬脊膜上，引流静脉位于脊髓表面；④椎旁血管畸形；⑤节段性脊髓脊柱血管瘤病，如 Cobb 综合征等，病变可累及某一或某几个体节节段的脊髓、硬脑膜、椎体、椎旁组织和皮肤等；⑥脊髓海绵状血管瘤。

二、病因与病理

脊髓血管畸形的发病原因尚不十分明确，一般认为是先天因素与后天因素共同作用的结果。病变可累及硬脊膜外、硬脊膜下和脊髓内。脊髓本身常水肿或萎缩，在血管密集处这种改变较为明显。显微镜下，可见畸形血管管腔扩大，管壁改变，主要表现为胶原纤维增生，管壁中弹性纤维减少。在这区域常有广泛的脱髓鞘。脱髓鞘的部位常取决于异常血管的部位。如有缺血性坏死，可导致弥漫性细胞脱失，神经元丧失，可见到囊性梗死灶。如有出血则可见到组织黄染及出血后的囊腔和（或）血肿。

三、临床表现与发病机制

发病年龄常在 20 ～ 60 岁，＞50% 患者发生在 40 岁左右，以男性较多见，男：女约为 2 ∶ 1。该病可发生在脊髓的任何节段，但以下胸髓和腰髓占大多数，70% ～ 80%；有学者认为脊髓背侧更好发。多为缓慢起病，进行性加重。临床主要表现为腰痛、根性痛等感觉障碍，截瘫、四肢瘫等运动功能障碍，以及大、小便及其括约肌功能障碍等神经系统症状和体征，畸形血管破裂可导致脊髓蛛网膜下腔出血或脊髓出血，因此脊髓血管畸形也可急性起病。

脊髓血管畸形发病的机制：①动脉"盗血"，脊髓的血流通过畸形血管被大量分流，引起正常脊髓组织缺血，功能受损。②自发性出血或血栓形成，自发性出血可表现为蛛网膜下腔出血或髓内出血，最常见于动静脉畸形，而最少见于小的动静脉瘘；蛛网膜下腔出血引起脊髓蛛网膜炎也可产生相应的症状。

③静脉高压，由于存在动静脉短路和静脉引流的异常，动脉血不经过毛细血管直接进入引流静脉中，病灶附近的脊髓静脉回流受阻、淤滞，引起正常动静脉压力梯度下降，导致脊髓慢性缺血、水肿和软化。④占位效应，由于畸形血管团、扩张的静脉或合并较大的动脉瘤压迫脊髓所致，产生慢性压迫症状与体征。

四、影像学检查

磁共振（MRI）是很好的无创检查手段，脊髓血管畸形在 MRI 上的特征表现是扩张的血管流空信号，可以位于脊髓内或脊髓表面；MRI 能够发现其他伴随病变（如脊髓水肿、出血、血栓形成、空洞等）对诊断亦有很大帮助。增强的 MRI 血管成像更可以显示清楚正常或异常的硬膜内血管（尤其是静脉）。CT 和脊髓造影已经很少使用，且诊断价值有限。

脊髓血管造影仍是诊断和评价脊髓血管畸形的金标准，具有以下作用和表现。

1. 可明确显示脊髓动静脉畸形的情况，确定供血动脉和引流静脉。根据畸形血管团的大小和形态不同，可分为团块型和弥散型。前者表现为畸形血管团较集中，一般不超过两个椎体节段，畸形团血管排列紧密；后者畸形血管团较分散，畸形团血管排列松散。

2. 区分脊髓动静脉畸形和动静脉瘘。前者的特征性表现是动静脉间有异常的畸形团结构，位于脊髓内或表面；后者又分为髓周动静脉瘘和硬脊膜动静脉瘘。髓周动静脉瘘的病变在脊髓表面，是较粗大的动静脉之间的异常分流；硬脊膜动静脉瘘病变在硬脊膜上，与髓周动静脉瘘的供血动脉（脊髓动脉）不同，为根硬膜动脉供血。

3. 为治疗方法的选择提供最重要的依据。尽管绝大多数的脊髓血管畸形既可以采用血管内栓塞治疗，又可以采用外科手术治疗，但是单纯栓塞治疗往往较难治愈，而位于脊髓前方的血管畸形一般也较难或不宜外科手术。因此，行脊髓血管造影，结合磁共振检查和临床情况等，是正确选择栓塞或手术或栓塞加手术等治疗方案的主要依据。

第二节　硬脊膜动静脉瘘

硬脊膜动静脉瘘（SDAVF）是脊髓血管畸形中最常见的一种，占所有脊髓血管畸形的 60%～80%。SDAVF 的瘘口位于硬脊膜上，常在椎间孔内，是供应硬脊膜和神经根（根硬膜动脉）的多个细小分支在椎间孔处与脊髓表面的单支引流静脉（根髓静脉）交通，又称硬脊膜动静脉瘘向脊髓表面引流。20 世纪 60 年代初，随着选择性脊髓血管造影技术的应用，对该病的认识逐渐深入。目前认为该病是一种后天获得性疾病，多发生在下胸段和腰段，以中老年男性多见，男女之比约9∶1。

一、病因与病理

硬脊膜动静脉瘘的产生的机制还不清楚，可能为获得性疾病，并可能与损伤（如手术、外伤等）相关。硬脊膜动静脉瘘为动静脉之间的直接交通，动脉血经脊髓表面静脉引流，脊髓静脉血管动脉化，在脊髓表面形成纤曲、扩张和延长的薄壁血管（冠状静脉丛）。由于根髓静脉与脊髓冠状静脉丛的交通，压力可传递到冠状静脉丛，使动静脉压力梯度下降，导致髓内血管扩张和组织压升高，使静脉淤血、脊髓缺血和进行性脊髓损伤。脊髓实质水肿在缺血和不受抑制的波动中加重，甚至造成脊髓脱髓鞘或坏死，表现为急性或亚急性神经功能恶化（Foix-Alajouanine综合征），可致静脉血栓、梗死和不可逆神经功能缺失。目前多数学者认为，椎管内静脉高压是硬脊膜动静脉瘘最主要的病理生理改变。

二、临床表现与自然史

表现为进行性脊髓功能障碍，包括下肢运动、感觉、大小便和性功能障碍等，亦有患者以后背和根性痛为主诉。常起病隐匿，进展缓慢，确诊多较晚。偶尔有患者因静脉血栓形成急性起病。脊髓病变可进展至完全截瘫。出血并不是该种疾病的特点。有研究表明，患者就诊时超过90%有肌力减退，80%～90%有感觉缺失，60%～80%有括约肌功能障碍，5%～40%可有阳痿，30%～50%可表现为后背和根性疼痛。因大多数患者在2～3年运动和感觉功能缓慢进行性下降，约15%的患者可表现为Foix-Alajouanine综合征，故硬脊膜动静脉瘘如不治疗预后很差。

三、影像学检查

MRI上，脊髓常由于水肿而轻度膨胀，T_2加权呈高信号。硬脊膜动静脉瘘在T_1、T_2加权像上的特征性表现为脊髓表面串珠状或管状无信号流空影（蛛网膜下腔明显扩张的静脉）。对比增强的MRA可显示扩张的髓周静脉，并可能显示扩张的根动脉并初步预测瘘口的位置；病变严重的脊髓节段也可强化。近来，高时间分辨率动态增强MRA成像（time-resolved imaging of contrast kinetics, TRICKS）的应用，使得MRA诊断SDAVF的敏感性和准确性进一步得到提高。

脊髓血管造影仍是诊断SDAVF的金标准（图6-2-1）。动脉期可见到沿脊髓表面走行的蜿蜒纤曲的引流静脉，其供血动脉为根脊膜动脉（此点十分重要），瘘口位于硬脊膜上。造影上显示为瘘口处血流缓慢、髓周静脉延迟廓清、脊髓前动脉循环时间延长等。分流通常位于椎间孔平面，由单根动脉供血，但附近节段的肋间或腰动脉有无参与供血亦应检查清楚。

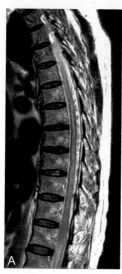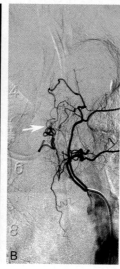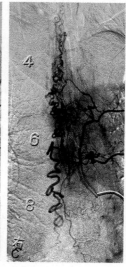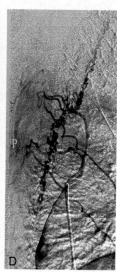

图 6-2-1　脊髓血管造影

A. 胸椎 MRI T_2WI 像，显示脊髓表面异常血管流空影及髓内高信号影；B、C. 左侧 T5、T6 肋间动脉造影正位，显示瘘口（箭头示）位于 T6 椎体水平，向头端及尾端引流的静脉明显纡曲扩张；D. 左侧 T5、T6 肋间动脉造影侧位

四、治疗

治疗原则在于阻断动静脉交通，解除椎管内静脉高压，同时保护正常的脊髓供血和引流。目前，治疗方法主要有外科手术和血管内栓塞两种。

1. **手术治疗**　硬脊膜动静脉瘘的外科治疗曾被采用的手术方式：①广泛切除椎板减压；②切除脊髓背侧的引流静脉；③切除瘘口，切断或结扎硬脊膜下引流静脉；④单纯切断引流静脉。前两种手术方式已经被证明是无效甚至是有害的。目前神经外科医师多认为单纯切断、结扎引流静脉，中断瘘口与髓周血管的连通是有效而安全的治疗方法。术中用双极电凝将硬膜与扩张的冠状静脉间 4～6mm 的动脉化的根髓静脉烧闭阻断，可见到怒张的冠状静脉发生变化。Tacconi 和 Symon 等对 25 例硬脊膜动静脉瘘手术患者长期随访，发现切除瘘口同时阻断引流静脉比单纯结扎或切断引流静脉远期效果更好。他们认为，这可能与病灶周围存在的一些微小通道再通或侧支循环建立有关，同时指出应根据实际情况选择术式。如病灶位于枕骨大孔或骶区而与引流静脉距离较大时，就只能做单纯的引流静脉切断。Afsha 认为，以下情况不宜做瘘口切除：①供血动脉有分支同时参与脊髓供血；②瘘口处有重要功能的神经根穿过，若切除瘘口必须切断神经根；③若在邻近神经根处切除瘘口，为防止术后脑脊液漏的发生，需做硬膜修补。

　　因此，结扎或切断硬脊膜下引流静脉，保留脊髓表面引流静脉以防止破坏脊髓正常引流，在不引起神经根损伤或脑脊液漏的情况下，电凝或切除瘘口是目前硬脊膜动静脉瘘比较公认的手术原则。

　　2. 血管内栓塞治疗　随着神经介入技术和栓塞剂的不断改进，血管内栓塞治疗已成为硬脊膜动静脉瘘治疗的另一重要途径。

　　(1) 栓塞材料：曾采用过的栓塞剂有干燥硬脑膜、肌肉段、自体血凝块、明胶海绵粉末、硅酮颗粒、微弹簧圈、聚乙烯醇（PVA）、α-氰基丙烯酸正丁酯（NBCA）和 Onyx 等。自体血凝块、明胶海绵、肌肉段、硬脑膜等都不能取得永久性栓塞的目的，PVA 虽能附着于血管内皮通过引发炎性反应而达到闭塞瘘口的目的，并在动物实验中取得良好的效果，但临床应用的再通率较高。丙烯酸胶 NBCA 和 Onyx 的应用使栓塞的成功率得到提高，因其不能被吸收且具有一定的弥散功能可向病灶深部甚至引流静脉扩散而效果较好，但这同时带来一种潜在的危险，即栓子弥散到引流静脉远端造成栓塞而破坏脊髓正常引流。目前主要用 NBCA（按 1∶4 或 1∶5 比例与碘化油混合）和 Onyx 进行 DAVF 的血管内栓塞治疗。

　　(2) 栓塞治疗的技术要点：栓塞操作的最关键一点就是将导管准确到达邻近瘘口的供血动脉内。由于瘘口供血支较细或纤曲，准确到位常很困难。一般是在肋间动脉置 4F 或 5F 导管，然后将微导管选择置入供应 AVF 的根硬膜动脉分支。为获得永久的治愈，栓塞剂弥散到引流静脉的近端是非常关键的。

　　3. 治疗方法的选择比较　栓塞治疗优点是避免全麻手术带来的组织创伤，但存在治愈率较低、复发率高的缺点，主要与以下几个因素相关：瘘口栓塞不完全、栓塞剂不能到达近端引流静脉使永久栓塞和病灶区侧支循环的建立。有些患者由于病灶区供血动脉解剖结构上的特点而不能采用栓塞治疗，如供血动脉在供应瘘口的同时，发出根髓动脉参与正常脊髓供血（尤其是对于发出 Adamkiewicz 动脉的肋间动脉），为避免栓子进入正常脊髓供血动脉，不宜采取栓塞治疗。相比之下，手术治疗更安全，适应证更广，长期治愈率更高（研究报道可高达 98%），故多数学者倾向于手术治疗。

　　栓塞治疗与外科手术相结合可以取得更理想的效果。通常是先实施栓塞手术，若失败或治疗不完全时再采用外科手术治疗。有学者主张在诊断性脊髓血管造影时部分栓塞瘘口：①术前部分栓塞瘘口可使脊髓静脉系统产生适应能力，从而减少瘘口突然闭塞后静脉血栓的形成；②术前应用阻光的栓塞材料栓塞瘘口有利于术中在透视下判断瘘口位置，从而减少了手术创伤，缩短手术进程。

　　无论采取手术或血管内栓塞治疗，尽早的正确诊断和治疗是取得良好疗效的根本前提。及早治疗可避免 Foix-Alajouanine 综合征的发生或更多地保留脊髓功能。

4. 术后抗凝治疗 硬脊膜动静脉瘘无论血管内栓塞治疗或是外科手术治疗，术后抗凝治疗意义重大，原因是：①硬脊膜动静脉瘘患者胸段缺乏正常的脊膜周围引流，瘘口引流静脉有正常的脊髓引流功能；②已存在的静脉高压使得脊髓静脉血流缓慢，甚至出现"淤滞静脉"和血栓形成，瘘口阻断后静脉内的血流更加缓慢，加之术后的应激反应、促凝血因素增加，使脊髓静脉床内更易形成血栓，从而破坏了正常脊髓引流。栓塞或术后 24～48h 即进行抗凝处理，早期可用低分子肝素抗凝，然后改服华法林，维持凝血酶原时间为正常的 2～3 倍，活动度为正常的 30%，抗凝时间一般为 1～3 个月。

五、治疗结果与预后

治疗效果依赖于病史时间长短和患者诊断时的残疾程度。通过外科手术或介入治疗可以达到解剖学治愈，但是残障恢复情况仍不确定。研究结果表明，经过治疗，患者运动障碍或肌力减退的症状改善率最高（约66%），感觉障碍其次（12%～43%），括约肌功能障碍改善率最低（约15%）。起病时神经功能障碍严重的患者经治疗预后较轻度或重度残障的患者差。然而，绝大多数经过治疗的患者都有症状的改善或稳定（近90%），因此，即使是对严重神经功能缺损的硬脊膜动静脉瘘患者进行治疗也是合理的。

第三节　脊髓动静脉畸形

脊髓动静脉畸形（spinal cord arteriovenous malformation）又称髓内动静脉畸形（intramedullary arteriovenous malformation），在血管构筑学特征上类似于脑动静脉畸形，是第二位常见的脊髓血管畸形，占脊髓血管病变的 35%～50%。脊髓动静脉畸形由脊髓内动静脉的异常短路组成，基本结构包括供血动脉、畸形血管团和引流静脉 3 部分，其中畸形血管团内可有直接的动静脉瘘沟通和动脉瘤。畸形血管团可以是团块状的，称为成熟型（致密型）动静脉畸形；也可以是弥散状的，称为幼稚型动静脉畸形。髓内动静脉畸形以青年人发病居多，无明显性别差异。

一、病因与病理

一般认为没有明显的家族发病倾向，多数认为病因为先天性的，可与其他疾病（如 Klippel-Trenaunay-Weber 综合征）相关。20%～40% 可合并动脉瘤性病变。脊髓动静脉畸形可以发生在脊髓的任何节段，但以颈膨大和腰膨大最多。供血动脉为一条或多条增粗的脊髓动脉（脊髓前动脉、脊髓后动脉和根软膜动脉），这些动脉同时也向脊髓供血；引流静脉常为髓内静脉的升支和降支，然后再汇合成根髓静脉，在椎间孔处穿过硬脊膜鞘引流入硬脊膜外静脉。多数脊髓动静脉畸形的引流静脉在病灶附近的椎间孔处出椎管，也有少数引流静脉在脊髓表面一直向上引流入颅内或向下引流入骶管。

两种类型的脊髓动静脉畸形有其各自不同的特点：①成熟型（致密型，团块型），畸形团致密，为高压、高流量性病变，通常位于脊髓的前半部，病变较为局限，多由脊髓前动脉供血，约40%合并动脉瘤；典型的发病年龄为30～40岁，约33%在发生在颈段，约66%发生在背侧腰段；多数（约60%）急性起病，表现为脊髓蛛网膜下腔出血等，其他临床主要表现为慢性脊髓病的症状。②幼稚型（弥散型），由疏松冗长的血管团组成，伴髓外或脊髓旁扩张纡曲的血管，几乎占据整个椎管，内含较多脊髓实质，为高流量性病变，有多支供血动脉；多见于青少年或年轻成人，常发生在颈段脊柱，较成熟型动静脉畸形少见。

二、临床表现与自然史

脊髓动静脉畸形常见的临床症状：①出血导致的剧烈疼痛、急性脊髓损伤症状，如截瘫。患者可能以突然背痛、枕下区痛、假性脑膜炎和意识丧失为首发症状。出血多见于高血流病变或畸形团内并发动脉瘤的病例。约35%的患者以蛛网膜下腔出血或髓内血肿起病，其中约50%的患者出血时可做出诊断。文献报道儿童的出血率会更高。这些患者若不予治疗，多数患者可由于反复发生少量出血而表现为逐渐进展的脊髓功能恶化。②脊髓缺血或占位造成的进行性运动、感觉或括约肌功能障碍，可以表现为缓慢进展的肢体无力、肌肉萎缩、肢体麻木、皮肤改变等，也可以是进行性加重的大小便障碍（如便秘、尿失禁、排尿困难等）或出现性功能障碍。③压迫、刺激造成的神经根刺激症状，如肢体抽动、放射性疼痛等。④颈段脊髓动静脉畸形造成蛛网膜下腔出血，有时仅表现为头痛、颈项僵硬感，常被漏诊。

三、影像学检查

MRI可显示髓内的血管流空影，增强MRA可清楚显示畸形团的明确部位、与脊髓的关系及相邻脊髓的改变，是不可缺少的检查手段。MRI检查已经替代传统的脊髓造影，而禁忌行磁共振检查的患者可行CTA或CT脊髓造影检查替代。MRI扫描上，周围脊髓的含铁血黄素染色提示既往出血，T_2加权像的高信号提示脊髓水肿。MRA、CTA和DSA三者均能显示畸形团的结构，但以DSA最有价值，它不仅可以显示畸形团的构筑、供血动脉和引流静脉，还可以动态显示畸形团的血流动力学特点，从而对畸形团有一个综合的评价，为治疗特别是血管内治疗提供必需的资料（图6-3-1）。

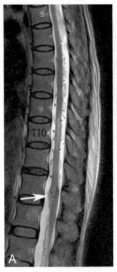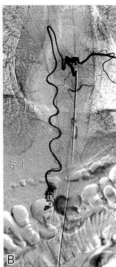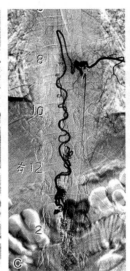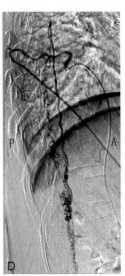

图 6-3-1　A. 胸椎 MRI T$_2$WI 像，显示脊髓表面异常血管流空影及髓内高信号影，T12/T1 水平畸形血管团（箭头示）；B、C. 左侧 T8 肋间动脉造影正位，显示增粗纡曲的脊髓前动脉、畸形团及引流静脉；D. 左侧 T8 肋间动脉造影侧位

四、治疗

脊髓动静脉畸形治疗的目的是降低出血的风险性和阻止神经功能继续恶化。所以治疗的关键在于有效地、最大可能地降低畸形团流量，去除畸形团内易出血的危险结构，并保留脊髓的正常血供和防止复发。治疗方法主要有血管内治疗和手术治疗两种，目前多数学者不主张对脊髓动静脉畸形采取放射治疗。

1. 血管内治疗

（1）适应证：随着栓塞材料和介入技术的进步，血管内治疗已成为脊髓动静脉畸形首选治疗方法。只要畸形团的供血动脉能允许微导管进入，就可以采用。血管内治疗比较肯定的适应证：①脊髓前、后动脉明显扩张；②供血动脉和病灶间距较短；③脊髓动静脉畸形上下的脊髓前动脉正常；④多支沟联合动脉参与脊髓动静脉畸形供血。

（2）栓塞材料：固体颗粒（PVA）、NBCA、Onyx 胶、线段、弹簧圈、球囊等，输送系统包括导引导管、血流或导丝导向微导管。一些文献提倡选用颗粒栓塞，认为比液态栓塞剂更安全；另有一些文献则倾向于选用 NBCA，认为血管闭塞可能更永久；弹簧圈和球囊被用于闭塞较大的动静脉瘘；亦有术者倾向于选用 Onyx。

（3）栓塞治疗技术：由于脊髓功能集中，代偿能力差，其栓塞的技术要求比脑 AVMs 更高，风险性更高。脊髓动静脉畸形栓塞的关键是微导管尽量进入畸形团，如果是经脊髓前动脉栓塞，微导管必须跨过动脉反折部并尽可能进入畸形团；首先去除动静脉瘘、动脉瘤等危险结构；可用弥散性栓塞材料（胶、颗粒等）准确地弥散在畸形团内。因为脊髓供血动脉常有角度较小的转折（如脊髓前动脉转折呈"发夹样"改变），所以栓塞的最大难点是微导管到位。

（4）常见并发症：①脊髓缺血，由于栓塞材料误入脊髓正常供血动脉造成。最好的避免方法是导管充分到位而且稳定，胶的浓度适宜，颗粒直径合适。有时还会因导管超选困难，操作时间长，造成脊髓前后动脉内膜损伤或痉挛。②脊髓出血，可见于导管、导丝穿破供血动脉，也可见于胶在畸形团瘤样扩张结构内铸型过度造成破裂。

（5）疗效与预后：Berenstein 和 Lasjaunias 治疗的 47 例病例中，38 例选用 NBCA 行血管内栓塞，其中 53% 的动静脉畸形达到完全闭塞，永久性并发症发生率 11%，短暂性临床症状恶化的发生率为 11%；随访 1～14 年，影像学显示完全治愈的患者无再出血发生，而 2 例部分闭塞的患者则发生了再出血。

2. 手术治疗　若血管内栓塞治疗不易实施，应考虑外科手术治疗。由于动静脉畸形团位于髓内，其显微外科治疗较为困难。一般，团块性动静脉畸形血管团致密，中间不含脊髓组织，易于切除；而幼稚型的髓内 AVM 体积大、流量高，血管成分间含脊髓实质，供血动脉为多条且同时供应正常脊髓，其外科手术并发症发生率高，多不能行手术治疗，对有进展性脊髓病损和有出血的患者建议栓塞治疗。术中区分髓内 AVMs 正常与病理的供血动脉和引流静脉较为困难而又至关重要。在过去的 30 年里，脊髓 AVM 的显微外科手术治疗有了较大发展。传统的术式为脊髓切开动静脉畸形切除术，术中沿着脊髓表面扩张的引流静脉或动静脉畸形本身进入脊髓内，逐步显露、分离、电凝出入畸形团的供血动脉和引流静脉，切除畸形血管团。Connolly 等采用脊柱后路椎板切开髓内 AVM 切除术，治疗 15 例成熟型髓内 AVM 的结果提示，术后即刻影像学治愈率达 94%；长期随访（1～17 年，平均 8.5 年）有 3 例复发，但无临床症状；术后 40% 的患者临床症状得到缓解，53% 稳定，7% 恶化；无死亡病例发生。Gregory 等报道的 20 例病例中，12 例患者联合应用血管内治疗，17 例患者应用软脊膜 AVMs 切除术，术后脊髓血管造影结果证实 15 例患者髓内 AVMs 得到完全去除；随访结果表明持久的 AVMs 闭塞率达 83%。

3. 联合治疗和放射治疗　血管内治疗与手术相结合有利于一些髓内动静脉畸形的治愈。对于病灶较大、流量较大的畸形团，直接手术风险往往很高，甚至不太可能。这时应首先通过血管内治疗来减少流量，降低出血危险，缩小病灶体积，为手术全切畸形团创造条件。Sinclair 等报道的一组经放射治疗的脊髓动静脉畸形患者结果显示，15 例患者治疗后无再出血发生，3 年后影像学随访显示畸形团体积减小，但只有 1 例达到解剖学治愈。目前强调的多学科诊疗对于这样的患者群体来说显得尤为重要。

第四节　髓周动静脉瘘

髓周动静脉瘘（perimedullary arteriovenous fistula），为Ⅳ型脊髓血管畸形，最早由 Djindjian 等于 1977 年提出，位于硬脊膜内蛛网膜下腔、脊髓表面的软膜上，一般位于脊髓腹侧，于脊髓前动脉和引流静脉之间形成直接沟通而中间无畸形血管团。通常发生在胸腰段脊髓、圆锥水平或上颈段。占所有脊髓血管畸形的 10% ～ 20%，多在 40 岁以下青壮年发病，男性和女性发病率相当。

一、病因与病理

髓周动静脉瘘病因不明，部分研究表明可能与脊柱手术创伤和先天闭合不全相关。多数髓周动静脉瘘位于软脊膜上的瘘口较单一，少数可有多个瘘口。髓周动静脉瘘对脊髓产生损害的可能机制：①较粗大的脊髓动静脉直接交通导致脊髓的血流被分流，产生"偷流"现象，引起脊髓缺血，功能受损；②动静脉瘘引起静脉压增高，病灶附近的脊髓静脉回流受阻，可引起脊髓慢性缺血和水肿；③动静脉瘘破裂出血引起脊髓急性功能障碍；④纤曲扩张的供血动脉、引流静脉对脊髓产生机械性压迫损害。有人对扩张的供血动脉和引流静脉对脊髓压迫作用有所保留，因为脊髓造影时发现蛛网膜下腔被阻塞的现象并不多见，而且椎板切除减压后症状改善并不明显。

二、分型

Merland 根据瘘的大小、血流量和引流静脉的情况，将髓周动静脉瘘分为Ⅰ～Ⅲ型，Spetzler 等为避免与脊髓血管畸形分类相混淆，称为 A、B、C 3 型：A 型，瘘口较小，由脊髓前动脉单一供血，血流量较低，引流静脉口径正常或略扩张；B 型，瘘口大小中等，由脊髓前动脉和 1 ～ 2 支脊髓后动脉供血，血流量中等，供血动脉和引流静脉扩张，瘘口处常伴有动脉化的静脉瘤；C 型，瘘口巨大，多条供血动脉汇聚成一个单一瘘口，血流量高，供血动脉及引流静脉粗大，引流静脉明显纤曲扩张，常伴有巨大的动脉化的静脉瘤，甚至可占据整个椎管腔。B 型和 C 型同时由脊髓前动脉和脊髓后动脉供血，但脊髓前动脉为主要供血动脉。C 型最为常见，而好发于脊髓圆锥的 A 型最为少见。在所有类型中，引流静脉均为髓周静脉，可向头端扩张延伸很长距离。这种分型为不同亚型髓周动静脉瘘的合理治疗提供了帮助。

三、临床表现与自然史

多数患者多表现为慢性进行性加重的神经功能缺损，表现为不对称的肢体感觉、运动和括约肌功能障碍及疼痛等。部分患者为急性起病，约30%的患者可突发脊髓蛛网膜下隙出血，若不治疗，可反复发生出血，约60%的患者早期表现为步态障碍；50%的患者下肢同时有上、下神经元损害的表现，包括肌肉的萎缩、肌束震颤和腱反射亢进；10%的患者最初的症状为括约肌功能障碍，常表现为排尿不畅或尿潴留及性功能障碍。自然病史不详，但有研究报道经5～10年后患者可发展至截瘫，并可因反复的出血而加快病程。

四、影像学检查

脊髓MRI、MRA检查可协助诊断，但脊髓血管造影对明确髓周动静脉瘘的血管构筑非常必要。髓周动静脉瘘的血管造影（图6-4-1）特点是，动脉期可见动静脉瘘和引流静脉显影，供血动脉、瘘口（供血动脉突然增粗的地方）和引流静脉粗大清晰可辨。供血动脉一般为脊髓前、后动脉，血流量高、流速快，引流静脉常扩张明显，局部可伴球状扩张。

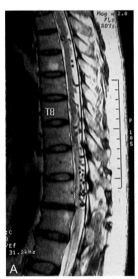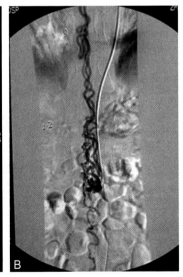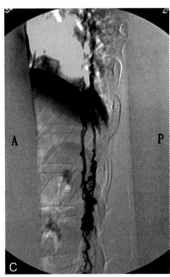

图 6-4-1　髓周动静脉瘘血管造影

A. 胸椎 MRI T$_2$WI 像，显示脊髓表面异常血管流空影及髓内高信号；B、C. 脊髓血管造影正位和侧位，显示增粗纡曲的脊髓前动脉、瘘口及数条引流静脉

五、治疗

一旦诊断明确，即应早期采取合理的治疗。疗治方式有外科手术和血管内栓塞或联合血管内栓塞和外科手术治疗。具体手术方式的选择依赖于髓周动静脉瘘的分型和病变的部位。治疗的原则是消灭瘘口，保留供血动脉和引流静脉，

尤其是保持脊髓前动脉的通畅。确认瘘口的位置需行高质量的脊髓数字减影血管造影检查。手术方法比较简单，即切断结扎瘘口，亦可用动脉瘤夹夹闭瘘口以避免脊髓表面的电凝操作。手术主要面临手术入路问题，由于典型的瘘口是位于脊髓腹侧，常需要前方入路，手术显露困难；此外，术中纡曲扩张的引流静脉可能挡住瘘口使确认困难。血管内治疗主要存在的挑战则是将微导管和栓塞剂经又长又细的脊髓前动脉送至远端的瘘口处，一旦造成脊髓前动脉栓塞会出现严重并发症；血管内栓塞瘘口的材料可选用颗粒（PVA）、液态栓塞剂（NBCA胶等）、弹簧圈、可解脱球囊等。以下按髓周动静脉瘘的分型简述相应的治疗方式选择。

A 型：因供血动脉扩张不明显，通常很难将微导管经脊髓前动脉送至瘘口，而且较为危险。相比之下，手术治疗更安全有效。因此，只要病变位于手术容易显露的部位（如脊髓背侧、侧方或脊髓圆锥以下等），均应选择外科手术治疗。对位于脊髓腹侧的髓周动静脉畸形，可选择血管内栓塞治疗。

B 型：若瘘口位于脊髓背侧，手术结扎或是血管内栓塞瘘口是同样适合而有效的治疗方式。腹侧的病变手术常显露困难。因常伴供血动脉明显扩张，微导管比较容易经脊髓前、后动脉送至瘘口，除非脊髓前动脉走行太纡曲、行程太长，故血管内治疗方式更适合。治疗常选用 NBCA 胶，一次性注射闭塞瘘口及引流静脉近端 1cm 左右；也可应用弹簧圈堵塞瘘口。只要微导管到位理想，我们不建议用其他非永久性栓塞物进行栓塞。由于往往具有多支供血动脉，血管内栓塞治疗要达到病变的完全消除也较困难。

C 型：该型髓周动静脉瘘流量很大，伴血管扩张，手术治疗难度较大，血管内栓塞治疗是最安全和有效的治疗方式。应用弹簧圈或液态栓塞剂行血管内栓塞治疗可达到治愈或是外科手术前准备的目的。可先用弹簧圈将最大的瘘口封闭，降低血流，然后用胶或其他栓塞物将其他供血动脉栓塞；对于技术较高的医师，高流量瘘口也可以选择直接用高浓度胶进行栓塞。若剩余供血动脉难以进行栓塞，可以在高流量瘘闭塞后联合手术治疗或进行二期栓塞。

六、治疗结果与预后

髓周动静脉瘘的治疗效果普遍较好，但是报道的病例数均较少，而且由于病变血管构筑的多样性，不同报道间的对比也较为困难。治疗方式的选择应是多学科评估决定的。Antonietti 等回顾 25 年来在美国加州大学治疗的病例结果显示，32 例患者经评估后有 30 例患者进行了治疗（4 例血管内栓塞，11 例外科手术，15 例联合应用栓塞和手术治疗），62% 的 C 型髓周动静脉瘘患者功能改善，而仅有 26% 的 A 型和 27% 的 B 型患者术后功能改善。Merland 等报道髓周动静脉瘘的栓塞失败率为 10%，70% 的患者血管内栓塞后临床症状改善，10% 的患者恶化，结果与其他的一些病例组报道相似。

第五节 节段性脊髓脊柱血管瘤病

节段性脊髓脊柱血管瘤病，又称 Cobb 综合征或体节性脊柱脊髓动静脉（畸形）综合征(Spinal arteriovenous metameric syndrome)。一般认为属先天性疾病，病变累及相应节段的脊髓、椎体、椎旁组织、皮肤甚至内脏。由于少见，其流行病学尚不清楚。该病引起脊髓损害的可能原因为动静脉"偷流"致脊髓缺血、具有一定张力的畸形压迫脊髓及椎管内静脉高压等。Cobb 综合征的血管造影（图 6-5-1）特点是，畸形血管多涉及脊髓和椎体，呈节段性分布，在脊髓可见脊髓被畸形血管环状包绕，供血动脉和引流静脉复杂多支。该病的血管内治疗一般是姑息性治疗，进行分次栓塞改善或延缓病情的发展。

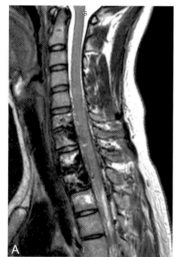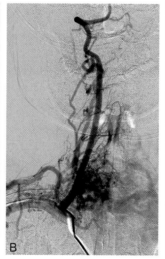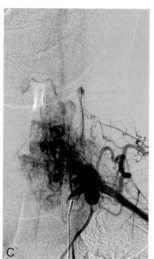

图 6-5-1 Cobb 综合征血管造影

A. 颈椎 MRI T_2WI 像，显示异常血管累及脊髓、椎体和椎旁组织；B、C. 双侧锁骨下动脉造影正位，显示 C6～T3 节段弥散性血管畸形

第六节 海绵状血管瘤

脊髓海绵状血管瘤占所有脊髓血管病变的 5%～12%，可发生于髓内的任何部位。女性患者多见，多年轻时起病。其中约 40% 的患者可合并脑的海绵状血管瘤。

脊髓海绵状血管瘤的病因可能为家族遗传性，在病理上与脑的海绵状血管瘤并无区别。它们由扩张的内皮细胞覆盖的窦状血管腔隙组成，外观如桑葚，脊髓血管造影常为阴性，故其脊髓血管构筑常是正常的。病灶一般较小（5～

15mm），血流量低，通常由纤细薄壁的血管供血，病变周围常环绕一圈因以往少量出血产生的含铁血黄素沉积和胶质增生带，使病变界限较清。典型的MRI表现为T_1和T_2加权像上髓内边界清楚的类圆形异常混杂信号影，在T_2加权像上呈一圈低信号影包绕分散的高信号影的表现，MRI上信号的不同与出血后的时间有关；CT检查亦可发现出血。

脊髓海绵状血管瘤的自然病史尚不清楚，由于其血流量较低，通常是由于（反复）出血而发病，可以表现为逐渐的或是快速进展的脊髓病。Cohen-Gadol等报道，脊髓海绵状血管畸形的症状性出血率约是每年1.6%。治疗上与颅内海绵状血管瘤相似，不适合血管内治疗。外科手术切除是症状性病灶的治疗方式，术中用显微剪刀和双极电凝在病变和胶质增生带之间进行分离，在切除时应注意避免损伤周围正常组织的引流静脉。无症状性病灶通常是保守治疗。

第七节　血管母细胞瘤

血管母细胞瘤（hemangioblastoma）又称血管网织细胞瘤（angioreticuloma），是中枢神经系统较常见的一种良性血管性肿瘤，大多位于小脑半球（占80%），有时可见于脊髓髓内，占脊髓和马尾肿瘤的4%～5%，占脊髓血管性肿瘤的10%～12%。脊髓血管母细胞瘤可以散在发病，病变单发或多发，也可以是Von Hippel-Lindau病的一部分。

虽然脊髓血管母细胞瘤为良性肿瘤（WHO I 级），但是却可以导致严重的神经功能症状，与肿瘤的大小、部位、瘤周水肿、囊变和空洞等相关。常见的症状包括运动和感觉的缺损、局部疼痛或根性痛及括约肌功能障碍等。

MRI上，脊髓血管母细胞瘤T_1加权像表现为低或等信号，T_2加权像上为等或高信号；Gd-DTPA增强可见肿瘤明显强化。血管母细胞瘤在血管造影上可以显影，因此需要与脊髓血管畸形相鉴别。脊髓血管母细胞瘤在血管造影上可以见到供血动脉和引流静脉，但在造影晚期可以见到肿瘤组织均匀持久的染色，特别是在静脉期后仍在显影，此为其主要特点。脊髓血管母细胞瘤边界较清楚，无动静脉短路，一般为单支动脉供血，由一条粗大的引流静脉引流。

治疗一般是外科手术切除，由于肿瘤血供丰富，手术切除难度大，可以配合术前血管内栓塞治疗。目前较为一致的观点是，症状性的髓内血管母细胞瘤需要手术切除。

（陆　军　王大明）

参 考 文 献

凌锋，张鸿祺. 脊髓血管畸形的治疗和长期随访 [J]. 中华神经外科杂志，2004, 20:122-126.

凌锋. 介入神经放射学 [M]. 北京：人民卫生出版社，1991: 21-27, 36-44.

刘加春 , 凌锋 . 硬脊膜动静脉瘘的治疗 [J]. 国外医学脑血管病分册 , 2001, 9:190-192.

刘加春 , 相洪涛 . 硬脊膜动静脉瘘伴髓周动静脉瘘的影像学特点及手术治疗 [J]. 中华外科杂志 , 2002, 3:191-193.

王大明 , 凌锋 . 14 例脊髓血管畸形早期诊断困难分析 [J]. 中华神经外科杂志 , 1998, 14:371-372.

王大明 , 凌锋 . 硬脑膜动静脉瘘向脊髓表面引流 [J]. 国外医学神经病学和神经外科学分册 , 1994, 21:244-245.

支兴龙 , 凌锋 . 硬脊膜动静脉瘘的手术治疗 [J]. 中华外科杂志 , 1998, 36:750-752.

Akopov SE, Schievink WI. History of spinal cord vascular malformations and their treatment[J]. Semin Cerebrovasc Dis Stroke, 2002, 2:178.

Antonietti L1, Sheth SA, Halbach VV, et al. Long-term outcome in the repair of spinal cord perimedullary arteriovenous fistulas[J]. AJNR Am J Neuroradiol, 2010, 31:1824-1830.

Bao YH, Ling F. Classification and therapeutic modalities of spinal vascular malformations in 80 patients[J]. Neurosurgery, 1997, 40:75-81.

Berenstein AL, Lasjaunias P. Spine and spinal cord vascular malformations[J]. In:Surgical angiography, vol. 5. Berlin:Springer, 1992: 1-109.

Djindjian M, Djindjian R. Steal phenomena in spinal arteriovenous malformations[J]. J Neuroradiol, 1978, 5:187-201.

Jallo GI, Freed D. Clinical presentation and optimal management for intramedullary cavernous malformations[J]. Neurosurg Focus, 2006, 21:10.

Krings T, Thron AK. Endovascular management of spinal vascular malformations[J]. Neurosurg Rev, 2010, 33:1-9.

Merland JJ, Riche MC. Intraspinal extramedullary arteriovenous fistulae draining into the medullary veins[J]. J Neuroradiol, 1980, 7:271-273.

Rodesch G, Hurth M. Classification of spinal cord arteriovenous shunts:proposal for a reappraisal—the Bicêtre experience with 155 consecutive patients treated between 1981 and 1999[J]. Neurosurgery, 2002, 51:374-380.

Rodesch G, Hurth M. Spinal cord intradural arteriovenous fistulae:anatomic, clinical, and therapeutic considerations in a series of 32 consecutive patients seen between 1981 and 2000 with emphasis on endovascular therapy[J]. Neurosurgery, 2005, 57:973-983.

Spetzler RF, Detwiler PW. Modified classification of spinal cord vascular lesions[J]. J Neurosurg, 2002, 96:145-156.

Van Dijk JM, TerBrugge KG. Multidisciplinary management of spinal dural arteriovenous fistulas:clinical presentation and long-term follow-up in 49 patients[J]. Stroke, 2002, 33:1578-1583.

Veznedaroglu E, Nelson PK. Endovascular treatment of spinal cord arteriovenous malformations[J]. Neurosurgery, 2006, 59:202-213.

第七部分

脊柱脊髓感染性疾病

第一节　脊柱化脓性感染和椎间盘炎

脊柱感染包括椎间盘感染、终板感染、椎体感染和硬脊膜外脓肿。一旦脊柱出现感染，应及时进行有效治疗，若感染未能得到及时控制，感染过程将持续进展，并对周围组织结构产生严重破坏。脊柱感染的发生率为2%～7%，病死率为2%～15%，呈双峰分布，主要累及20岁以下青少年、儿童和50～70岁的成年人。近年来，虽然多种新的抗生素逐渐问世，但脊柱感染的发生率并未显著降低。尤其是在老年患者中，由于老年患者的易感因素增加，感染发生率也随之上升。脊柱感染常见的危险因素包括营养不良、糖尿病、抗生素滥用、肾或肝衰竭、肿瘤病史、化疗病史、既往脊柱手术史、败血症、免疫抑制状态（包括艾滋病病毒感染、风湿性疾病和长期使用激素）等。

一、病因学

大部分脊柱感染为化脓性感染（即由细菌引起）。最常见的细菌是为金黄色葡萄球菌和链球菌。2%～15%的金黄色葡萄球菌是耐甲氧西林的金黄色葡萄球菌，通常与院内感染有关。革兰阴性杆菌常见于泌尿生殖系统操作后，以及静脉吸毒者。结核分枝杆菌、假单胞菌、革兰阴性菌和真菌感染在免疫缺陷患者中更常见。沙门菌也可在免疫缺陷患者和镰状红细胞贫血的患者中出现。穿透性创伤的患者可表现为厌氧菌感染。不幸的是，在33%的患者中，感染的病原体无法被发现。

皮肤、呼吸道、胃肠道或泌尿生殖道等的感染原发灶，可经血行播散至脊柱或直接由局部感染灶蔓延至脊柱。血行感染最常见的原发灶来自泌尿系统。脊椎静脉丛，即Batson静脉丛，作为脑脊髓静脉系统的一部分，是脊柱感染血行播散的潜在途径。由于脊柱血供的特点，血行感染最常见于腰椎（55%～60%），其次为胸椎（30%～35%），较少见于颈椎（10%～15%）。脊柱邻近结构的局部感染，如食管穿孔、咽后脓肿等，可直接向脊柱蔓延。医源性的感染也是脊柱感染常见的原因，如硬膜外手术后导致的脊柱感染。

二、临床表现

脊柱感染患者的症状和体征特异性较低，通常与退行性疾病、非感染性炎症和脊髓肿瘤类似，因此可致诊断延误。患者最常见的症状包括颈部和背部非特异性疼痛，休息后无法缓解。通常情况下，患者会注意到夜间疼痛加剧。发热和盗汗等症状并不常见，通常只有 50% 的化脓性感染患者和 17% 的脊柱结核患者会出现。后续可陆续出现体重减轻和食欲缺乏等症状。其他可能出现的体征包括局部的脊柱压痛、肌肉痉挛和脊柱明显的运动受限。在感染后期，可出现神经功能障碍和脓毒症等严重并发症。神经系统症状主要来自机械压迫（如硬膜外脓肿）及继发的缺血性损害，主要症状有下肢无力、麻木和二便失禁等。此外，脊柱感染可以扩散到邻近的脊柱，导致进行性骨破坏和脊柱后凸畸形或扩散到周围的肌肉导致腰大肌脓肿。

三、辅助检查及诊断

脊柱感染的实验室检查包括白细胞计数、红细胞沉降率（ESR）和 C 反应蛋白（CRP）等。只有 66% 的患者可见白细胞升高，而 ESR、CRP 相对更加敏感。血培养应在使用抗生素之前完成，近 66% 的患者血培养呈阳性，可用于指导抗生素治疗。

X 线检查应在患者初步评估时进行。通常在症状出现 2 ～ 8 周后，在 X 线平片上可看到脊柱感染早期的表现，如椎体终板的缺损和不规则、终板断裂、椎间盘高度降低。在评估脊柱感染患者冠状位或矢状位序列时，X 线平片也很有价值。

计算机断层扫描（CT）是评估脊柱感染对骨质影响最敏感的方法，可早期发现感染部位临近的椎间盘、骨质密度骨破坏及椎体前方软组织肿块情况（图 7-1-1）。当感染扩散到邻近节段时，最容易影响椎体终板附近的椎间盘周区域。早期的改变包括骨坏死和结节性钙化。脊柱腹侧感染通常呈扇形分布，感染可以经相邻椎体的前纵韧带下方进行扩散。由于椎弓根、椎板和棘突的血管密度降低，脊柱后部感染（包括椎弓根、椎板和棘突）非常罕见。这个部位的感染通常是由结核引起。

MRI 对脊柱感染具有较高的灵敏度和特异性。灵敏度为 96%，特异性为 94%。能提供硬膜外和软组织的更多细节。脊柱感染在 T_1 像上表现为椎间盘和椎体的低信号，在 T_2 像上由于水肿，表现为高信号。钆增强的 MRI 有助于区分感染与退行性和肿瘤，能显著提高 MRI 的准确性（图 7-1-2）。退变性疾病在 T_2 像上因终板改变可表现为低信号，而没有水肿。肿瘤病灶与正常椎体相比呈

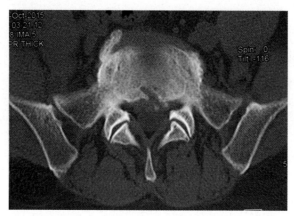

图 7-1-1　腰椎射频消融术后 1 个月，腰痛逐渐加重，腰椎 CT 见椎体终板骨质破坏，密度增高，考虑感染

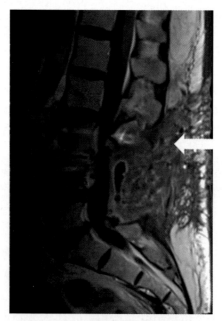

图 7-1-2　腰椎融合内固定术后

矢状位 MRI T_1 像增强扫描可见 L4 椎板切除区域液性积聚，呈边缘强化，考虑感染

T_1 像对低信号。然而，当感染控制后，MRI 影像学的改善往往比临床改善晚得多，因此不应作为评价治疗效果的手段。如果观察到临床和实验室结果改善，则不需要重复 MRI 检查。

全身放射性核素骨扫描可早期发现并定位脊柱感染部位，常用的显像剂为 ^{99m}Tc，临床研究表明，其敏感性可达 90%，特异性可达 78%。但以上检查方法均存在一定的假阴性率，最终诊断还需细菌学及组织学检查。

获得组织学诊断是指导抗生素治疗的基础。对于成人，除非患者情况紧急，在抗生素治疗前都应该进行活检，活检前使用抗生素可能导致阴性结果。经皮CT引导下活检术是首选方法，其准确性为70%。应首选粗针穿刺活检，而不是针吸活检。如果经皮活检无法识别病原体或因严重感染无法进行或患者出现神经功能障碍、进行性疼痛和脊柱畸形等手术适应证，则应采用开放活检。活检标本应进行革兰染色、需氧培养、厌氧培养、真菌培养和结核菌培养。如果存在肿瘤或真菌疾病，活检标本也应该送组织病理学分析。

四、治疗

（一）保守治疗

脊柱感染治疗目标包括通过病原学检验和抗生素治疗确定和彻底控制感染、保护并恢复神经功能、保持并恢复脊柱稳定性、改善患者整体营养状况。

早期诊断大大增加了保守治疗的成功率。保守治疗的适应证为无神经功能障碍且无脊柱不稳的患者。这些病变常为腰骶椎、脊柱前方病变或小范围的椎管内病变。对于保守治疗，应密切关注是否出现快速且不可逆转的神经系统功能恶化，若一旦出现，则应立即进行手术干预。患者一般情况不稳定或完全瘫痪48～72h也可考虑保守治疗。

静脉注射抗生素治疗为最主要的治疗方法。初期应选用恰当、足量、足疗程的广谱抗生素，并且应该在获得充足的活检标本后开始进行。进一步抗生素治疗可根据培养和药敏结果进行调整。静脉注射抗生素应持续至少8周，然后根据临床症状和实验室结果，决定是否改为口服抗生素。

基础疾病和营养状况也是影响治疗的重要因素。营养不良会进一步影响免疫系统功能。若患者在脊柱感染前就出现营养不良，感染可能导致其进一步加重。

治疗期间使用颈托或胸腰椎支具是十分必要的，可减少感染区域的应力，使疼痛得到明显缓解。

（二）手术治疗

手术干预旨在根除感染，解除椎管内脊髓和神经根的压迫，恢复脊柱的稳定性。感染组织清创可引流脓肿、收集标本进行微生物学、组织学和组织病理学分析。

手术适应证包括神经功能障碍、脊柱不稳和保守治疗失败等。相对手术指征包括败血症、无神经功能障碍的颈胸段硬膜外脓肿及严重疼痛状态。由于胸髓和颈髓无法承受任何压迫，通常建议对这些区域的感染进行外科干预。手术入路取决于骨质破坏及神经系统受压的位置。若硬膜外脓肿未累及脊髓腹侧，通常可采用椎板切除术或半椎板切除来进行减压。在广泛的减压后出现骨缺损、畸形或不稳定的情况下，可能需要进行内固定和融合。颈椎前方感染可通过前路手术治疗。在胸椎部位,感染清创的手术入路选择较多,包括前路减压和固定、前后路联合减压和固定或单纯后路减压和固定。只累及椎间隙的胸椎和腰椎的感染可以通过后路椎间融合治疗。然而，由于前路手术可以减少脊柱背侧的组织暴露于感染病原体的概率，前路椎体间融合可以加快融合速度，更好矫正畸形，因此前路手术辅助以后方内固定，可更彻底地清除感染灶。

五、预后

脊柱感染患者的预后随访应进行临床和实验室检查的评估，包括 ESR 和 CRP 等。CRP 是治疗反应的早期指标,较 ESR 较快下降,并可在治疗后 1 周内降为正常。ESR 在治疗 1 个月内的变化并不代表治疗反应，因为即使抗生素治疗成功，ESR 仍可能在 2 周内逐渐增加，然而在 1 个月后，ESR 的水平则与治疗反应有关。当 CRP 和 ESR 正常，无临床症状或感染症状，是停止抗生素治疗的指征。

随着诊断能力的提高及药物疗效的进步，脊柱感染患者的病死率已显著下降，在发达国家已低于 5%。然而，永久性的神经功能损害仍然是最常见的并发症。神经功能障碍的预后与出现神经功能障碍时的严重程度有关，运动功能障碍是预后不佳的危险因素。瘫痪持续 12h 以上，神经系统功能恢复的可能性极小。神经损伤在很大程度上也与感染部位有关。颈、胸椎的感染，神经功能预后较腰椎病变差。其他不良预后因素包括高龄患者、潜在的基础病、类固醇或艾滋病病毒引起的免疫损害、诊断延误、医院获得性感染及耐甲氧西林的金黄色葡萄球菌（MRSA）感染等，这些因素都可能导致不良结局。

（杜越崎）

参 考 文 献

斯皮瓦克, 康诺利 // 韦峰. 脊柱外科学 [M]. 3 版. 北京：北京大学医学出版社, 2013.

Anderson PA, Savage JW, Vaccaro AR, et al. Prevention of surgical site infection in spine surgery[J]. Neurosurgery, 2017, 80(3):114-123.

Beiner JM, Grauer J, Kwon BK, et al. Postoperativewound infections of the spine[J]. Neurosurg Focus, 2003, 15:14.

Dowdell J, Brochin R, Kim J, et al. Postoperative Spine Infection:Diagnosis and Management[J]. Global Spine J, 2018, 8(4):37-43.

Pawar AY, Biswas SK. Postoperative spine infections[J]. Asian Spine J, 2016, 10:176-183.

第二节　脊柱结核

脊柱结核是肺外结核病的常见形式之一。不论在发达国家还是发展中国家，随着 HIV 感染者的增多，脊柱结核的发病率呈上升趋势。

一、流行病学

1. 发病率　2017 年，中国有约 88.9 万人感染结核病，发病率约为 63/10 万。流行病学研究提示，骨结核病占肺外结核病例的 10%～35%，占全部结核病例的 2%，而其中约 50% 患者为脊柱结核。

2. 易感人群　HIV 感染患者，特别是 $CD4^+$ T 淋巴细胞计数 50～200/mm^3 者。HIV 阳性患者中 60% 的结核感染发生于骨骼，而 HIV 阴性患者中仅占 3%～5%。

3. 部位　胸段是脊柱结核的最常见部位（约 50%），其次为腰骶段（约 40%），颈段（约 10%）。

二、临床表现

1. 症状　脊柱结核感染症状较其他细菌性感染更为隐匿，包括结核感染的全身症状：20%～30% 的脊柱结核患者出现，如慢性病容、乏力、盗汗、体重减轻等。局部症状背痛是最常见的症状（约占 61% 的病例），程度可轻可重，通常局限于受累区域，胸段多见。可在脊柱运动、咳嗽、负重时加重，与脊柱稳定性的丧失、神经根受压或病理性骨折有关，因而在已产生严重骨结构破坏或畸形时才较明显。

2. 体征

（1）脊柱畸形：脊柱结核的特征性表现，最常见的为后凸畸形。后凸程度取决于受累椎体数目。

（2）神经功能障碍：可以出现在疾病发展的任何时期，根据病变部位的不同会有不同节段脊髓 / 脊神经受压的表现，如颈段或胸段的病变可能出现四肢瘫或截瘫，腰骶部病变可能表现为圆锥 - 马尾综合征。

三、影像学检查

对于脊柱结核，没有具有确诊价值的特征影像学表现，但有助于识别骨与软组织的受累部位和疾病的演化。脊柱结核病例中，通常首先在椎体前部显示出影像学异常，伴随终板的脱矿质出现骨缘界线模糊；之后，邻近的椎体受累（非邻近椎体受累可出现但不常见）或出现椎旁脓肿。感染继续进展，可出现椎间隙的逐渐消失，椎体前部楔形变和成角畸形，可有骨质的反应性硬化性改变。

1. X 线平片　是脊柱影像诊断最基本的检查，建议疑诊脊柱结核的患者均进行此项检查。可反映脊柱结构的特征性改变，包括椎体终板的模糊、椎间隙变窄、骨破坏、新生骨的形成和软组织内脓肿。X 线胸片对于脊柱结核的诊断并非敏感检查，因为超过 50% 的骨结核病例中并无活动性肺部病灶的证据，但一旦存在活动性病灶，则应评估隔离措施，因此，对于疑诊脊柱结核患者建议常规进行 X 线胸片筛查。

2. CT 可以比普通 X 线平片更早地发现早期病变，对于骨结构的破坏征象（如骨折片溶骨、硬化、骨膜下病变等）较为敏感，特别是可以清晰显示冷脓肿中的钙化，对于评估软组织受累情况也有一定的价值。必要时可进行 CT 引导下的组织活检。

3. MRI MRI 在显示软组织受累和邻近重要结构（如脊髓）侵犯方面具有重要价值（图 7-2-1）。通常病灶在 T_1 加权像为低信号，T_2 加权像为高信号。可出现以下提示脊柱结核的特征影像学表现：终板信号中断（敏感性 100%、特异性 81%），椎旁软组织影（敏感性 97%、特异性 85%），T_2 加权像椎间盘高信号（敏感性 81%、特异性 82%），MRI 还可显示脊髓水肿、软化、萎缩、空洞形成等病变。

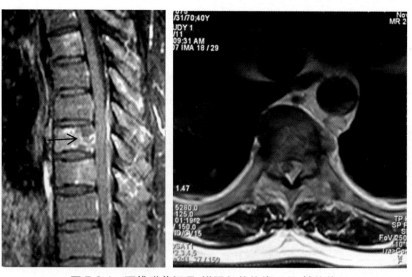

图 7-2-1 腰椎磁共振 T_1 增强矢状位像及 T_2 轴位像
显示椎体及周围骨性结构有破坏，病变侵犯到椎管内，活检证实为椎体结核

四、实验室检查

实验室检查包括红细胞沉降率、结核菌素试验（PPD）、病原学检查和结核分枝杆菌培养（可能需长达 10 周）、血培养抗酸染色、CT 引导下穿刺活检，PCR 快速的诊断手段；敏感性可达 95%，特异性 93%。

五、治疗

药物抗结核治疗是脊柱结核治疗的基础，应尽早启动。对于合并神经功能障碍、后凸畸形等并发症的部分病例，需要进行外科干预。

1. 抗结核治疗　抗结核的一线药物包括异烟肼、利福平、吡嗪酰胺和乙胺丁醇。

脊柱结核的药物治疗方案与肺结核的选择相似，具体方案根据患者是否存在 HIV 感染或是否为耐药性结核菌感染而有所不同。一般情况下，抗结核用药由两个阶段构成：初始／强化治疗阶段（2 个月）和其后的持续治疗阶段。脊柱结核用药的最佳疗程尚未确定，过去考虑到药物对骨与纤维组织的穿透性差，倾向于采取长疗程用药，但近年来的一些前瞻性研究证实对于大多数接受一线药物治疗的患者，6 个月的疗程与长疗程用药的疗效相当。方案多采取联合用药。

2. 手术治疗

（1）手术指征

①神经功能障碍：进展性神经功能障碍，急性的严重截瘫，多节段受累合并脱位，脊柱不稳定。

②后凸畸形：成人后凸＞ 60°，儿童进展性后凸畸形，后凸畸形所致的迟发性截瘫，保守治疗 3 ～ 6 个月效果不佳，持续活动性感染，诊断性活检。

（2）手术目的：清除病灶，缓解畸形，重建稳定性，减少窦道形成，促进神经功能恢复。

（3）手术方式

①一期前路手术：清除病灶、减压、植骨、内固定。

②一期前后路手术：可更好地矫正后凸，患者恢复快，但对手术技术要求高。

③分期前路和后路手术：适用于多节段结核患者，当前路无法内固定时，可行分期手术。

（王俊杰）

参 考 文 献

Greenberg MS. Handbook of Neurosurgery. 8th ed. Thieme, 2016.

Rasouli, Mohammad R. "Spinal tuberculosis:diagnosis and management." Asian spine journal 6.4, 2012:294-308.

Vaccaro, Alexander R. Handbook of spine surgery, 2012.

第八部分

脊柱脊髓常用手术技术

第一节　经口齿状突切除术

一、概述

经口齿状突切除术（transoral odontoidectomy）始于 20 世纪 50 年代，经口腔入路处理颅底下斜坡及上颈椎病变，但由于担心术中显露困难，术后容易感染及其他一些技术问题，未能普遍推广。但随着手术显微镜的临床应用，伴随手术器械的改进，该入路逐步在临床使用，特别是应用于斜坡齿状突型颅底陷入、寰枢椎脱位后齿突后仰上移对硬膜囊腹侧压迫等的直接减压手术。在 20 世纪末至 21 世纪初被认为是对该病手术治疗的标准术式。近年来随着后路复位技术的提高，前路切除移位齿突减压手术一度被认为"过时"，但显然，作为一种简单直接有效的术式，临床上还是有其适应证的。

二、手术指征

（一）手术适应证

1. 自发性寰枢椎脱位，齿状突型颅底陷入，形成对硬膜囊腹侧的压迫。
2. 无脱位型颅底凹陷，但齿突后仰，对硬膜囊形成压迫。
3. 颅骨牵引不能复位的创伤性寰枢椎脱位，齿状突骨折，影像学显示延颈髓前方不可复性压迫。
4. 斜坡 - 上颈椎硬膜外占位性病变的切除减压或穿刺活检。

（二）手术禁忌证

1. 口咽部有活动性感染性炎症。
2. 尽力张口时上下门牙间距＜ 3cm。
3. 硬膜下病变通常不推荐（顾忌无法处理的脑脊液漏和感染）。

（三）术前准备

1. 术前 3d 开始用 1 ：5000 呋喃西林液漱口，0.25% 氯霉素液滴鼻。

2. 对颅颈交界处不稳定者，选择合适的固定支架，以备术后使用。若无此条件，可在术前 1～2d 预置牵引弓，术后做颅骨牵引。

（四）麻醉与体位

仰卧位，头后仰（图 8-1-1）。

经口腔气管内插管或在局部麻醉或全身麻醉下做气管切开，经气管切开维持全身麻醉。

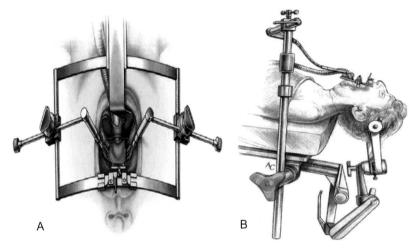

图 8-1-1　仰卧位，经口气管插管（A 和 B）

三、技术要点

1. 软腭切开　用 Davis 牵开器扩开口腔，将舌体压向尾侧方。下咽部可用纱条填塞。在显微镜下悬吊悬雍垂和软腭后即可直达鼻咽后壁黏膜。有时颅底陷入患者需要切开软腭扩大顶侧显露，此时可沿中线切开软腭，接近悬雍垂时，切口绕向一侧。用缝线将切开的软腭分别牵向两侧扩大显露。

2. 鼻咽后壁切开　鼻咽后壁切口可根据需要设计成 U 形、类弧形和直线形。U 形和类弧形切口显露较好，但最后缝合时比较困难。除需做较广泛的侧方显露者外，一般选用直线形切口。切开咽后壁黏膜、咽缩肌、咽颊筋膜、椎前肌肉和前纵韧带后，向两侧游离，根据需要可显露出斜坡末端、寰椎前弓（二者可能融合）和枢椎椎体。

3. 寰椎前弓和齿状突磨除　用高速微型电钻逐步磨除寰椎前结节，切除寰齿间隙间的较韧纤维结缔组织，显露出齿状突后，用小磨钻将其逐步磨除。齿状突后方的韧带若明显增厚或钙化，应切除，直至显出硬脊膜达到彻底减压为止。磨除齿状突时，有两种方法：①从顶向尾侧磨除，这样磨除过程中齿突不会动，能够做到一层一层用磨钻逐步磨除。②先从基底部磨除，使其从枢椎体上离断，残存的齿突尖部游离，然后将齿突向尾侧推压，锐性离断其顶侧和两侧方的韧带，取出齿突。这种方式的好处是游离齿突后将其向尾侧推移，间接增加了顶端的显露（齿突切除术顶侧充分显露是难点）。

4.缝合　严格止血，用抗生素生理盐水反复冲洗后，用 5-0 可吸收线先后缝合咽后壁黏膜下肌层和黏膜。插入鼻胃管。用 3-0 可吸收线缝合软腭（步骤如图 8-1-2）。

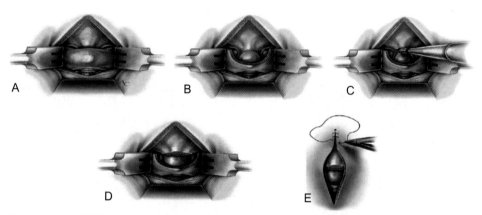

图 8-1-2　A.显露前结节和齿状突；B.磨除前结节，露出齿状突；C、D.切除齿状突；E.缝合切口

四、术中注意事项

1.显露要充分　切开软腭能增大显露至斜坡末端。但对于齿突的切除，多数无须切开软腭，将之缝吊牵开即可。横向分离 1.5cm 左右即可。口腔入路术野较深，操作较难，但采用显微外科技术，借助于微型磨钻等，可以达到前路减压的目的。

2.保持颅颈交界处稳定　对颅颈交界处不稳定（如寰枢椎脱位）患者，术前应注意头颈部制动（佩戴颈领或颅骨牵引）；术中可在前路减压同时取髂骨块嵌入寰椎侧块和颈 2 椎体（或上关节突）前方磨成的骨槽内，行一期植骨融合（也可做二期后路植骨融合）；术后用适当的支架或石膏背心或颅骨牵引。

3.止血和缝合　软腭和咽后壁的出血，可用棉片压迫或弱电凝控制，不宜用强电凝，以免组织皱缩后给缝合带来困难。缝合要轻柔稳准，咽部有慢性炎症黏膜脆弱者尤应注意，否则可造成组织撕裂，缝合愈加困难。黏膜缝合讲求两侧切口缘对合平整，不能内翻，否则愈合困难。

五、术后处理及并发症预防

（一）术后处理

1. 患者术后若呼吸困难，进行气管切开导管。
2. 术后 1 周内应特别注意口腔护理，注意观察舌体是否存在压伤、水肿等。
3. 注意保持颅颈交界处稳定，多数患者需做二期后路植骨融合固定术。
4. 避免发生压疮。
5. 建议静脉预防应用抗生素 1 周。

（二）并发症

1. 感染：感染是该术式最该关注的问题之一，一旦出现感染，预后往往不好，故而从术前就需谨慎，认真做好围术期处理，仔细观察，及时发现，尽早处理。①术前把握好适应证，做好术前术区准备。②术中尽可能小心操作，避免脑脊液漏。术区内尽可能少放异物材料。分层缝合也许对预防感染有利。③术后在稳定性能够保证的前提下，半座位对局部引流有利。④围术期应用抗生素。

虽然感染处理起来非常困难，但国内外的文献报道其发生率并不高。国内一组手术近 200 例报道，无一感染。

2. 脑脊液漏：磨除齿状突时，应尽量避免损伤硬膜。显微镜和金刚砂磨头小磨钻的使用能使手术更安全。由于齿状突背侧还有十字韧带等覆盖，磨除时小心操作不损伤硬膜并不是特困难的事，但齿突顶侧与斜坡末端连接处由于只有一层覆膜覆盖，操作时容易损伤硬膜出现脑脊液漏。其次是在硬膜囊的侧方磨除椎体后缘骨质时容易出现。一旦出现硬膜破损，要尽可能严密缝合，但往往因空间狭小无法缝合，此时可以取游离肌肉条填塞漏口进行封堵。术腔内尽可能少放异物，可用肌肉或脂肪团块充填齿突磨除后的术区空腔。咽后壁黏膜下肌层和黏膜分层缝合。术后做腰大池置管持续引流 1 周。脑脊液漏与感染往往合并出现，需高度重视。

3. 切口裂开。发现后尽早缝合，若术后 1 周内发生，多提示切口深部咽后壁感染和脓肿形成。

4. 术后神经功能恶化极少发生，但可以发生一过性四肢瘫痪。

5. 术后新发神经功能障碍，需要检查脊椎对线对位是否变化、脑干减压是否彻底（持续压迫），是否存在血肿及脓肿压迫，是否存在脑膜炎或者椎基底动脉闭塞等。

6. 内科疾病并发症：肺炎、尿路感染、深静脉血栓、肺栓塞、心肌梗死等。

（三）预后

齿突切除减压的临床效果是立竿见影的，术后患者临床状况多能明显改善，特别是呼吸功能和肢体活动功能的提高，对后续治疗降低风险能提供极大帮助。

但齿突切除后寰枢椎之间更加不稳，需要谨慎考虑。约66%的患者齿突切除后需要固定融合。

（乔广宇）

参 考 文 献

Perrini P, Benedetto N, Di Lorenzo N. Transoral approach to extradural non-neoplastic lesions of the craniovertebral junction[J]. Acta Neurochir (Wien), 2014, 156(6):1231-1236.

Shriver MF, Kshettry VR, Sindwani R, et al. Transoral and transnasal odontoidectomy complications:A systematic review and meta-analysis[J]. Clin Neurol Neurosurg, 2016, 148:121-129.

第二节　寰枢椎复位固定融合术

一、概述

先天性颅底凹陷的病因多为寰枕融合、寰枕融合以后（图8-2-1），寰椎侧块与枕髁融合在一起，导致寰椎侧块高度丢失，枢椎向上移位，齿状突超过钱氏线，甚至突入枕大孔，对延髓和脊髓腹侧面造成压迫，引起患者出现神经功能障碍。

部分寰枕融合患者C0～2关节和齿状突发育畸形，导致C0～2关节矢状面失稳，环齿关节失稳，引起寰枢椎脱位，进一步加重了齿状突对脊髓的压迫。

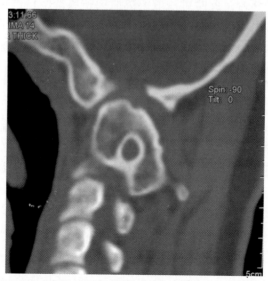

图 8-2-1　寰枕融合后寰椎侧块与枕髁融合，高度丢失

1. 在颅底和颈椎前方存在由尖韧带、翼状韧带、头长肌和颈长肌构成的张力带，前方张力带可以阻碍术中复位颅底凹陷，寰枢椎侧方关节畸形绞锁可以阻碍寰枢椎水平脱位复位，因此颅底凹陷寰枢椎脱位多为难复性寰枢椎脱位。

2. 以往通过颅骨牵引的效果判断颅底凹陷寰枢椎脱位复位的难易程度，如果颅骨牵引不能复位，则定义为难复性脱位，需要进行寰枢椎前方张力带的松解，才能通过后路手术复位。前路手术导致患者承受额外的手术创伤，增加了手术并发症发生的概率。

3. 关节间撑开技术的提出解决了从后路松解寰枢椎前方张力带，解除寰枢椎关节畸形绞锁的问题，提高了后路复位技术的有效率。

4. 寰枢椎关节间隙被撑开至一定高度后可以有效复位颅底凹陷，通过在关节间隙内置入特制的关节间融合器可以有效保持关节间隙的高度，保持颅底凹陷复位状态。

二、手术指征

（一）手术适应证

1. 患者存在神经功能症状和体征。

2. 影像学检查证实存在颅底凹陷（CL ＞ 3mm）或寰枢椎脱位（ADI ＞ 3mm）（图 8-2-2、图 8-2-3）。

3. 磁共振可见脱位齿状突压迫脊髓，部分患者存在脊髓异常信号或脊髓空洞（图 8-2-3）。

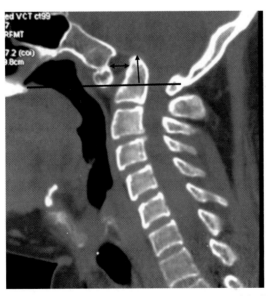

图 8-2-2　患者 CT 矢状面重建可见 CL ＞ 3mm，ADI ＞ 3mm，可以诊断为颅底凹陷寰枢椎脱位

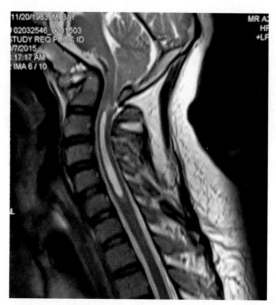

图 8-2-3　颅底凹陷寰枢椎脱位患者颈椎 MRI T_2 加权像可见齿状突压迫高位颈髓，脊髓空洞形成

（二）手术禁忌证

1. 患者存在心脑血管疾病等麻醉禁忌证。
2. 患者存在恶性肿瘤等疾病，预期生存期不足 1 年。
3. 患者寰枢椎之间存在骨性融合。
4. 严重骨质疏松。
5. 存在身体其他部位严重感染。
6. 存在严重扁平颅底等严重颅底畸形，脊髓致压物为斜坡下缘。
7. 椎动脉发育或走行异常，严重遮挡寰枢椎关节间隙。

三、技术要点

1. 俯卧位，用体重 1/6 重量的物体进行颅骨牵引 30min，透视侧位 X 线片，评价寰枢椎复位情况。

2. 选择枕外隆凸至 C3 棘突后正中直切口，充分显露枕鳞、枕大孔后缘、C2 棘突椎板。

3. 沿 C2 椎弓峡部显露 C0 ～ 2 侧方关节后方（图 8-2-4），切开关节囊，探查关节间隙。如 C2 神经节遮挡关节面，则切除 C2 神经节充分显露 C0 ～ 2 关节突（图 8-2-5）；如椎动脉走行遮挡寰枢椎关节间隙，则需要解剖并游离椎动脉，向上或向下牵拉，加以保护。

4. 用宽度为 2 ～ 4mm 骨凿在关节间隙内撬拨松解关节绞锁，并松解 C0 ～

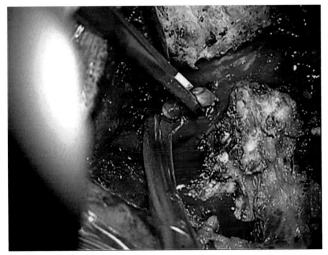

图 8-2-4　切除 C2 神经节充分显露 C0 ～ 2 关节面后缘

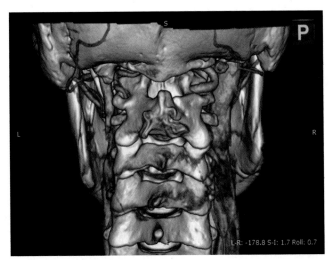

图 8-2-5　患者 CTA 三维重建可见双侧椎动脉走行异常遮挡 C0 ～ 2 关节面后缘

2 前方张带（图 8-2-6）。

　　5. 当 C0 ～ 2 侧方关节间隙被撑开至一定高度后，用融合器试模对关节间隙进一步进行撑开，直至颅底凹陷复位满意（图 8-2-7）。关节间隙被充分撑开，说明 C0 ～ 2 前方的张力带得到有效松解。

　　6. 在髂后上棘取自体松质骨粒填塞高度适宜的融合器，分别置入两侧关节间隙（图 8-2-8）。透视查看融合器的位置是否满意。

　　7. 在两侧 C2 椎弓峡部置入螺钉，如存在椎动脉高跨，C2 椎弓峡部发育不良，可以用 C2 椎板螺钉或 C3 侧块螺钉替代。

　　8. 在枕后正中脊置入螺钉固定枕骨钛板。

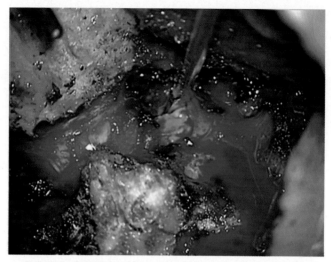

图 8-2-6 用宽度为 2mm 的骨凿插入关节间隙进行撬拨

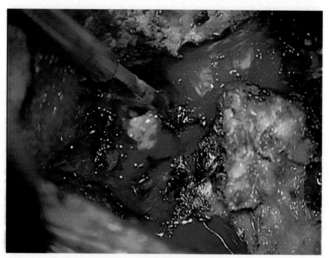

图 8-2-7 将撑开器插入关节间隙，对关节进行钝性撑开以松解 C0 ~ 2 前方张力带

9. 将钛棒剪裁至适宜长度，预弯成形，尾端锁紧于 C2 钉尾，钛棒头段通过旋臂操作复位寰枢椎水平脱位，最后将钛棒头段锁紧于枕骨钛板（图 8-2-9）。

10. 对于合并小脑扁桃体下疝的患者进行枕大孔后缘减压。

11. 术区放置负压引流。

四、术后处理

1. 解除患者麻醉后，在拔除气管插管前进行漏气试验，如漏气试验阳性，

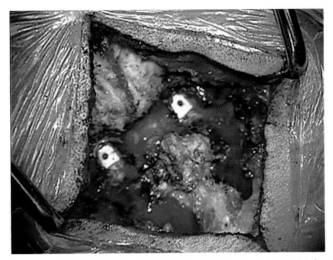

图 8-2-8　关节间隙撑开足够高度后，在关节间隙内置入融合器

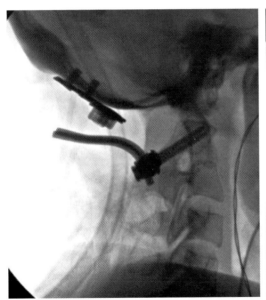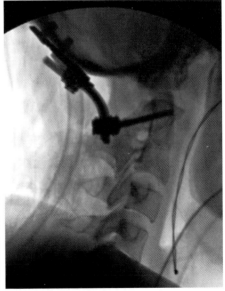

图 8-2-9　置入 C2 椎弓峡部螺钉和枕骨板以后，将钛棒剪裁至适宜长度，预弯成形，尾端锁紧于 C2 钉尾，钛棒头段通过旋臂操作复位寰枢椎水平脱位

证实无气道水肿，可以拔出气管插管。

　　2. 观察患者意识和神经功能情况。

　　3. 观察引流量，如引流量较少，24h 后拔除负压引流管。

　　4. 术后 2d 佩戴颈托后可以离床活动。

　　5. 术后 3d 复查颈椎正侧位 X 线片，CT 三维重建和磁共振，观察颅底凹陷寰枢椎脱位复位情况和置入物的位置。

五、并发症处理

1. 术中椎动脉损伤 在术前进行头颈 CTA 检查，详细分析椎动脉发育、走行有无异常，C2 横突孔内椎动脉有无高跨。有助于制订相应手术方案，在术中避免损伤椎动脉。

2. 关节突骨折 术前检查患者骨密度，尤其是对于高龄患者，骨密度严重降低的患者为手术禁忌。术中，在关节间隙内进行撬拨、撑开操作过程中缓慢轻柔操作，避免粗暴操作造成 C0 和 C2 关节面骨折。

3. 融合器置入位置不佳 如融合器偏前会压迫咽后壁，如偏后会压迫椎动脉，如偏外侧容易发生术后移位，如偏向内侧可能压迫硬膜囊和脊髓。

六、预后

1. 通过术前精确计划，关节间撑开悬臂技术可以达到对颅底凹陷寰枢椎脱位精确定量复位效果，通过复位完全解除脱位的齿状突对脊髓腹侧面的压迫，缓解患者的神经功能症状。

2. 关节间融合器的支撑可以有效避免颅底凹陷寰枢椎脱位复位后复位丢失，植入物失败的问题。

3. 关节间置入融合器可以有效促进关节间骨性融合保证患者远期疗效。

七、外科手术经验

1. 通过关节融合器的放置可以对齿状突垂直脱位进行有效的对位复位，即复位颅底凹陷；而通过内固定系统的悬臂操作可以有效复位齿状突水平脱位，即复位寰枢椎脱位，并且可以根据需要调整 C0 ~ 2 前凸角度，从而调整斜坡枢椎角，纠正颅底凹陷寰枢椎脱位患者特有的鹅颈畸形，恢复颈椎的矢状面平衡。

2. 关节融合器的置入可以保持颅底凹陷寰枢椎脱位复位的稳定性。

3. 关节间融合器置入相比在枕颈交界区域背侧植骨，更有利于骨性融合的形成，保证患者的远期疗效。

（陈　赞）

参考文献

Chandra PS, Kumar A, Chauhan A, et al. Distraction, compression, and extension reduction of basilar invagination and atlantoaxial dislocation:a novel pilot technique[J]. Neurosurgery, 2013, 72(6):1040-1053.

Chandra PS, Prabhu M, Goyal N, et al. Distraction, Compression, Extension, and Reduction Combined With Joint Remodeling and Extra-articular Distraction:Description of 2 New Modifications for Its Application in Basilar Invagination and Atlantoaxial

Dislocation:Prospective Study in 79 Cases[J]. Neurosurgery, 2015, 77(1):67-80.

Goel A, Shah A, Gupta SR. Craniovertebral instability due to degenerative osteoarthritis of the atlantoaxial joints:analysis of the management of 108 cases[J]. J Neurosurg Spine, 2010, 12(6):592-601.

Goel A, Shah A. Atlantoaxial facet locking:treatment by facet manipulation and fixation. Experience in 14 cases[J]. J Neurosurg Spine, 2011, 14(1):3-9.

Goel A. Craniovertebral Junction Instability:A Review of Facts about Facets[J]. Asian Spine J, 2015, 9(4):636-644.

Goel A. Treatment of basilar invagination by atlantoaxial joint distraction and direct lateral mass fixation[J]. J Neurosurg Spine, 2004, 1(3):281-286.

Jian FZ, Chen Z, Wrede KH, et al. Direct posterior reduction and fixation for the treatment of basilar invagination with atlantoaxial dislocation[J]. Neurosurgery, 2010, 66(4):678-687.

Liu JK, Patel J, Goldstein IM, et al. Endoscopic endonasal transclival transodontoid approach for ventral decompression of the craniovertebral junction:operative technique and nuances[J]. Neurosurg Focus, 2015, 38(4):17.

Mazzatenta D, Zoli M, Mascari C, et al. Endoscopic endonasal odontoidectomy:clinical series[J]. Spine (Phila Pa 1976), 2014, 39(10):846-853.

Salunke P, Karthigeyan M, Sunil N, et al. "Congenital anomalies of craniovertebral junction presenting after 50 years of age" :An oxymoron or An unusual variationp[J]. Clin Neurol Neurosurg, 2017, 165:15-20.

Wang C, Yan M, Zhou H, et al. Atlantoaxial transarticular screw fixation with morselized autograft and without additional internal fixation:technical description and report of 57 cases[J]. Spine (Phila Pa 1976), 2007, 32(6):643-646.

Wang C, Yan M, Zhou HT, et al. Open reduction of irreducible atlantoaxial dislocation by transoral anterior atlantoaxial release and posterior internal fixation[J]. Spine (Phila Pa 1976), 2006, 31(11):306-313.

Wang C, Yan M. Letter:Distraction, Compression, Extension, and Reduction Combined With Joint Remodeling and Extra-articular Distraction:Description of 2 New Modifications for Its Application in Basilar Invagination and Atlantoaxial Dislocation:Prospective Study in 79 Cases[J]. Neurosurgery, 2017, 80(4):227-230.

Wang S, Wang C, Yan M, et al. Novel surgical classification and treatment strategy for atlantoaxial dislocations[J]. Spine (Phila Pa 1976), 2013, 38(21):1348-1356.

Xia ZY, Duan WR, Zhao XH, et al. Computed Tomography Imaging Study of Basilar Invagination and Atlantoaxial Dislocation[J]. World neurosurgery, 2018, 114:501-507.

Yin YH, Tong HY, Qiao GY, et al. Posterior Reduction of Fixed Atlantoaxial Dislocation and Basilar Invagination by Atlantoaxial Facet Joint Release and Fixation:A Modified Technique With 174 Cases[J]. Neurosurgery, 2016, 78(3):391-400.

Zhao Xinghua XZ, Jian Fengzeng, Chen Zan. The study and design of atlantoaxial lateral mass intervertebral fusion cage for BI-AAD patients[J]. Chinese Journal of Neurosurgical Disease Research, 2017, 16(6):485-489.

Zong R, Yin Y, Qiao G, et al. Quantitative Measurements of the Skull Base and Craniovertebral

Junction in Congenital Occipitalization of the Atlas:A Computed Tomography-Based Anatomic Study[J]. World neurosurgery, 2017, 99:96-103.

第三节 前路颈椎间盘切除+固定融合术

一、概述

前路颈椎间盘摘除及固定融合术（anterior cervical discectomy and fusion, ACDF）是颈椎病、颈椎后纵韧带骨化、颈椎外伤等疾病外科治疗的常用术式，适用于直接解除颈髓和颈神经根前方来自椎间盘层面的压迫，如突出的纤维环及髓核组织、椎体后缘增生的骨赘、局限性骨化的后纵韧带等。在此基础上发展而来的前路椎体次全切除、固定融合术（anterior cervical corpectomy and fusion, ACCF）适用于椎体后方的病理性致压因素的解除，如骨化或增厚的后纵韧带、骨折的椎体等。本节重点讲述 ACDF。

二、手术适应证与禁忌证

（一）适应证

经正规保守治疗无效的 3 个节段及以下的神经根型及脊髓型颈椎病、颈椎管狭窄等，以及颈椎滑脱、某些颈椎外伤、某些局限性颈椎后纵韧带骨化症等。随着手术技术的进步，4 个及以上节段的神经根型及脊髓型颈椎病也可作为考虑的手术方式。

（二）禁忌证

多节段严重退变、严重的骨质疏松等。

三、麻醉

目前气管插管全身麻醉的应用较为广泛，一般经口插管即可，对于手术节段较高、颈部较短的患者可选择经鼻气管插管，少有选择局部麻醉。术中神经电生理监测可提高手术的安全性。

四、手术步骤

（一）体位及切口

取仰卧位，头适当后仰，肩下可适当垫高以利于椎间隙的显露。切口宜选择颈前沿皮纹走行的横切口，一般尽量少选择纵行或斜切口（图 8-3-1）。对于手术入路侧别的选择有些争议，一般选择右侧入路居多，有学者主张颈 5 至胸 1 节段的手术采用左侧入路，理由是由于喉返神经的解剖特点，左侧入路出现喉返神经损伤的机会较小。

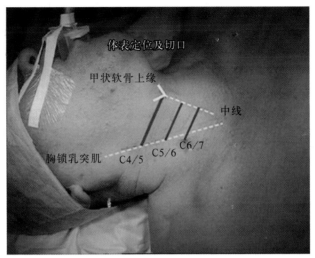

图 8-3-1　　皮肤切口定位

（二）椎间盘显露

术中一般采用 C 形臂或 G 形臂 X 线机定位精确定位椎间隙水平，并据此确定手术皮肤切口位置，一般切口内侧不超过中线，外侧可至胸锁乳突肌内缘。切口皮肤、皮下组织及颈阔肌，充分向上下及外侧游离颈阔肌皮瓣以利于深部显露，切开颈深筋膜浅层，在胸锁乳突肌内缘、颈动脉鞘与气管食管鞘之间进行钝性分离，到达颈深筋膜深层及椎前筋膜（图 8-3-2）。

（三）椎间盘切除

进一步透视确定椎间隙水平后，将食管牵向对侧，自肌长层深面向两侧钝性分离至钩椎关节，清除椎间筋膜，切除部分椎间盘组织以显露椎间隙方向，平行于椎间隙方向在上下位椎体置入 Caspar 椎间撑开器，注意钉道的位置与方向。适度撑开椎间隙，咬除椎体边缘突出的骨赘，充分显露椎间隙，以利于置入椎间融合器。进一步切除椎间盘，处理突出或游离于椎管内的纤维环及髓核组织，必要时切除椎体后方上下缘增生的骨赘。多主张切除后纵韧带，暴露硬膜，观察硬膜囊膨胀及搏动情况，以达到充分减压，同时探查椎体后缘有无游离的髓核组织，以免遗漏。减压完成后，充分刮除椎间盘上下软骨，显露骨性终板（图 8-3-3）。

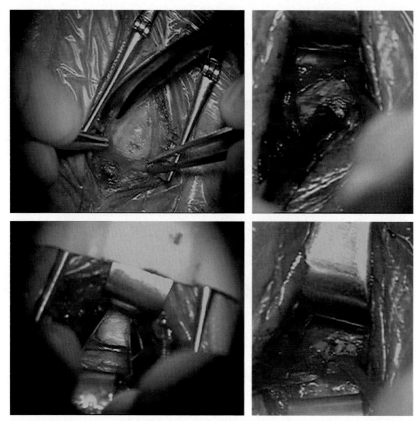

图 8-3-2　由颈前血管鞘和内脏鞘间隙进入，直达椎体前，分离双侧颈长肌，显露椎间盘前方

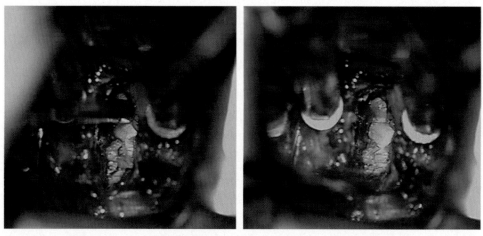

图 8-3-3　在手术显微镜下切除椎盘及后纵韧带，直至显露硬脊膜

（四）椎间融合

硬膜外止血满意后，置入带自体骨或其他成骨材料的椎间融合器，X线机透视确定椎间高度适宜，颈椎曲度良好，置入前路钢板及固定螺钉，如采用零切迹融合器可直接置入螺钉（图8-3-4）。椎间融合完毕后，应再次X线机透视确定融合器位置良好，颈椎曲度适宜。对于颈5、6下方椎间隙显示不清时，可采用斜位透视。

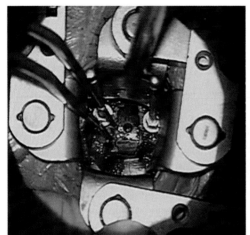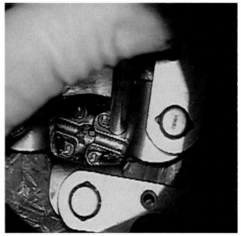

图 8-3-4　放置融合器，安装钛板，植骨融合内固定

（五）缝合切口

肌肉一般不缝合，仅缝合筋膜、皮下，皮肤一般采用皮内缝合，可酌情考虑是否安置术区皮下引流管。

五、手术要点

1. 手术节段位置较高或颈部较短的患者，可采用经鼻气管插管麻醉，以利于手术区域的显露。

2. 手术采用仰卧位，头部取正中位或稍偏向入路的对侧，但应避免颈部侧屈，并适度后仰，可适当垫高肩部以调整颈部曲度，头部妥善固定，以避免术中头部摆动。需要注意的是，对颈椎管狭窄、黄韧带增厚、颈椎外伤等患者，应充分评估患者头部后仰位所能耐受的限度，以减少黄韧带回缩压迫加重椎管狭窄加剧脊髓损伤的可能。术中行X线机定位时应进一步确定颈椎矢状位曲度是否适宜。

3. 手术切口一般选择颈前沿皮纹走行的横切口，不推荐采用纵切口。沿皮纹切口术后瘢痕小，对外观影响小，颈椎运动时因切口瘢痕受牵拉而产生的不适感极小。即便对于 3～4 个长节段的颈椎前路手术，只要做到颈阔肌肌瓣的充分游离，通过切口上下缘的适当牵拉，通过一个横切口也多可以完成手术。有时也可选择两个平行横切口，以增加显露的视野。

4. 切口平面一般下颌角对应 C2 水平，舌骨平面对应 C3 水平，甲状软骨对应 C4、C5 水平，环状软骨对应 C6 水平。对于手术入路侧别的选择目前仍有争议，由于双侧喉返神经的走行特点，理论上左侧入路对喉返神经损伤的概率可能更小，但多数医师的体会认为喉返神经走行在气管食管沟内，即便是右侧入路也极少造成喉返神经的损伤，同时也避免了胸导管损伤的问题，特别是对于多数右利手的医师，右侧入路更有利于术者的操作。

5. 术中需将食管气管牵向内侧，应注意牵拉力量适度，并尽量减少牵拉时间，并避免造成组织卡压，减少气管食管损伤及术后出现吞咽困难。交感神经位于颈长肌表面，术前暴露椎前间隙时应紧贴骨膜自颈长肌深面向外分离，一般不会损伤。交感神经损伤后患者可能出现 Horner 综合征等表现。

6. 椎间盘切除的范围包括纤维环、髓核和软骨板，侧方应切除至钩椎关节。术中向外侧钩椎关节方向减压时，往往会有较多的静脉丛出血，从而影响手术视野，容易造成减压不彻底。对于静脉丛的出血，双极电凝止血效果往往较差，而且有损伤神经根的风险，而用明胶海绵压迫止血往往能够起效。在进行后外侧的减压时，比较好的减少出血的办法是用磨钻或超声骨刀切除骨质，直至仅残留部分薄层皮质时，再采用枪状咬骨钳切除残存骨质。

7. 为避免椎动脉的损伤，有学者以颈长肌内侧缘作为减压操作的安全界限，但颈长肌覆盖椎体的范围个体差异很大，不同节段也明显不同。椎动脉往往走行在钩椎关节的前外侧，在此处操作时，只要在钩椎关节内侧进行操作，一般就可确保不会损伤椎动脉。而在切除钩椎关节时则需要非常小心，保留钩突外侧薄层骨皮质时可减少椎动脉损伤的可能。术前应仔细观察椎动脉及横突孔的位置，椎动脉出现解剖变异的情况并不罕见。一旦椎动脉损伤，可立即以示指压迫椎动脉，避免短时间内大量出血。如破口较小，采用明胶海绵较长时间压迫有可能实现止血目的，如为非优势侧供血结扎椎动脉后多不会产生明显症状，但如为优势侧供血的椎动脉，而出现脑干梗死的可能性大，应联合神经介入科医师及血管外科医师共同处理。

8. 部分患者椎间盘突出至神经根管或合并钩椎关节增生造成神经根管狭窄，手术时应向侧方切除相应钩椎关节，实现神经根管彻底减压。选择椎间融合器时应注意适当增加椎间隙高度，以增加神经根管的上下径，实现矢状位上的减压，多也可缓解症状。但对于钩椎关节增生明显的患者，这种减压方式可能不够彻底。术中应切除相应椎间隙的后纵韧带，以免遗漏突出至后纵韧带后方的髓核，注意观察减压前后硬膜的膨隆状态的变化。对于造成压迫的椎间隙后方椎体上下缘增生骨赘必须切除，合理应用 Casper 椎间撑开器适当撑开并调整椎间隙的角度，有利于增生骨赘的切除，有时需切除后方部分骨性终板才能实现骨赘的彻底切除。最后需探查两侧及椎体后方有无髓核组织残留，以免术后残留组织压迫脊髓或神经根。

9. 植骨床的处理对于骨性融合非常重要。由于多数患者椎体前缘合并骨赘，在处理椎间隙时需将这些骨赘切除，以利于椎间融合器的安置及其与植骨床的充分接触，合理分散纵向应力，促进骨性融合，同时也可减少增生骨赘对喉咽和食管的压迫。植骨床的处理要适度，既需要充分去除软骨组织，又不宜过度损伤骨性终板，一般以骨面少量渗血为宜，以免增加术后融合器沉降的风险。

10. 植骨材料的选择以自体骨为首选，一般选择自体髂骨松质骨质量较好或减压获得的碎骨，也可选择同种异体骨、人工骨、脱钙骨基质材料等。自体髂骨融合率高，但需增加手术切口，可能出现取骨区的手术并发症。也有许多医师采用减压获得的碎骨，但有时会有骨质较差、骨量不足的问题，融合率可能会受到一定影响。近年来，同种异体骨、人工骨、脱钙骨基质材料等也广泛应用于临床，取得了不错的效果。

11. 前路固定系统目前采用最多的还是前路钉板系统，多数为锁定钉板。多数设计为每个椎体置入 2 枚螺钉，一般要求行单皮质螺钉的坚强固定。在保证固定可靠的前提下，钉板的选择宜尽量短，一般不超过上下椎体的中点，也有医师认为距终板 2mm 左右为宜，以免压迫相邻节段椎间盘及前纵韧带，加速相邻椎间盘的退变。应根据患者的个体化因素，术中将钉板适度预弯，以使其与相邻椎体密切贴合，符合颈椎个体化的矢状位曲度。要注意选择钉道位置合理的钉板，特别是对于多节段的长钉板。术中先固定一个椎体，固定另一个椎体时，随着螺钉的拧入，会使相应椎体发生一定响度轻微的位移，以适应钉板的弧度，从而实现撑开、加压及适度矫形等目的。螺钉选择的原则为单皮质固定，在不突破椎体后缘有前提下应尽量长，术前可能根据影像资料进行测量。我国成人一般选择 14 ～ 16mm 的固定钉，直径一般为3.5 ～ 4.5mm。拧入螺钉时，应注意钉道方向适当指向内侧及头尾两端，以增加生物力学的稳定性，并避免损伤神经根。翻修手术时应选用直径更粗的螺钉，以增加螺钉的把持力。近年来，零切迹椎间融合器也开始广泛应用。由于避免了椎体前方钉板的使用，对咽后壁和食管干扰小，减少了术后出现吞咽障碍的可能性，并且缩短了手术时间。缺点是对颈椎曲度的矫正能力较钉板系统有所下降。

六、手术并发症

1. 融合失败及内固定相关并发症　融合率 ACDF 手术的远期疗效的重要评价指标。椎间融合器位置放置不合理、植骨床准备不充分、植骨材料质量低下是融合失败的重要原因，而内固定失败多与融合器放置不合理、置钉不当、融合失败、骨质疏松密切相关。

2. 喉上、喉返神经损伤　颈前路手术节段位置较高时，术中损伤喉上神经的风险增加；一旦损伤，患者将出现饮水呛咳等表现，如为牵拉造成的损伤多在 3 个月内恢复。一般适当牵拉不会明显影响术区操作，如必须切断时，应尽量靠近神经远端，以减少对喉上神经内侧支的影响。在 C7 或 T1 节段手术时出现喉返神经损伤的概率增加，可出现术后同侧声带麻痹，表现为声嘶，一般术后 3 个月可恢复或通过对侧神经功能的代偿而症状消失。

3. 颈 5 神经根麻痹　指颈髓减压术后出现三角肌、肱二头肌的麻痹，但不伴有脊髓压迫症状。其发生可能与神经根受压程度、减压后脊髓漂移、脊髓缺血再灌注等因素有关。多节段 ACDF 手术较单节段手术发生率要高。

4. 脑脊液漏　当前方致压物侵入椎管体积较大或与硬膜粘连紧密，特别在后纵韧带患者同时合并硬膜骨化时，出现脑脊液漏的风险较大。在操作时尽量小心分离粘连，减少硬膜破损的发生是预防的关键。如术中发现硬膜破损，应尽量修补。但在 ACDF 中，椎间隙狭小的操作空间使得缝合操作非常困难，可采用肌肉或脂肪组织以医用胶水黏合。如术后仍有发生，持续腰大池引流是解决脑脊液漏的首选方案，如仍不能解决，需考虑再次手术修补。

5. 术区出血　术后局部血肿形成是 ACDF 的严重并发症，其危害在于可能压迫气管导致患者窒息。一旦发生需密切观察，床旁备气切包，严重时积极手术处理。

6. 食管、气管瘘　食管、气管瘘多与手术时间长、术中牵拉不当有关。如怀疑出现，因行食管镜检、钡剂造影、纤维支气管镜检查等进一步确认。处理可根据严重情况考虑留置胃管、手术修补等。

7. 术区及切口感染　颈前部组织疏松不宜紧密缝合，术后遗留一定的残腔，术区皮下感染有一定发生率。感染可能破溃，也可能出现术区深部的感染，致使内固定失败。对局部的皮下感染，可充分引流换药即可很快痊愈。而术区深部感染，在加强抗感染治疗的基础上，要充分评估，必要时需清创引流，甚至取出内固定物，待感染痊愈后再次手术。

七、预后

ACDF 减压彻底，一般手术效果良好，术后症状改善明显，手术时间短，创伤小，出血量少，是目前治疗脊髓型颈椎病（图 8-3-5）、神经根型颈椎病的主要手术方式。

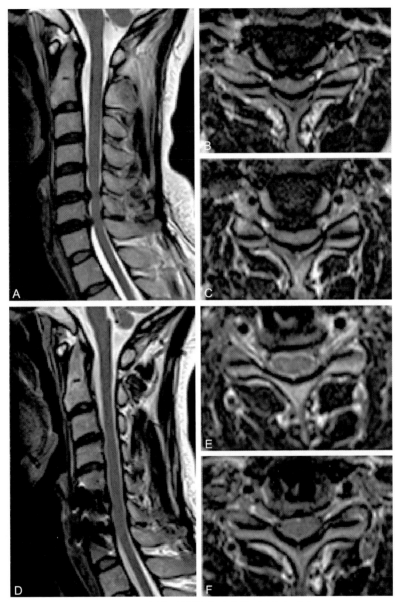

图 8-3-5 脊髓型颈椎病手术前后 MRI 对比

A. 术前 MRI T_2 加权矢状位；B. 术前 MRI T_2 加权示颈 5/6 椎间盘层面；C. 术前 MRI T_2 加权示颈 6/7 椎间盘层面；D ~ F. 术后与图 A ~ C 相应层面对比

（晏 怡）

参 考 文 献

钱明权, 顾羊林, 曾柯, 等. 颈前路椎间盘切除融合术与颈后路椎板切除减压术治疗多节段脊髓型颈椎病的对比研究 [J]. 中华骨与关节外科杂志, 2016, 9(5):376-380.

吴信波,范国鑫,顾昕,等.显微镜辅助下行颈前路椎间盘切除植骨融合术(ACDF)治疗神经根型颈椎病的疗效分析[J].中国矫形外科杂志,2016,24(19):1740-1744.

Buttermann GR. Anterior Cervical Discectomy and Fusion Outcomes over 10 Years: A Prospective Study[J].Spine (Phila Pa 1976), 2018, 43(3): 207-214.

Fountas KN, Kapsalaki EZ, Nikolakakos LG, et al. Anterior cervical discectomy and fusion associated complications[J].Spine (Phila Pa 1976), 2007, 32(21): 2310-2317.

Liu WJ, Hu L, Chou PH, et al. Comparison of Anterior Cervical Discectomy and Fusion versus Posterior Cervical Foraminotomy in the Treatment of Cervical Radiculopathy: A Systematic Review[J].Orthop Surg, 2016, 8(4): 425-431.

第四节　后路颈椎椎板成形术

一、概述

颈椎椎板成形术起源于 20 世纪 70 年代的日本，旨在保留背侧骨质和韧带结构完整的同时，通过椎板操作有效地扩大椎管容积，从而达到缓解脊髓压迫的目的。相对于椎板切除并固定融合术，它能够防止术后硬膜外瘢痕的形成，保留了减压节段的颈椎活动度，同时减少了单纯椎板切除术对颈椎稳定性的影响，是颈椎病患者重要的手术方法选择之一。

由于颈椎生理性前凸的存在，根据"弓弦原理"，椎板成形后减压区域内的颈段脊髓会向张力较小的后方漂移，从而减轻脊髓腹侧方压迫，达到间接减压的目的（图 8-4-1 颈椎磁共振矢状位 T_2 加权像提示脊髓型颈椎病，多节段受压；图 8-4-2 椎板成形术后，颈椎磁共振矢状位 T_2 加权像提示脊髓受压明显缓解）；同时后入路保证了后方的直接减压效果，故椎板成形术在临床上应用广泛，取得了良好的近期和远期效果，且相对安全，手术并发症较低。

二、手术指征

（一）手术适应证

累及 3 个或以上节段的脊髓型颈椎病伴椎管狭窄，多节段后纵韧带骨化症（ossification of the posterior longitudinal ligament，OPLL），多节段的先天性或退变性颈椎管狭窄等。

（二）手术禁忌证

1. 累及节段较少的以脊髓腹侧方受压为著的脊髓型颈椎病或局限性压迫，如鸟嘴状的 OPLL，不伴先天性颈椎管狭窄者应首选前路直接减压手术。

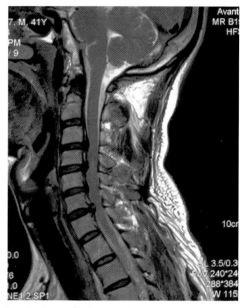

图 8-4-1 男，41 岁，脊髓型颈椎病，术前 MRI T_2 加权像矢状位示多节段脊髓受压

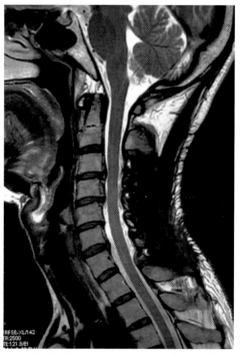

图 8-4-2 颈 3 ~ 7 椎板成形术后，MRI T_2 加权像矢状位示蛛网膜下腔通畅，脊髓减压满意

2. 颈椎后凸畸形为手术禁忌，但临床上有的患者颈椎曲度变直或存在轻度的后凸畸形，仍可以从椎板成形术中获益，具体程度尚不明确。Suda 等通过回顾性分析发现，颈椎后凸 > 13°或后凸 > 5°伴有脊髓信号改变的患者行椎板成形术预后不良风险明显增高，故颈椎轻度后凸为椎板成形术的相对禁忌证。

3. 术前即存在颈椎不稳者。

4. 轻微的颈部疼痛不是椎板成形术的禁忌证，但椎板成形术后可能会导致进展性颈痛，因此术前颈部疼痛明显的患者不建议行椎板成形术。

三、麻醉与体位

患者全身麻醉，俯卧于脊柱手术床，四点支撑，腹部悬空，上半身抬高约30°，颈部置于中立位或略屈曲位，Mayfield 头架固定，双上肢内收于体侧，双肩以宽胶带牵向尾端固定，如选择术中电生理监测，需在切皮前放置好电极。

四、手术步骤

自 1973 年椎板成形术被首次报道用来治疗 OPLL 以来，在后续应用中不断得到改良，从最初的 Z 形椎板成形术发展到目前以"单开门"和"双开门"为主要代表的术式（图 8-4-3 为"单开门"手术示意图，图 8-4-4 为"双开门"手术示意图）。荟萃分析指出，"单开门"与"双开门"临床疗效相当。不同的是，"双开门"时中线部位需要多做一个骨槽，而"单开门"开门侧偶尔会发生硬膜外出血。但如果脊髓型颈椎病合并有神经根病变,需同时行椎间孔减压时,"单

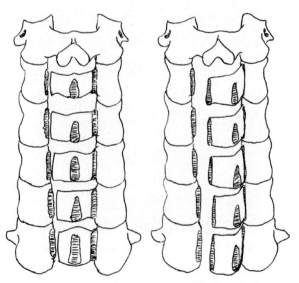

图 8-4-3 Schematic 所绘，"单开门"示意

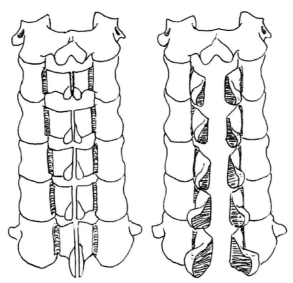

图 8-4-4　Schematic 所绘，"双开门"示意

开门"开门侧的椎间孔暴露更为简单。临床应用上以"单开门"更多见，在此基础上，又根据维持开门的方式和（或）置入材料的不同、微侵袭技术的改进衍生了多种手术方法。

（一）单开门"椎板成形术

1. 切口与显露　C2 棘突到 T1 棘突的正中切口，沿项韧带分离，显露 C3 ～ C7 棘突，保留 C2 棘突上的肌肉附着，在 C3 ～ 7 沿棘突和椎板骨膜下剥离，显露至椎板与侧块关节结合部，切除各棘突尖端的分叉及 C6、C7 棘突较长的部分，骨蜡止血，保留开门节段的棘间、棘上韧带。

2. "开门侧"与"门轴"的制作　选择症状较重侧为开门侧，左侧开门对右利手的外科医师，总体上更方便。在椎板和关节突交界处分别磨出骨槽，应用超声骨刀可以提高效率，注意避免损伤关节囊，开门侧骨槽深达硬脊膜，可用薄的椎板咬骨钳辅助；门轴侧骨槽磨制成 V 形，深至椎板深层皮质。

3. 开门　应用椎板咬骨钳去除头尾端的黄韧带和棘突间韧带，用轻柔的手法或一把向上角度的刮匙由头端至尾端依次掀开椎板，实现开门。开门过程中可用一把 Kocher 钳或巾钳抓住棘突或棘突的基底部（如果棘突已被切除），可以最大程度地控制椎板。如果感觉有阻力，应检查开门侧骨质是否切割完整，门轴侧的骨质打磨是否足够深，避免使用暴力开门而造成门轴侧骨质折断、移位，避免椎板猛然弹性回位而损伤脊髓。

4. 开门的维持　成功开门后，需要维持开门状态保证减压效果。最初是用缝线在门轴侧悬吊，但现在多选择在开门侧给予刚性支撑，包括微型钉板、垫片、自体移植骨块和各种特殊设计的置入物，提高了术后椎板的即刻稳定性，也更有利于门轴侧的骨性愈合。

5. 结束手术　生理盐水冲洗切口，椎板表面放置负压引流，逐层严密缝合椎旁肌、韧带、皮下组织和皮肤。

（二）"双开门"椎板成形术

在"双开门"椎板成形术中，需要磨出 3 道骨槽，两边的椎板侧块连接处为门轴，中间棘突处骨槽深达硬脊膜，然后将椎板向两侧打开，达到椎管扩大的目的。目前随着微创理念的深入，出现了一些微侵袭椎板成形术，旨在最大化的保留颈后方肌肉 - 韧带复合体的功能，减轻术后相应的并发症。

五、手术要点

1. 术中保持头高位 30° 很重要，它能够增加静脉回流、减少软组织及椎旁硬脊膜外静脉丛的出血。

2. 椎板的上缘较厚，下缘较薄，在制作骨槽时要注意。门轴侧骨质磨除要适度，以能将椎板掀开即可，使门轴恰好具有一定的弹性为宜。如果门轴侧骨质切除过多，则可能让椎板成形术变成了椎板切除术。

3. 术中遭遇出血时应保持术野清晰，勿盲目操作。止血的方法包括应用明胶海绵和双极电凝，一般椎板打开后硬脊膜膨隆会压迫住扩张出血的静脉。有文献通过多变量逻辑回归分析指出，"单开门"椎板成形术中出血较多的因素与椎管矢状径 / 椎体矢状径之比、OPLL 和开门侧节段的多少相关。

目前临床上更倾向于在开门侧形成切实可靠的刚性支撑，术中应根据不同的固定部位选择长度合适的螺钉，避免螺钉穿透椎板或在侧块侧置入时损伤关节突关节。

4. 术中椎板的开门角度与宽度要适度。开门不足，脊髓受压迫症状不能有效缓解且再关门率增高；开门过大亦会增加神经根麻痹、颈椎不稳等术后并发症。"单开门"椎板成形术，有文献指出开门角度控制在 30° 左右较好，开门宽度在 10 ～ 12mm 较为理想。在实际操作中不管是"单开门"还是"双开门"，开门角度受影响因素较多，如术中见椎板充分抬离硬脊膜囊表面伴硬脊膜囊搏动恢复，则表明椎管扩大，达到了手术目的。

5. 如患者术前合并有神经根性症状，椎板成形术中可将症状侧作为开门侧，同时行椎间孔切开术（图 8-4-5 为右侧颈 4、5 椎间孔切开，减压颈 5 神经根示意图）。开门后在责任节段磨除上位椎体的部分下关节突及下位椎体的部分上关节突，用 2mm 的枪钳将椎间孔打开，以神经剥离子能在椎间孔内轻松探入为宜。

6. 常规的 C3 ～ 7 椎板成形术在暴露 C3 椎板时，附着在 C2 棘突上的颈半

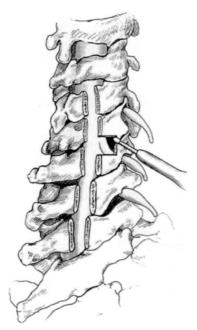

图 8-4-5　C4、5 开门侧椎间孔切开示意图

磨钻磨除开门侧 C4 部分下关节突及 C5 部分上关节突，枪钳将椎间孔切开

[引自：胡炜，马信龙，曹胜，等.椎间孔切开在预防椎板成形术后并发 C5 神经根麻痹中的作用 [J].
中华骨科杂志，2015，35（6）：617-623.]

棘肌需要部分离断，且术后 C3 椎板与 C2 棘突容易发生异位融合。这些因素
被认为与术后轴性症状的加重和颈椎活动度丢失相关，故一些外科医师建议采
用 C3 椎板切除代替成形术从而保留 C2 棘突上的肌肉附着。有的学者还指出，
C7 棘突上附着的颈伸肌也非常重要，术中可以将 C7 椎板上部椎管面潜行切除，
尽量保留颈伸肌功能（图 8-4-6 为改良的椎板成形术后颈椎侧位片，可见颈
4 ～ 6 椎板成形，颈 3 椎板切除，颈 7 棘突保留）。

　　7. 尽管术中电生理监测的必要性还存在争议，有文献指出术中经颅运动诱
发电位（motor evoked potentials，MEP）的持续性警报对于预测术后急性三角
肌无力有较高的特异性和敏感性。

六、手术并发症

（一）脊髓损伤

　　脊髓损伤是椎板成形术最严重的并发症之一。应用磨钻或超声骨刀制作骨
槽时要小心，其次还要尽量减少术中出血，保持一个清晰的术野，对避免误伤
非常重要。但总体来说，后路手术有良好的手术视野和操作空间，发生脊髓损
伤的概率小。

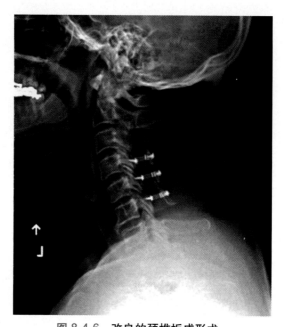

图 8-4-6　改良的颈椎板成形术

C3 椎板切除，C4 ～ 6 椎板成形，C7 椎板上部内侧面潜行减压，保留其棘突

（二）轴性症状

轴性症状颈椎后路手术最常见的并发症，主要表现为颈部的疼痛和僵硬感，发生机制尚不明确，考虑与颈椎后方的肌肉 - 韧带复合体损伤和神经营养障碍、关节囊及周围软组织破坏、颈椎稳定性差及术后颈围长时间制动导致的颈椎活动度减少、肌肉萎缩等有关。谨慎选择患者是避免椎板成形术后出现轴性疼痛的最重要因素，对术前颈椎不稳或颈部有明显疼痛的患者应避免行椎板成形术；术中尽量减少剥离损伤，保留 C2、C7 棘突的肌肉附着可以降低术后轴性颈痛的严重程度，如切断须缝合重建，建议 C3 椎板切除代替 C3 成形术。有学者提出，相对于传统的缝线悬吊术，微型钛板固定术可以降低"单开门"术后轴性症状的发生率。另外，减少应用颈围的时间，尽早恢复功能锻炼可以减少轴性症状发生的频度和强度。

（三）C5 神经根麻痹

C5 神经根麻痹：表现为颈椎减压术后三角肌和（或）肱二头肌的弛缓性麻痹而不伴有任何脊髓症状的加重，绝大多数发生在术后 1 周。典型表现为 C5 神经根支配的肌力减弱，以单侧常见，50% 以上患者合并 C5 神经根支配区感觉障碍和（或）疼痛。C5 神经根麻痹原因不明，主要有几种学说：术中神经根的无意损伤、脊髓向背侧漂移对神经根形成牵拉（"拴系效应"）、根动脉血供减少导致的脊髓缺血、脊髓的缺血再灌注损伤、颈椎节段性不稳或曲度异常等。

尽管没有一种学说可以单独解释 C5 神经根麻痹的所有临床特征，但"拴系效应"一直被认为是最可能的发病机制。C5 神经根麻痹总体预后较好，常规保守治疗（包括神经营养药物治疗、物理治疗、功能锻炼等），轻度者一般能自愈，恢复时间与症状轻重相关，完全恢复率达 78% ～ 100%。

"单开门"椎板成形术联合 C4、5 椎间孔切开是预防该并发症的一种积极探索，但由于 C5 神经根麻痹的原因不能完全由"拴系效应"来解释，即使行双侧预防性的 C4、5 椎间孔切开，术后 C5 神经根麻痹也不能完全避免，且椎间孔切开有其固有的并发症，如对脊柱稳定性和活动度的影响等。因此，这项操作仍有争议，特别是对于椎间孔无狭窄的患者，尚需更多的临床随机对照研究提供循证医学证据。

（四）椎管再狭窄

椎管再狭窄：椎板成形后椎板的弹性回缩力可能导致"再关门"现象，另术中如果门轴侧完全骨折且不愈合，椎板可能向椎管内移位、塌陷，造成椎管再狭窄。术中开门侧给予可靠的刚性支撑，可以防止术后"再关门"或开门角度减小，也有利于门轴侧的骨愈合，同时避免术后瘢痕增生突入椎管内而造成脊髓再压迫。另外，如术中发现门轴侧骨皮质已完全分离，应该将活动的椎板去除以避免神经损伤。开门侧做到坚强固定，同时避免门轴侧完全骨折，即制作的门轴要恰好具有一定弹性，是防止此类并发症的关键。

（五）活动度丢失

活动度丢失：保留颈椎的运动功能是椎板成形术的一大优点，但术后也会出现活动度的丢失。原因包括相邻椎板间的骨融合、颈后伸肌的破坏和（或）术后颈围的长期使用。其中椎板间融合多数发生在 C2、3 之间，故我们更倾向于 C3 椎板的切除，既能减少 C2 处肌肉附着点的破坏，又避免了异位融合导致的颈椎活动度的丢失。至于术后颈围的使用时长，没有确切的时限要求，总体上目前提倡尽早摘除颈围，早期功能锻炼以减小颈椎活动度的丢失。一项随机对照研究提示术后不佩戴颈围与佩戴颈围 2 周的"双开门"椎板成形术患者，在临床疗效及影像学上没有差异。

（六）颈椎后凸畸形

颈椎后凸畸形：维持颈椎前凸的机械力是颈伸肌，尤其是半棘肌和头夹肌。尽管椎板成形术的主要优点之一是防止椎板切除术后继发的后凸畸形，但手术仍有导致颈椎序列变化的可能。Suk 等提出，术前颈椎前凸角 < 10° 及颈椎屈曲时的后凸角大于后伸时的前凸角是术后出现颈椎后凸的危险因素。因此，术前严格把握适应证，术中尽量减少对颈伸肌的医源性损伤是减少术后后凸发生的要领。临床上，椎板成形术后出现严重的后凸畸形导致神经功能恶化者很少发生。

七、预后

颈椎椎板成形术应用于临床数十载，安全性及有效性均经受住了时间的检验。有文献报道，对于多节段的脊髓型颈椎病实施椎板成形术的 JOA 恢复率与经典的颈前路间盘切除椎间融合术（ACDF）没有差异，与后路椎板切除并融合术在神经改善方面效果类似，且长期随访疗效稳定。随着微侵袭技术的发展，动力系统的改进，椎板成形术历久弥新，成为颈椎后路减压的重要术式。

（刘　将）

参 考 文 献

胡炜，马信龙，曹胜，等 . 椎间孔切开在预防椎板成形术后并发 C5 神经根麻痹中的作用 [J]. 中华骨科杂志，2015, 35(6):617-623.

孙天威，张杭，卢守亮，等 . 颈椎单开门椎管扩大成形术椎板开门角度对脊髓型颈椎病疗效的影响 [J]. 中国脊髓脊髓杂志，2012, 22(1):8-13.

王磊，王伟，张永兴，等 . 保留颈后方韧带复合体单开门椎管扩大成形术后其颈椎生理曲度及活动范围的中远期随访 [J]. 中国脊髓脊髓杂志，2014, 24(3):222-226.

Ando M, Tamaki T, Matsumoto T, et al. Can postoperative deltoid weakness after cervical laminoplasty be prevented by using intraoperative neurophysiological monitoring[J]. J Clin Monit Comput, 2018, 17.

Chen G, Luo Z, Nalajala B, et al. Expansive open-door laminoplasty with titanium miniplate versus sutures[J]. Orthopedics, 2012, 35(4):543-548.

Chen H, Li H, Deng Y, et al. Optimal area of lateral mass mini-screws implanted in plated cervical laminoplasty:a radiography anatomy study[J]. Eur Spine J, 2017, 26(4):1140-1148.

Gu Z, Zhang A, Shen Y, et al. Relationship between the laminoplasty opening size and the laminoplasty opening angle, increased sagittal canal diameter and the prediction of spinal canal expansion following open-door cervical laminoplasty[J]. Eur Spine J, 2015, 24(8):1613-1620.

Heller JG, Raich AL, Dettori JR, et al.Comparative effectiveness of different types of cervical laminoplasty[J]. Evid Based Spine Care J, 2013, 4(2):105-115.

Humadi A, Chao T, Dawood S, et al. A Meta-Analysis of Cervical Laminoplasty Techniques:Are Mini-Plates Superior[J]. Global Spine J, 2017, 7(4):373-381.

Kimura A, Shiraishi Y, Inoue H, et al. Predictors of Persistent Axial Neck Pain After Cervical Laminoplasty[J]. Spine, 2018, 43(1):10-15.

Lee DH, Cho JH, Hwang CJ, et al. Can C3 Laminectomy Reduce Interlaminar Bony Fusion and Preserve the Range of Motion After Cervical Laminoplasty[J]. Spine, 2016, 41(24):1884-1890.

Li K, Zhang W, Li B, et al. Safety and efficacy of cervical laminoplasty using a piezosurgery device compared with a high-speed drill[J]. Medicine, 2016, 95(37):4913.

Liu G, Reyes MR, Riew KD. Why Does C5 Palsy Occur After Prophylactic Bilateral C4-5 Foraminotomy in Open-Door Cervical Laminoplasty?[J] A Risk Factor Analysis[J]. Global Spine J, 2017, 7(7):696-702.

Liu Y, Liu L, Zhang Z, et al. Preoperative Factors Affecting Postoperative Axial Symptoms After

Single-Door Cervical Laminoplasty for Cervical Spondylotic Myelopathy:A Prospective Comparative Study[J]. Med Sci Monit, 2016, 22:3746-3754.

Meng Y, Wang X, Chen H, et al. Risk factors for Significant Intraoperative Blood Loss During Unilateral Expansive open-door cervical Laminoplasty for Cervical Compressive Myelopathy[J]. World Neurosurgery, 2018, 114:1253-1260.

Ohashi M, Yamazaki A, Watanabe K, et al. Two-year clinical and radiological outcomes of open-door cervical laminoplasty with prophylactic bilateral C4-C5 foraminotomy in a prospective study[J]. Spine, 2014, 39(9):721-727.

Okada M, Minamide A, Endo T, et al.A prospective randomized study of clinical outcomes in patients with cervical compressive myelopathy treated with open-door or French-door laminoplasty[J]. Spine, 2009, 34:1119-1126.

Oya J, Burke JF, Vogel T, et al. The Accuracy of Multimodality Intraoperative Neuromonitoring to Predict Postoperative Neurological Deficits Following Cervical Laminoplasty[J]. World Neurosurg, 2017, 106:17-25.

Qi Q, Li L, Luo J, et al. Is mini-plate fixation superior to suture suspensory fixation in cervical laminoplasty. A Meta-Analysis[J]. World Neurosurgery, 2016, 93:144-153.

Riew KD, Raich AL, Dettori JR, et al. Neck Pain Following Cervical Laminoplasty:Does Preservation of the C2 Muscle Attachments and/or C7 Matter?[J]. Evid-Based Spine-Care J, 2013, 4(1):42-53.

Suda K, Abumi K, Ito M, et al.Local kyphosis reduces surgical outcomes of expansive open-door laminoplasty for cervical spondylotic myelopathy[J]. Spine (Phila Pa 1976), 2003, 28(12):1258-1262.

Suk KS, Kim KT, Lee JH, et al. Sagittal alignment of the cervical spine after the laminoplasty[J]. Spine, 2007, 32(23):E656-660.

T Hida, Y Sakai, K Ito, et al. Collar Fixation Is Not Mandatory After Cervical Laminoplasty:A Randomized Controlled Trial[J]. Spine, 2017, 42(5):253.

Tumturk A, Kucuk A, Menku A, et al. En Bloc Cervical Laminoplasty While Preserving the Posterior Structure with Arcocristectomy in Cervical Spondylotic Myelopathy[J]. Turk Neurosurg, 2017, 27(5):790-796.

第五节　显微腰椎间盘切除术

一、概述

自从 1977 年 Yasargil 和 Caspar 首先报道显微椎间盘切除术以后，该技术一直被许多学者认为是有效解除椎间盘突出引起神经根痛的安全有效的方法。但需遵循以下要点。

1. 正规的保守治疗是腰椎间盘突出引起的神经根痛的首选方法。

2. 只有在手术指征适合时，显微腰椎间盘切除术才是治疗腰椎间盘突出引起神经根痛安全、有效的方法。

3. 腰椎间盘突出症引起马尾和圆锥综合征是急诊手术干预的指征。

二、手术指征

（一）手术适应证

症状性腰椎间盘突出，经过至少 8 周保守治疗无法缓解的神经根痛、马尾神经综合征、圆锥综合征。

（二）手术禁忌证

孤立的轴性下腰痛，术前动力位 X 线平片有腰椎不稳。

三、麻醉与体位

1. 采取全身麻醉　使用肌松药物术中麻醉深度控制良好，动脉穿刺监测血压的平均动脉压控制于 70 ～ 80mmHg，术中在牵拉神经根等操作前及时提醒麻醉医师加深麻醉以减少血压波动，动脉血气控制二氧化碳分压于 30mmHg 左右，有效减少椎管硬脊膜外静脉丛的出血和切口渗血。

2. 患者俯卧　建议使用弓形体位架可以增加椎间隙的宽度，便于显露，弓形架可以让患者腹部悬空降低腹腔压力，减少椎管硬脊膜外静脉丛的出血。俯卧位注意眼球不能受压以免引起失明，男性需要注意勃起的阴茎避免受压（图 8-5-1）。

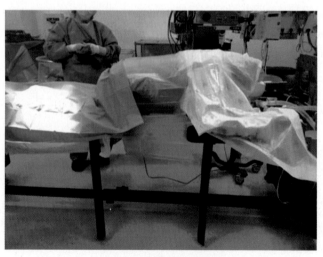

图 8-5-1　理想的俯卧位

四、手术步骤

1. 需要 C 臂机定位，以无菌注射器针头插入椎间隙，拍摄正侧位 X 线片确认手术椎间隙。

2. 定位后画线确定切口，常规消毒铺巾，中线切口一般长度为 2 ～ 3cm，肥胖患者适当增加切口长度。

3. 切开棘上韧带旁的腰背筋膜，沿肌肉间隙骨膜下分离一侧肌肉与棘突和椎板的附着，注意肌肉附着比较紧密的部位在头侧棘突的下缘。尽量保持棘上韧带和棘间韧带的完整性，它们可以用半椎板牵开器（板钩结构的牵开器见图 8-5-2）提供良好的力量支撑。

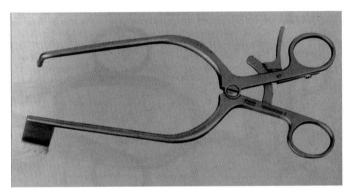

图 8-5-2　**半椎板牵开器**

4. 置入半椎板牵开器（一般板侧牵开肌肉，钩侧挂棘间韧带），向侧方显露至侧方小关节的中部。

5. 确认头侧椎板的下缘和尾侧椎板的上缘，再次用 C 臂机确认椎间隙。

6. 引入手术显微镜，在放大清晰的视野下用磨钻（建议使用金刚砂钻头）或 2mm 左右的枪式咬骨钳去除头侧椎板的下缘和尾侧椎板的上缘，显露椎间隙的黄韧带（图 8-5-3）。

7. 枪式咬骨钳咬除黄韧带，由近中线部位开始，因为此处椎管内压力低，不容易损伤硬脊膜囊，咬开黄韧带即可看到硬脊膜外脂肪，建议以小块的明胶海绵垫开硬脊膜，再扩大黄韧带的开口，反复以小块明胶海绵保护硬脊膜和神经根后方，减少对于硬脊膜和神经根的干扰（图 8-5-4）。逐步显露椎间隙内结构，如果发现神经根外侧难以显露，建议向外侧咬除约 1/2 的内侧侧方小关节和关节囊，即可以增加对于神经根外侧的显露。避免强行将神经根向内侧牵拉，这将增加损伤本就紧张的神经根。对于硬脊膜外脂肪尽量推开不要去除，可以在神经根减压完成后将脂肪复位减少术后瘢痕粘连。

8. 用钝头的显微剥离子仔细探查神经根内外侧，如果有明显的髓核组织已经脱出，建议以 1mm 的取瘤钳抓取髓核组织轻柔的牵拉，对于较大的脱出髓

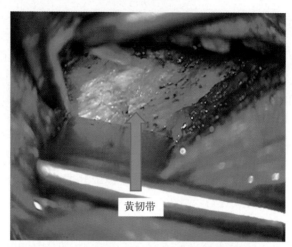

黄韧带

图 8-5-3　半椎板牵开器牵开后显露黄韧带

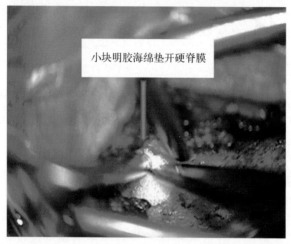

小块明胶海绵垫开硬脊膜

图 8-5-4　小块明胶海绵垫开硬脊膜和神经根，减少脑脊液漏和神经损伤的发生

核可以分块取出，尽量减少对于神经根的干扰，一旦看到紧张的神经根已经松弛有活动空间，可以轻柔的将神经根牵向内侧，用长短不同的动脉瘤探针探查神经根前方和硬脊膜囊的前方，将残余的髓核组织清除。沿着神经根走行一直探查减压到神经根出椎间孔处都没有致压物和明显的粘连，才能尽量减少术后症状的残留（图 8-5-5）。

9. 对于探查发现纤维环完整没有明显的髓核脱出，目前有两种不同的观点。

10. 在纤维环上做切口，取出膨出的椎间盘，具体去除的髓核量目前没有定论，建议能让神经根松弛且椎间隙冲洗没有碎的髓核组织溢出即可。保持纤维环的完整，对于神经根做后方 180° 的减压即可。

11. 完成神经根减压后需要注意彻底止血，这是减少术后瘢痕形成导致症

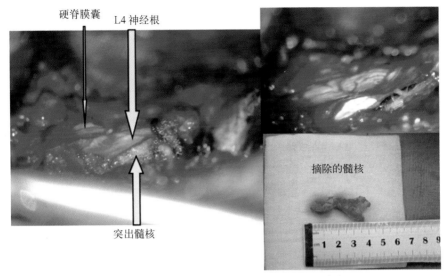

硬脊膜囊　L4 神经根

摘除的髓核

突出髓核

图 8-5-5　摘除致压物髓核后神经根明显"空虚"

状复发的重要因素。建议尽量把原先推开的脂肪复位，如果没有硬脊膜外脂肪可以取小块的皮下脂肪包裹神经根减少术后粘连发生。一般切口不建议留置引流，渗血多时可以留置引流。

12. 用 2-0 可吸收线缝合腰背筋膜，不推荐肌肉的缝合，以减少术后肌肉瘢痕化引起的疼痛。皮下以 3-0 可吸收线缝合。皮肤可以缝合美容缝线，尽量减小瘢痕。

13. 术后可以早期起床活动（如果术中发现纤维环破口较大，建议卧床休息 3 周左右），无须支具保护。

14. 患者一旦可以口服镇痛药治疗即可于术后 1 ～ 2d 带药出院。

五、手术要点

1. 必须有术前动力位 X 线平片排除不稳定性。
2. 尽量减少小关节面的损伤。
3. 过度磨除小关节面可能导致医源性不稳定。
4. 尽量不在神经的腋下切除椎间盘。
5. 对于椎间盘中央型突出引起马尾神经综合征或圆锥综合征的患者，需要完全半椎板切除甚至全部椎板切除。

六、手术并发症

1. 脑脊液漏发生率为 5% ～ 8%。手中发现脑脊液漏，尽可能用不可吸收线尝试直接缝合，如果漏口在硬脊膜囊的侧前方难度大。可以用纤维蛋白胶、肌肉组织浆等覆盖粘贴。

2. 神经根损伤（1%）容易发生在多次手术时，此时神经根与周围组织粘连，应仔细辨认。

3. 切口感染的发生率约1%，术中应注意无菌操作。

4. 血管损伤的发生率＜1%，鲜红的血液涌出椎间隙或无法解释的血压下降常意味着前方髂血管的损伤，需要立即关闭切口，患者改仰卧位，请血管外科医师干预。

七、预后

1.85%的患者预后良好。首次复发一般可以再次行显微椎间盘切除术，再次复发则要考虑行融合。长期随访（＞10年）发现：基于症状、病程和患者的偏向选择手术治疗的患者与保守治疗的患者对比具有一样的良好的长期预后。

（奚　健）

参 考 文 献

AA Baaj, PV Mummaneni, JS Uribe, et al. Handbook of Spine Surgery. 2nd Ed. Thieme Medical Publisher, 2016: 370-374.

EC Benzel:Spine surgery.Techniques, complication avoidance, and management.3rd Ed. Elsevier Saunders, 2012: 757-777.

第六节　脊柱内固定术

一、脊柱内固定的目的、生物力学基础及常用术式

脊柱内固定的目的：当脊柱结构的完整性受到严重损害时支撑脊柱，重建脊柱稳定；在脊柱侧弯、脊柱后凸、截骨术等脊柱机械矫直后维持矫形；阻止脊柱侧弯、脊柱后凸、脊柱前推等脊柱畸形的发展；通过固定脊柱某个区域，减少节段之间的运动来缓解或者消除疼痛。脊柱内固定的最终目标是达到坚固的骨质融合。

脊柱内固定置入物通过单纯撑开、三点弯曲、张力带固定及悬臂技术等一种或多种基本生物力学机制将应力施加至脊柱，通过限制节段运动来促进骨骼形成和获得坚固的融合。

内固定术常用术式有脊柱后路钉棒固定、脊柱前路固定椎体间融合、动态稳定固定、椎间棘突撑开固定、脊柱关节成形术等。

脊柱后路钉棒固定系统获得的稳定性来源于椎弓根上坚固的锚定术和连接

器械固有的刚性，可以极大地改善了脊柱融合的疗效。对于肿瘤性、发育性、先天性、创伤性、退变性的情况，使用椎弓根螺钉和坚强的固定棒的短节段手术治疗已被证明安全有效（图8-6-1A、B）。在脊柱后路短节段结构中使用更内聚的螺钉钉道和附加横向连接器，能增加抗拔出强度，可以得到更好的稳定性。平行椎弓根螺钉，"四连杆"机制的作用会导致脊柱前部支持不足。选择附加横向连接器可增加抗拔出强度（图8-6-1A、C、D）。

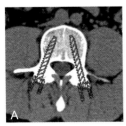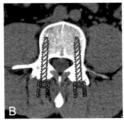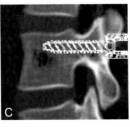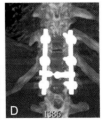

图 8-6-1　**脊柱后路钉棒固定**

A. 更内聚的螺钉钉道使螺钉具有更坚固的把持力；B. 平行的椎弓根螺钉钉道使螺钉把持力不够，导致脊柱前部支持不足；C. 椎弓根螺钉在矢状位上与椎体上终板平行；D. 附加横向连接器增加了抗拔出强度

　　脊柱前部是承载脊柱负荷最重要的结构，部分病例中脊柱的稳定性仅通过前方置入植骨块（椎间融合器）便可有效获得。在脊柱前路固定术中使用前路固定板可以降低植骨块移位的可能性，可以提高多节段融合的融合率。前路颈椎固定板在颈椎后伸时起到张力带作用，在前屈时也起支撑固定板作用（图8-6-2）。

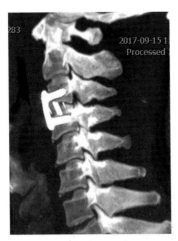

图 8-6-2　**椎间融合器稳定颈椎，逐渐骨性融合，前路固定板防止植骨块位移，在颈椎屈伸时起支撑或张力带作用**

　　本节重点阐述脊柱后路及前路内固定术，其他术式在相关章节阐述。

二、颅颈交界区后路螺钉内固定

（一）枕骨螺钉置入

枕骨在枕外粗隆，靠中线部位骨质较厚，可使螺钉获得较强的把持力，中线两侧 2 ～ 3mm 以外枕骨皮质变薄。为避免损伤静脉窦，螺钉置入范围应局限在枕外粗隆下，中线部位，钻孔和置入螺钉时应注意避免损伤小脑。

在枕外粗隆下，枕骨中线部位用 2.5mm 钻头钻孔，先将钻头导向器限深设置为 8mm，然后逐次加深 2mm 直至钻穿内层骨皮质，一般成人深度在 14 ～ 18mm。中线以外骨皮质深度只有 3 ～ 7mm，若置钉应特别小心，导向器的限深应设置为 4mm，并使钉道向皮质最厚的中线方向倾斜以获得最长钉道。钻孔后用测深器探测确定钻透内侧皮质骨并测量钉道深度。进行全钉道 3.5mm 攻丝后，置入双皮质骨螺钉，固定枕骨钛板（图 8-6-3）。

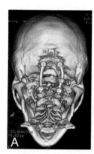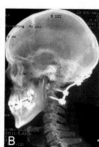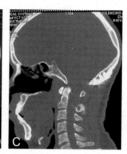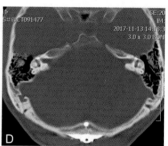

图 8-6-3 A. 枕外粗隆下正中线上置入枕骨板；B. 使用双皮质骨螺钉固定枕骨板于枕外粗隆下枕骨正中线上

（二）寰椎侧块螺钉置入

进针点位于寰椎后弓下方，寰枢椎关节突关节间隙的上方，即寰椎侧块后方中央，进针方向向上倾斜10°～20°，向内倾斜约10°，进针深度22～28mm（侧块内 14 ～ 18mm），测深器测量深度，攻丝后置入直径 3.5mm 螺钉。寰枢椎关节突关节后方静脉丛出血可用双极电凝或者脑绵片压迫止血（图 8-6-4，图 8-6-5）。

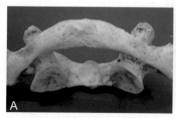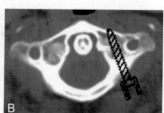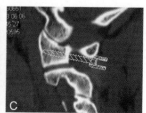

图 8-6-4 A. 红点示寰椎侧块进针点；B，C. 寰椎侧块置钉进针方向（向上倾斜10°～20°，向内倾斜约10°）

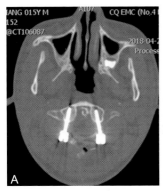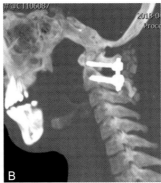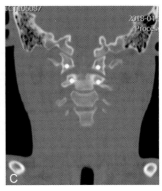

图 8-6-5　寰椎骨折患者行颈椎后路寰枢椎内固定术，寰椎侧块置钉满意，侧块螺钉位于侧块中心，并已到达侧块腹侧骨皮质处，获得较牢固的内固定

（三）枢椎椎弓根螺钉置入

进针点位于枢椎关节突中垂线与上下关节面连线的中点处，进针方向向上倾斜 25°，向内倾斜 15°～25°，进针深度 20～24mm，沿椎弓根峡部经椎弓根进入椎体（根据椎弓根内上缘与峡部连接处切线方向确定椎弓根走行方向，制作钉道），测深器测量钉道深度，攻丝后置入直径 3.5mm 螺钉（图 8-6-6）。

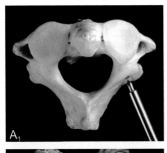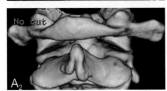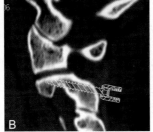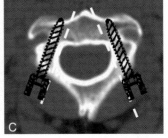

图 8-6-6　A₁A₂. 红圈示枢椎椎弓根进针点位于枢椎关节突中垂线与上下关节面连线的中点处；B. 根据进针方向，向上倾斜 25°；C. 向内倾斜 15°～25°

部分患者椎动脉在枢椎内位置较高，螺钉置入损伤椎动脉风险较大或不适合螺钉置入，因此寰枢术前应常规行颈部 CT 血管成像检查。对于椎动脉高跨患者可置入枢椎侧块短钉或置入椎板钉（图 8-6-7）。

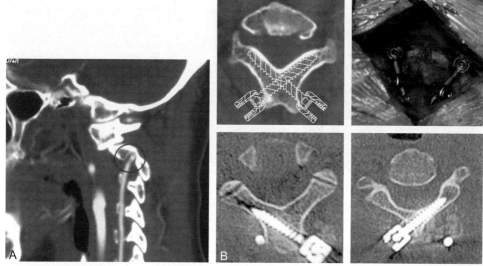

图 8-6-7　A. 椎动脉在 C2 内位置较高，螺钉置入损伤椎动脉风险高；B. 椎动脉高跨患者枢椎椎板螺钉置入

（四）钛棒连接固定

根据局部解剖情况或者希望复位后的角度，将模棒塑形，然后按照模棒的形状采用折弯器折弯钛棒，塑形。将预弯的钛棒放入螺钉钉尾沟槽中并用钉帽固定（根据要求加压或撑开固定钛棒）（图 8-6-8）。

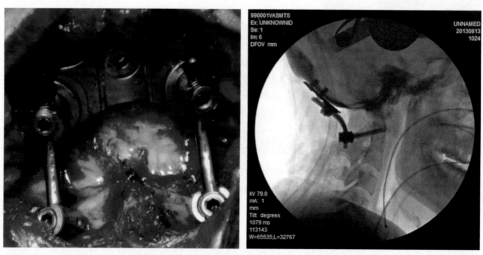

图 8-6-8　预弯的钛棒放入螺钉钉尾沟槽中，根据需要矫形并固定

三、颈椎前路内固定

前路椎间盘切除或椎体次全切除后，插入椎体间模板确定合适的椎体间移植物（椎体间融合器、钛笼或三面皮质髂骨块）。椎体间敲入椎体间移植物。咬除椎体前方增生骨赘，并打磨平整，采用模板确定所需固定板的长度，必须避免固定板过长跨过正常椎间隙，以防止该椎间隙发生融合。固定板本身是带有前凸的，如果需要更大的前凸角度，可以采用弯板器调整至所需的曲度。将钻头导向器置入固定板中，钻头钻开各钉道的皮质骨，沿钉道拧入自攻螺钉（直径 3.5mm 或 4.5mm，长度 12mm 或 14mm），螺钉向首尾侧倾斜 8°～ 14° 并内聚 8°。第一枚螺钉先不拧紧，再置入与第一枚螺钉成对角方向的螺钉，然后以同样的方式逐个将所有螺钉置入。所有螺钉置入后，将螺钉逐个锁紧钉头沉入固定板中（图 8-6-9）。

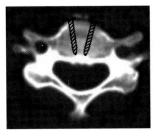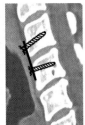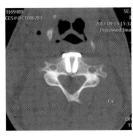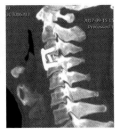

图 8-6-9 颈椎前路内固定

A. 椎体前方固定板及置入螺钉角度示意（固定板上下不能跨过正常椎间隙，螺钉向首尾侧倾斜 8°～ 14° 并内聚 8°）；B. 颈椎间盘摘除、椎间融合及固定病例横断位及矢状位 CT 片

四、颈椎后路（C3 ～ 6）侧块螺钉内固定

Magerl 技术，进针点位于侧块中心点内侧 2mm，进针方向向外倾斜 20 ～ 25°，向头侧倾斜 30°～ 40°，也可采用与关节突关节间隙平行的方法来定位向头侧倾斜角度。尖钻钻开进针点处骨皮质，2.5mm 钻头在导向器（限深为 14mm）导向下沿进针角度钻孔，然后逐次增加 2mm 直至钻穿前缘骨皮质，测深器确定钻穿前缘骨皮质并测量深度。采用 3.5mm 攻丝对近侧骨皮质攻丝，置入 3.5mm 多轴螺钉（图 8-6-10A）。

将模棒折弯，与局部脊柱前凸弧度相匹配，然后按照模棒的形状折弯器塑形钛棒。将预弯的钛棒放入多轴螺钉的钉尾沟槽中并用钉帽固定（可借助压棒器），谨慎加压（后凸角增加）或撑开（后凸角减小）。横向连接固定，以增加结构的稳定性。采用高速磨钻对手术间隙去骨皮质后植骨（图 8-6-10B）。

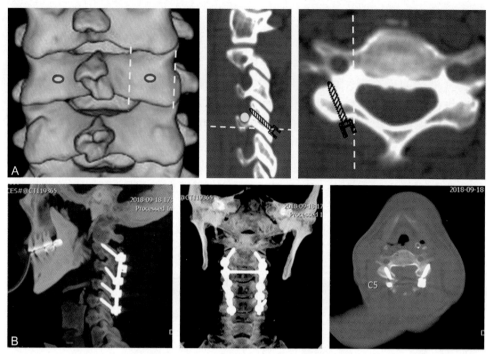

图 8-6-10　颈椎后路侧块螺钉内固定

A. 颈椎侧块螺钉置入进针点及进针方向示意（进针点如图红圈处位于侧块中心点内侧 2mm，进针方向向外倾斜 20°～25°，向头侧倾斜 30°～40°）；B. 颈椎后路 C2 椎弓根螺钉，C3～5 侧块螺钉固定病例 CT 片（螺钉置入位置理想，根据脊柱前凸弧度，塑形钛棒，横向连接固定）

五、颈胸交界区后路螺钉内固定

（一）C6 及其以上节段螺钉置入

侧块螺钉置入，Magerl 技术，前面已介绍。

椎弓根螺钉置入，进针点位于侧块中垂线，上一椎体下关节面下方 2mm，钉道方向与椎体上终板平行，根据椎弓根位置向内倾斜 25°～45°（建议打开部分椎板，神经根钩探清椎弓根内侧壁，确定进针角度，沿椎弓根方向进针）。3.5mm 攻丝后置入 3.5mm，长 20mm 的多轴螺钉。此方法损伤椎动脉的风险较高，术前应仔细阅读 CT（图 8-6-11）。

（二）C7 椎弓根螺钉置入

进针点位于侧块中垂线与中上 1/4 交界处，钉道方向与椎体上终板平行，根据椎弓根位置向内倾斜 15°～45°，3.5mm 攻丝后置入 3.5mm，长 25～30mm 的多轴螺钉（图 8-6-12）。

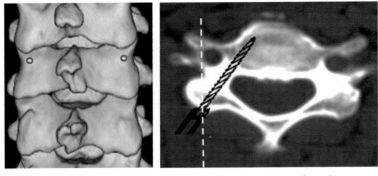

图 8-6-11　颈椎椎弓根螺钉置入进针点及进针方向示意

（进针点如图中红圈所示位于侧块中垂线，上一椎体下关节面下方 2mm，钉道方向与椎体上终板平行，根据椎弓根位置向内倾斜 25°～ 45°）

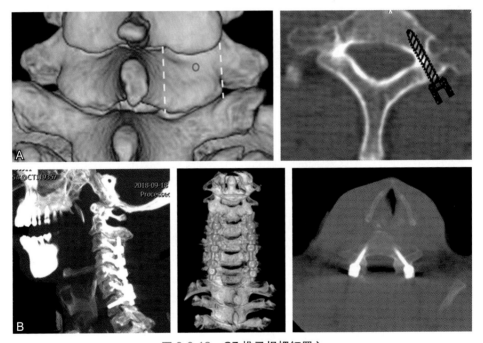

图 8-6-12　C7 椎弓根螺钉置入

A. 颈 7 椎弓根螺钉置入进钉点及进针方向示意（进针点如红圈处位于侧块中央垂直线与水平中上 1/4 交界处，进钉方向内倾 150°～ 450°，矢状位上与椎间隙平行（与局部颈椎曲线垂直）；B. 颈椎 3 ～ 7 后路固定病例，C7 椎弓根螺钉置入满意

（三）上胸椎（T1、2）椎弓根螺钉的置入

　　T1、2 进针点位于上关节突关节面的下方，横突上缘的水平线与经过上关节突中外 1/3 的垂直线的交点，钉道方向与椎体上终板平行，T1 向内倾斜 25°～ 30°，T2 向内倾斜 15°～ 20°，攻丝后置入直径 4 ～ 5mm，长 25 ～

35mm 螺钉（图 8-6-13）。

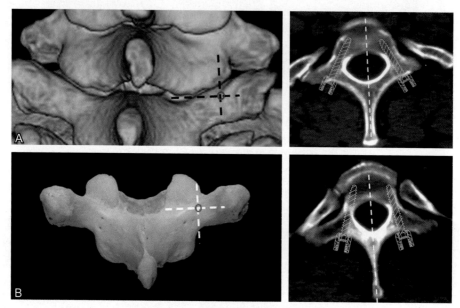

图 8-6-13   上胸椎椎弓根螺钉置入

A. T1 椎弓根置钉示意，进钉点位于横突上缘的水平线与经过上关节突中外 1/3 的垂直线的交点，进钉方向内倾 200°～250°，矢状位上与椎间隙平行（与局部颈椎曲线垂直）；B. T2、T1 椎弓根置钉示意，进钉点与 T1 基本相同：横突上缘的水平线或与经过上关节突中外 1/3 的垂直线的交点，T2 进钉方向：内倾 150°～200°，矢状位上与椎间隙平行（与局部颈椎曲线垂直）

　　如果单纯通过解剖定位的方式不能顺利置入椎弓根螺钉，可以通过切除部分椎板上外缘，神经根钩探清椎弓根内侧壁，确定进针角度，沿椎弓根方向进针。

（四）钛棒连接固定

　　根据局部解剖情况或希望复位后的矢状位曲线，对模棒折弯进行塑形。通过向相反的方向倾斜螺钉钉尾（将侧块螺钉的钉尾向外倾斜，C7 椎弓根螺钉钉尾向内倾斜），来达到侧块螺钉和 C7 椎弓根螺钉的匹配，并将预弯的钛棒放入多轴螺钉的钉尾沟槽中钉帽固定。

　　对于颈椎与上胸椎的钛棒连接，由于进针点不在一条直线上且螺钉直径不同，则需选择不同粗细的固定棒并使用连接转换器连接粗细不同的固定棒后固定（图 8-6-14）。

　　当固定棒安装完毕后，如有必要应对某些节段进行加压和（或）撑开。

六、胸椎（T3～12）椎弓根螺钉内固定

　　T3～11 进针点位于横突上缘与上关节突中外 1/3 垂线的交点，钉道方向

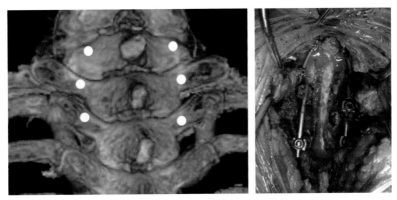

图 8-6-14　C6、C7、T1 进针点不在一条直线上，使用连接转换器连接粗细不同的固定棒后固定

在矢状位上垂直胸椎曲线，与椎体上终板平行，向内倾斜 5°～15°（从 T3 开始往下内倾角逐渐减小），攻丝后置入 4.5～5.5mm，长 30～45mm 的螺钉（螺钉的深度达到椎体前后径的 80% 为宜）（图 8-6-15）。

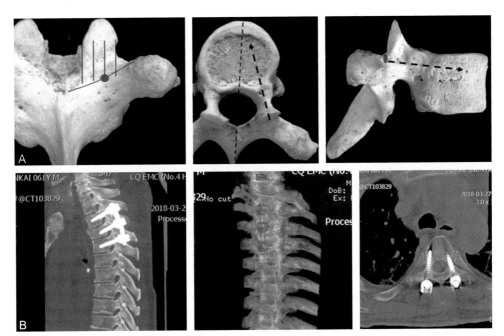

图 8-6-15　T2、T3、T4 椎弓螺钉内固定

A. 胸椎置钉进针点及进针方向示意，进钉点位于横突上缘与上关节突中外 1/3 垂线的交点，进钉方向在水平面内倾 5°～10°，在矢状面垂直胸椎曲度，与胸椎上终板平行；B.T3 骨折，行 T2、T3、T4 椎弓根螺钉内固定病例

T12 为胸椎、腰椎的过渡，其形态有所不同。上关节面与 T11 为前后关系，

而下关节面与 L1 为内外关系。横突远端进一步分为乳突和附突，进针点即在乳突和附突之间，矢状位上与 T12 椎体上终板平行，向内倾斜 0°～5°，攻丝后置入 5.5mm，长 40～45mm 的螺钉（图 8-6-16）。

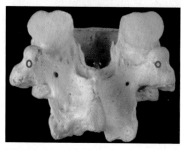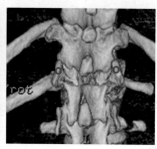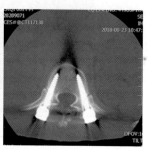

图 8-6-16　进针点在 T12 乳突和附突间，矢状位上与 T12 椎体上终板平行，向内倾斜 0°～5°

椎弓根钉道准备过程中，如果难以准确把握方向，可以试用球形探针探查钉道的方法。探针较软，加上其球形的前端，遇到较硬的骨皮质时可以自行调整方向至骨松质内（图 8-6-17）。

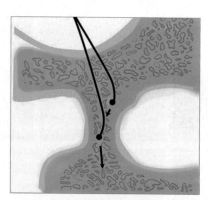

图 8-6-17　球形软探探路钉道示意

肋椎关节间置钉技术：胸椎椎弓根较细，可以选择肋椎关节间置钉更安全。进针点选择平关节突关节外缘的横突上缘，先入椎弓根，后从外侧出椎弓根，再从肋椎关节间穿骨皮质入椎体，钉道准备过程中注意骨皮质、骨松质间的变化，尤其由关节间再次进入椎体时，需先经过骨皮质，有时较为困难（图 8-6-18）。

中上胸椎椎弓根尺寸较小，形态差异较大，使用肋椎关节间置钉方法螺钉入角较大，长度较长，且螺钉穿过坚硬的皮层，可获得较高螺钉拔出强度，同时由于螺钉与椎管的距离增加，安全性也获得增加（图 8-6-18B）。

胸椎使用简单的椎板钩，可以保护神经结构不受损伤，配合额外的支撑螺钉技术可以更好的承受复杂的三维外力。

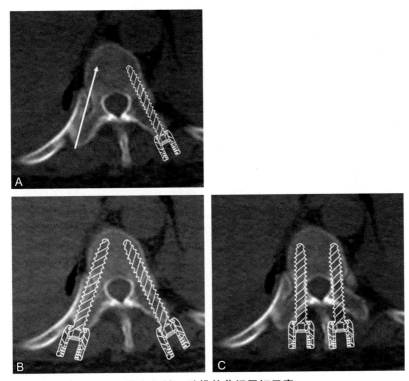

图 8-6-18　肋椎关节间置钉示意

A. 右侧椎弓根外侧箭头示针道路径，左侧椎弓根为置钉效果图；B 与 C 图相比，B 图肋椎关节间置钉螺钉入角较大，长度较长，且螺钉穿过坚硬的皮层，螺钉拔出强度增加，螺钉与椎管的距离也增加，安全性增加

七、腰骶椎椎弓根螺钉内固定

腰椎椎弓根进针点选择在附突与椎弓根峡部间的"人"字嵴顶点，也可以选在上关节突的根部（图 8-6-19A）。水平位上内倾 10°～15°，从 L1～5 内倾角逐渐增大。矢状位上与椎体上终板平行，与该阶段椎体的弧度垂直。攻丝后置入 6.5mm，长 40～45mm 的螺钉（图 8-6-19B、C）。

骶椎椎弓根螺钉进针点位于骶骨关节突下缘与外缘的交点，水平位上内倾 20°～30°，指向骶骨岬，矢状位上稍微上倾指向骶骨上终板前缘，攻丝后置入 6.5～7.5mm，长 30～40mm 的螺钉（图 8-6-20）。

髂骨螺钉进针点位于骶髂关节外侧 5mm，髂后上棘上，进针方向外倾 20°～40°，保持螺钉在髂翼的两层骨皮质之间，矢状位上指向髂前下棘，钉道位于髂骨切迹上方 1.5～2.5cm，髋关节上方。攻丝后置入 8mm，长 100～120mm 的螺钉（图 8-6-21）。

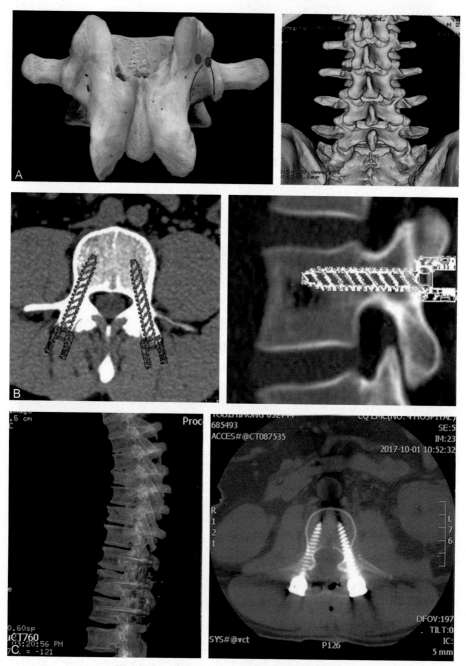

图 8-6-19　T12、L1、L2 椎弓根螺钉内固定

A.进针点选择在附突与椎弓根峡部间的"人"字嵴顶点，或者选在上关节突的根部，图中红点处；
B.进针方向示意，水平位上内倾 10°～15°，矢状位上与椎体上终板平行；C. L1 椎体骨折病例，
行 T12、L1、L2 椎弓根螺钉内固定

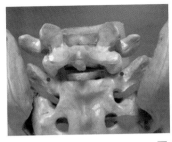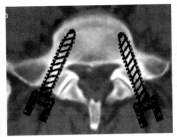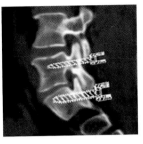

图 8-6-20　进针点及进针方向示意

图中红点为进针点，位于骶骨关节突下缘与外缘的交点，进针方向在水平位上内倾 20°～30°，指向骶骨岬，矢状位上稍微上倾指向骶骨上终板前缘

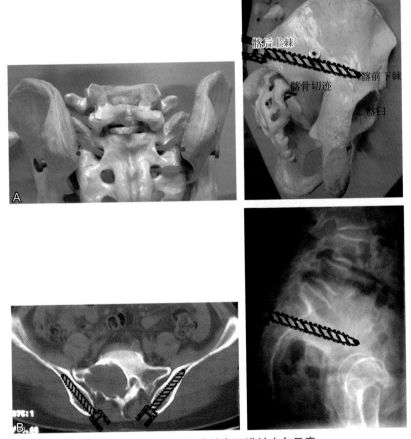

图 8-6-21　A、B 进针点及进针方向示意

进针点位于骶髂关节外侧 5mm，髂后上棘上，进针方向外倾 20°～40°，保持螺钉在髂翼的两层骨皮质之间，矢状位上指向髂前下棘，钉道位于髂骨切迹上方 1.5～2.5cm，髋关节上方

八、腰椎皮质骨椎弓根螺钉内固定（MIDLIF）

2009 年，Santoni 等报道了采用腰椎皮质骨轨迹置钉（Cortical Bone Trajectory，CBT）技术，进针点位于椎弓峡部，向近端偏外置入，为新型微创脊柱置钉技术，由于螺钉靠近骨皮质，把持力更强。日本埼玉县国防医学院的 Matsukawa 等进行了一项评估 CBT 螺钉置入的研究，表明 CBT 螺钉固定受操作技术（如头倾角度及椎板内螺钉长度）及患者本身（骨密度）等因素的影响，最佳置钉方法是进针点在椎弓根峡部下方 5 点（右侧）或 7 点（左侧）处，置钉轨迹内收 10°，尾倾 25°～30°，沿椎弓根下方边界置入（图 8-6-22）。

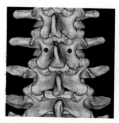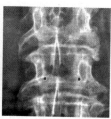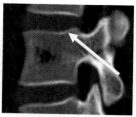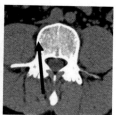

图 8-6-22　进针点（红点所示）位于上关节突中心的纵线与横突下缘下方 1mm 处横线的交点（峡部外侧边缘向内 3mm 和椎间孔上缘），左侧由 5 点向 11～12 点处置钉，右侧由 7 点向 12～1 点处置钉（内收 10°，尾倾 25°～30°）

（邓永兵）

参 考 文 献

菅凤增.简明脊柱内固定图谱 [M].北京：人民军医出版社，2014.

史建刚，袁文.脊柱外科手术解剖图谱 [M].上海：上海科学技术出版社，2015.

Max Aebi，Vincent Arlet，John K Webb// 陈仲强，袁文.AO 脊柱手册 - 原理与技巧（第一卷）[M].济南：山东科学技术出版社，2014.

Petr Suchomel，Ondrej Choutka// 夏虹，尹庆水.上颈椎颅脊交界区重建 [M].北京：北京大学医学出版社，2015.

Santoni BG，Hynes RA，Mcgilvray KC，et al.Cortical bone trajectory for lumbar pedicle screws[J].The Spine Journal, 2009, 9: 366-373.

第七节　脊柱侧弯矫形术

一、基本概念

脊柱侧弯（scoliosis）是复杂的、动态进展的矢状位和冠状位脊柱畸形。包括冠状位侧弯畸形及矢状位畸形（通常为后凸畸形）。未治疗的脊柱侧弯，

若 > 50°，胸弯每年进展 1°，胸腰弯每年进展 0.5°，腰弯每年进展 0.24°。脊柱侧弯治疗的首要目的是达到各个平面的平衡，缓解疼痛，阻止畸形进一步进展，次要目的是纠正侧弯畸形，改善患者外观。

脊柱侧弯分类分为非结构性侧弯和结构性侧弯。①非结构性脊柱侧弯：脊柱及其支撑组织无内在固有改变，侧方弯曲或牵引像上畸形可矫正，累及椎体未固定在旋转位。如姿势不正、腰腿疼痛、双下肢不等长、髋关节挛缩、炎症刺激及癔症等引起的脊柱侧弯。去除病因，脊柱侧弯可以得到纠正。②结构性脊柱侧弯：伴有旋转、结构固定的脊柱侧弯，侧弯不能通过平卧或侧方弯曲自行矫正或矫正但无非维持。根据病因分型：①特发性脊柱侧弯（idiopathic scoliosis），最常见，占总数的 75% ～ 85%，发病原因不明的脊柱侧弯。根据发病年龄不同，可分为婴儿型（0 ～ 3 岁）、幼儿型（4 ～ 9 岁）、青少年型（10 ～ 17 岁）、成人型（> 17 岁）。②先天性脊柱侧弯（congenital scoliosis），由于脊柱在胚胎时期出现椎体的分节不完全、一侧有骨桥或一侧椎体发育不完全或混合有上述两种因素，造成脊柱结构异常、生长不平衡，从而引起脊柱侧弯。③神经肌肉型脊柱侧弯（neuromuscular scoliosis），由于神经或肌肉方面的疾病导致肌力不平衡，特别是脊柱旁肌左右不对称所造成的侧弯。④神经纤维瘤病合并脊柱侧弯。⑤间充质病变合并脊柱侧弯，如马方综合征、E-D 综合征等，查体有韧带松弛、鸡胸、漏斗胸、蜘蛛手等表现。⑥骨软骨营养不良并发脊柱侧弯，如多种类型侏儒，脊柱骨骺发育不良。⑦代谢性疾病并发脊柱侧弯，黏多糖病，高胱氨酸尿症。⑧后天获得性脊柱侧弯，外伤、放疗、广泛椎板切除、感染、肿瘤等。

二、脊柱侧弯的评估

（一）病史、既往史

对于脊柱侧弯患者，详细了解病史十分重要。必须充分了解患者的一切健康状况，包括年龄、性成熟情况等。既往史包括患者的心、肺功能，以及其母亲妊娠情况、分娩过程中有无并发症。

（二）辅助检查

1. X 线检查　X 线检查对评估脊柱侧凸至关重要，可以了解脊柱侧弯的病因、类型、位置、范围和严重程度。标准的 X 线检查为脊柱正侧位全长片。通常通过 Cobb 法测量脊柱侧弯的角度（上端椎上终板的垂线与下端椎下终板的垂线的交角即为 Cobb 角，图 8-7-1）。

通过 Nash-Moe 法评价椎体旋转度将一侧椎体分为 3 份：0 度，双侧椎弓根对称；Ⅰ度，凸侧椎弓根移向中线，但未超过第一格，凹侧椎弓根变小；Ⅱ度，凸侧椎弓根移向第二格，凹侧椎弓根消失；Ⅲ度，凸侧椎弓根移向中央，凹侧椎弓根消失；Ⅳ度，凸侧椎弓根越过中线，靠近凹侧（图 8-7-2）。

生长潜力的判断：① Risser 征（图 8-7-3），将髂嵴骨骺分为 4 等份，骨化由髂前上棘向髂后上棘移动，骨骺移动 < 25% 为 Ⅰ 度，25% ~ 50% 为 Ⅱ度，51% ~ 75% 为Ⅲ度，76% ~ 100% 为Ⅳ度，髂嵴骨骺与髂骨融合为 Ⅴ 度。② 20 岁以下的患者还可以通过手腕部 X 线摄片了解骨龄。③椎体骺环，侧位 X 线片上骺环与椎体融合，说明脊柱停止生长，为骨骺成熟的表现。④髋臼 Y 形软骨（图 8-7-4），若髋臼 Y 形软骨闭合，说明脊柱生长接近停止（图 8-7-4）。

术前了解脊柱的柔韧性也十分重要，侧方弯曲像（Bending）、支点像（fulcrum）及悬吊牵引像都是了解脊柱柔韧性的 X 线检查。

2. CT 检查　CT 对于 X 线显示不清的部位（枕颈、经胸段）具有优势，同

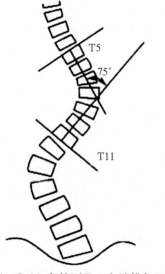

图 8-7-1　Cobb 角的测量：上端椎与下端椎终板垂线的夹角

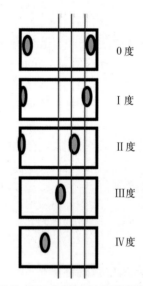

图 8-7-2　Nash-Moe 法评价椎体旋转度

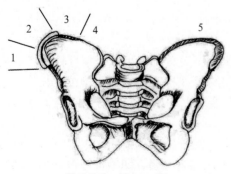

图 8-7-3　Risser 征

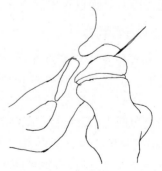

图 8-7-4　髋臼 Y 形软骨

时可以了解椎体、椎弓根、椎板等情况。

3. MRI　MRI 可以了解椎管内病变及脊髓的情况，对于查体发现神经功能缺陷的患者尤其重要。

4. 肺功能　脊柱侧凸患者肺总量和肺活量减少，残气量多正常。肺功能的下降与脊柱侧弯的严重程度相关。

5. 心脏超声　部分脊柱侧凸患者合并有心脏先天疾病。

6. 泌尿系超声　最常用的泌尿系统评估方法，先天性脊柱侧弯患者泌尿系统畸形的发病率为 25%～40%。

三、脊柱侧弯的治疗

脊柱侧弯的治疗目的为恢复平衡、矫正畸形、获得稳定。对于不同类型的脊柱侧弯其治疗原则和方法也不尽相同。下面将介绍青少年特发性脊柱侧弯的治疗。

（一）治疗原则

青少年特发性脊柱侧弯的治疗包括观察、保守治疗和手术治疗。治疗的策略依据侧弯的严重程度、骨骼成熟程度和侧弯进展程度决定。多数不进展的脊柱侧弯患者不需要治疗，而对于侧弯进展可能性大的患者，治疗是必需的。保守治疗的目的在于阻止侧弯进展，而手术治疗的目的在于纠正侧弯并维持矫形。

（二）保守治疗

支具治疗是保守治疗的主要方式，其目的是在骨骼成熟前，阻止侧弯进展。支具治疗适用于骨骼未成熟的青少年，其 Cobb 角在 25°～40°。其治疗效果与年龄、骨骼成熟度和 Cobb 角相关。

（三）手术治疗

手术治疗的目的是对脊柱进行三维矫形，再平衡躯干，改善外观，预防近期和远期的并发症。

1. 青少年特发性脊柱侧弯手术指征　侧弯度数 > 45°，存在矢状位失衡，外观异常。对于成年人，手术指征包括侧弯进展、疼痛和功能障碍且保守治疗不能改善。

2. 选择性融合是手术治疗的主要方式　根据脊柱全长相进行测量，依据 Lenke 分型进行选择性融合。融合尽量少的节段达到矫形目的，近端至中立椎，远端融合至最后一个柔韧性良好的椎间盘（侧方弯曲相见双侧弯曲均为楔形）。

3. 术前准备　肠道准备；备皮，青少年背部多有痤疮，需在术前使用络合碘涂抹（每日 3 次）；若女性患者临近月经期，需注意避开。

4. 麻醉、体位及电生理监测 全身麻醉，俯卧位；术中电生理监测；矫形后需麻醉医师配合术中唤醒，嘱患者肢体活动，判断患者脊髓功能。

5. 手术步骤（以 Lenke 1AN 为例说明，具体置钉技术见本部分第六节）

（1）显露需融合脊柱节段，两侧充分显露至进钉点。

（2）置入椎弓根螺钉：Lenke 1AN 可以选择性融合胸弯，确定以凹侧作为主矫形侧，置椎弓根螺钉，凸侧在上、下端椎及顶椎处置钉，透视确认椎弓根螺钉位置良好。

（3）根据患者需融合胸椎节段截取适当长度钛棒，根据患者胸弯及后凸将钛棒预弯成形。

（4）安装钛棒矫形

①对脊柱的矫形作用力

垂直负荷：即撑开力和加压力。撑开应力可以影响冠状位及矢状位成角，随着成角逐渐减小，撑开的力臂越来越小，纠正成角的效力越来越小。加压力也是垂直负荷的一种，减小纵向长度，同时也影响成角。撑开和加压力都会使脊柱越来越僵硬，这一特点限制了垂直负荷在冠状面和矢状面的矫形效果（图 8-7-5）。

横向负荷：横向负荷是直接由外向内、从后向前或从前向后作用于顶椎的力。

轴位旋转负荷：轴位去旋转负荷是最难施加的。内固定方式中，棘突固定提供去旋转力最低，横突固定提供去旋转力最高。因为椎弓根钉阻力臂较长，

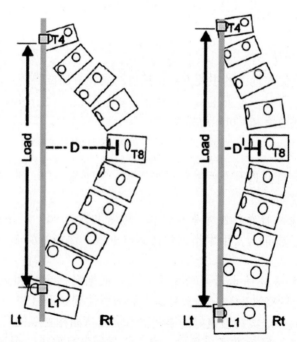

图 8-7-5 当角度减小时，撑开负荷通过一个逐渐变短的力臂发挥作用。垂直脊柱长度和椎管长度均增加

通常选择椎弓根钉作为力臂施加去旋转力。通过去旋转矫形，可以使脊柱序列更加接近中线平面（图 8-7-6）。

②上凹侧钛棒，通过转棒技术去旋转，使得脊柱序列更加接近中线平面同时获得顶椎的平移（图 8-7-7）。

③上凸侧钛棒，通过凹侧撑开、凸侧加压进一步矫形获得更好的脊柱平衡。

④电生理及术中唤醒确认患者脊髓功能良好。

⑤透视确认矫形效果满意后锁紧。

⑥用高速磨钻或骨刀将脊柱背面椎板部分骨皮质去除，做植骨床，利用自体棘突骨松质及同种异体骨或人工骨植骨。

⑦严格止血，用抗生素生理盐水反复冲洗后留置切口引流 1 根，逐层关闭切口。

6. 术中注意事项

（1）显露要充分，充分显露有利于置钉准确。

（2）综合使用多种矫形技术，每一种矫形技术提供的矫形作用力都是有限的，因此需要结合多种矫形技术达到最佳矫形效果。

（3）植骨，矫形后需要后方形成坚固的骨性融合才能维持矫形效果，因此需要仔细准备植骨床，充分植骨。

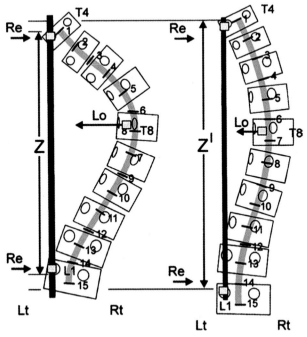

图 8-7-6　椎弓根钉旋转矫形

顶点平移载荷（Lo）作为三点弯曲，随着角度的减小，作用于一个逐渐变长的力臂 D 和 D1。当矫正负荷（Lo）施加于顶椎并在端椎处抵抗（Re）时，脊柱长度从末端到末端的增加是由于顶椎移位引起的，椎管几乎没有延长

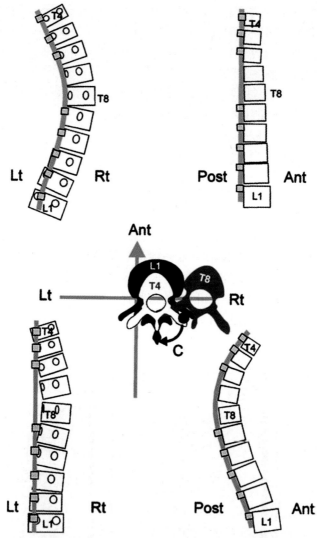

图 8-7-7　顶椎向后平移也可以通过预弯钛棒顺时针（c）方向旋转来完成。旋转按照侧弯角度预弯的棒使顶椎向内向后发生位移，也会同时改变端椎在矢状面的位置

　　7. 并发症

　　（1）感染：感染是脊柱手术最该关注的问题之一，一旦出现感染，往往影响预后，故而从术前就需谨慎，认真做好围术期处理，仔细观察，及时发现，尽早处理。术中尽可能小心操作。术后拔除引流管后再停用抗生素。若已经出现感染，则充分足量应用抗生素治疗，若无法治愈感染，则尽可能控制感染症状，待形成坚固的骨性融合后取出内固定并清创。

　　（2）脑脊液漏：置钉及截骨操作时应尽量避免损伤硬膜。若损伤硬膜出现脑脊液漏，要尽可能严密缝合，但往往因空间狭小无法缝合，此时可以取游离肌肉条或脂肪团块填塞漏口进行封堵。术后做腰段脊髓蛛网膜下腔持续引流1周。脑脊液漏与感染往往合并出现，需高度重视。

（3）切口裂开：发现后尽早缝合，术后1周内发生多提示切口深部感染和脓肿形成。

（4）术后神经功能恶化：可能为置钉偏差及矫形时损伤脊髓神经，需要结合术后CT及MRI综合判断。

（王　凯）

参 考 文 献

Buttermann GR, Glazer PA, Hu SS, et al. Anterior and posterior allografts in symptomatic thoracolumbar deformity[J]. Journal of spinal disorders, 2001, 14:54-66.

James JI. Idiopathic scoliosis; the prognosis, diagnosis, and operative indications related to curve patterns and the age at onset[J]. J Bone Joint Surg Br, 1954:36-49.

Kuntz Ct, Levin LS, Ondra SL, et al. Neutral upright sagittal spinal alignment from the occiput to the pelvis in asymptomatic adults:a review and resynthesis of the literature. Journal of neurosurgery[J]. Spine, 2007, 6:104-112.

Takahashi S, Delecrin J, Passuti N. Surgical treatment of idiopathic scoliosis in adults:an age-related analysis of outcome[J]. Spine, 2002, 27:1742-1748.

Weinstein SL, Ponseti IV. Curve progression in idiopathic scoliosis[J]. J Bone Joint Surg Am, 1983, 65:447-455.

第八节　经皮 / 肌肉间螺钉固定术

一、概述

微创手术在脊柱脊髓外科的应用日益广泛。尽管微创手术的手术时间相对更长，学习曲线相对更长，但相较于传统的开放手术，其对脊柱周围软组织创伤更小、术中出血更少、患者术后恢复更快、住院时间更短等优势。脊柱微创手术被越来越多的医师所推崇，其中最具有代表性的术式经皮螺钉固定术及肌肉间螺钉固定术。

二、手术适应证与禁忌证

（一）适应证

适合胸腰椎疾病后路固定。

1. 腰椎退变性疾病后路固定，配合显微镜 / 内镜下减压融合。

2. 腰椎、胸腰椎骨折需要内固定矫形支撑。

3. OLIF 术后行后路固定。

4. ALIF 术后融合失败需翻修术与后路固定。

5. 患侧 TLIF 融合，对侧经皮椎弓根钉内固定。

6. 骨质疏松性骨折或肿瘤病变导致椎体塌陷且不能承受开放手术，经皮椎弓根钉固定。

（二）禁忌证

1. 长节段的胸腰椎后路固定（相对禁忌证）。

2. 胸腰椎骨折椎管内明显脊髓压迫必须减压者，骨折脱位伴小关节绞锁者，陈旧性骨折。

3. 对于存在严重的胸腰椎后凸、侧弯畸形者。

4. 已行后路椎弓根钉固定术后需翻修术者。

三、麻醉

气管插管下全身麻醉。

四、手术步骤

（一）经皮内固定手术

1. **手术体位与切口定位**　以 L4、5 节段为例。气管插管全身麻醉后，俯卧，术前透视确认手术区域位于透视区中央。标准正位透视（棘突位于双侧椎弓根的中央且上终板呈一条直线、非椭圆形），确认单节段两椎体双侧椎弓根"卵圆形"轮廓影像，以其椎弓根影外缘连线与其横突中线连线的交汇点作为椎弓根钉的入钉点，并于体表皮肤标记，通常位于后正中旁开 3～4cm。

2. **穿刺椎弓根与置入导针**　消毒铺巾后切开标记处皮肤 1.0cm，用空芯套管穿刺针行椎弓根穿刺，标准正位透视下，确定入钉点（图 8-8-1）（横突中线与卵圆形椎弓根影外侧缘交点处）；取出套管针手柄，沿空芯穿刺针置入导针，再次行标准正位透视，确认其入钉点，侧位透视下，确认入钉点（椎弓根上部）与方向（与上终板平行）（图 8-8-1）。

置入套管后，取出穿刺针，用开口器和开路锥于透视下钻入椎弓根到达椎体后缘（图 8-8-2）（标准正位透视下见开路椎尖端位于椎弓根影中部，侧位透视下位于椎体后缘），方向与椎体上下终板平行；取出开路椎，将导针中位套管插入专用套管内，再插入导针（图 8-8-2）。

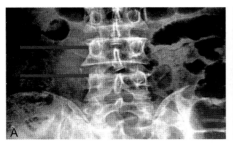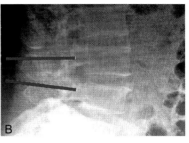

图 8-8-1　导针穿刺确认入钉点
A. 正位透视；B. 侧位透视，红线表示穿刺针位置

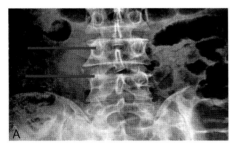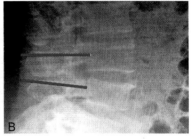

图 8-8-2　开路锥钻入椎弓根到达椎体后缘
A. 正位透视；B. 侧位透视，红线表示穿刺针位置

3. 扩张软组织建立椎弓根钉工作通道　将导针置入椎体中后 1/3 处，标准正位透视见导针尖端到达椎弓根卵圆形影内侧缘，侧位透视导针位于椎体中后 1/3 处（图 8-8-3）。小号、中号、大号扩张管通过导针依次置入，逐级递增扩张，移除小号、中号扩张套管，保留大号扩张管作为椎弓根钉工作通道。使用空芯攻丝，移除大号扩张管道，保留导针。同法依次建立其他几个椎弓根钉工作通道（图 8-8-3）。

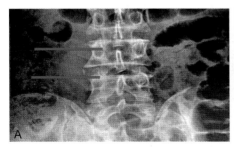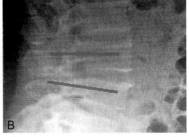

图 8-8-3　导针置入椎体中后 1/3 处
A. 正位透视；B. 侧位透视，红线表示穿刺针位置

4. 置入螺钉　将螺钉延长杆与椎弓根钉连接，螺钉延长杆包括内外 2 个套管，内套管为螺塞套管，外套管为螺帽套管。内套管与螺塞装配好插入外套管

内，注意其套管尾端表面的黑线应外露于外套管外。连接好螺帽于外套管，沿导针将螺钉拧入，经椎弓根进入椎体内，透视确认位置。依次将其他螺钉拧入，再次透视确认位置。

5. **安装穿棒器与置棒** 充分对齐螺钉延长杆的尾端平面，穿棒工具与螺钉延长杆连接，将棒尖于穿棒器顶端用于戳破置棒皮肤入路切口，经皮下筋膜、肌肉形成一弧形通道至最近螺钉使其通过各个螺钉尾螺帽开口槽内。所有减压融合操作结束后，最终锁紧螺帽，扭转扳手将其折断同时将螺钉延长杆外套与螺帽松开；折断部分留在螺塞套管内一并取出，取出工作通道，缝合皮下皮肤。

（二）经肌间隙入路内固定手术

1. **体表切口定位** 以 L4、5 双侧肌间隙为例。确认椎弓根体表标记方法同经皮内固定技术。沿着同侧上下极外侧缘连线做皮肤切口，并向两侧各延长 0.3～0.5cm。

2. **辨认肌肉间隙** 仔细确认多裂肌与最长肌间隙，用手指钝性上下分离，直接到达横突，沿着横突向内侧到达根部，并可向内触及上关节突外侧。

3. **置钉** 于上关节突下缘的"人"字嵴顶点作为入钉点，在透视下确认置钉，方法同经皮内固定技术。

4. **安装连接棒和锁帽** 减压融合后，直视下安装适宜长度和弧度的连接棒，锁紧螺帽。缝合筋膜、皮下、皮肤组织。

五、手术要点

1. 标准的正位、侧位透视片。
2. 准确无误的椎弓根体表投影。
3. 经皮内固定时穿刺导丝和空心针要同一位置，避免导丝滑脱移位。
4. 经皮/肌间隙内固定的外展和内收、头倾和尾倾的角度根据不同椎体椎弓根的特点配合正位、侧位 X 线纠正。
5. 经肌间隙入路注意保护上位的关节突关节/关节囊。

六、经皮/肌间隙螺钉置入术术后手术并发症

1. 神经损伤：置钉方向或入钉位置不准确、椎弓根爆裂等均可引起。
2. 硬脊膜囊撕裂、脑脊液漏。
3. 大出血：置钉过程中由于钉道偏离椎弓根而损伤大血管（主动脉、腔静脉及其主要分支）。
4. 感染：如切口深部感染，椎间隙、椎旁、腰大肌脓肿等。
5. 钉棒断裂。
6. 其他：如切口愈合不良等。

七、预后

经皮 / 肌间置钉技术相对于传统的开发手术，固定效果相当；但其术中出血更少，对脊柱周围的软组织损伤更小。尤其是避免了椎旁肌肉的广泛剥离，保护了多裂肌的神经支配，更好的保护了脊柱的稳定性，术后患者的腰背疼痛发生率较低，是一种更微创、实用的手术方式。

八、典型病例——经肌间隙入路内固定技术

患者，男性，16 岁，以"高处坠落致腰背痛 2h"为主诉入院。病例特点：患者于入院前 2h 不慎从 3m 高处坠落，腰背部着地，当即感腰背部疼痛，活动受限，无肢体麻木、无四活动受限，无大小便失禁等。

急诊行腰椎 CT 提示（图 8-8-4）：L1 椎体爆裂性骨折，遂入院。入院查体：神志清楚，脊柱生理弯曲存在，腰椎活动受限，L1 水平压痛明显，双侧肢体肌力、肌张力正常，深浅感觉及痛温觉未见明显异常，直腿抬高试验、加强试验、股神经牵拉试验、4 字试验阴性。双下肢无水肿，双侧巴氏征未引出（图 8-8-4）。

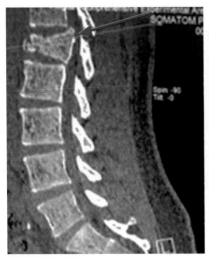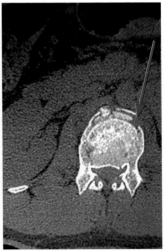

图 8-8-4　腰椎 CT（箭头示骨折位置）

辅助检查：① CT 腰椎平扫（三维成像），L1 椎体爆裂性骨折伴双侧椎板、左侧横突骨折；L1/2 椎间盘突出伴双侧隐窝狭窄、椎管获得性狭窄；L1 椎管内密度稍高，脊髓损伤待排。② X 线示（图 8-8-5），L1 爆裂性骨折。③ MRI 腰椎平扫（图 8-8-6），L1 椎体爆裂性骨折伴双侧椎板、左侧横突骨折（图 8-8-5、图 8-8-6）

初步诊断：L1 椎体爆裂性骨折伴双侧椎板、左侧横突骨折；L1/2 椎间盘

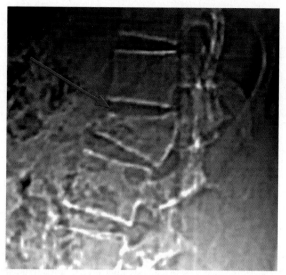

图 8-8-5　腰椎侧位 X 线（箭头示骨折处）

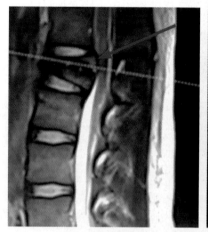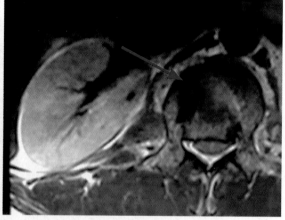

图 8-8-6　腰椎 MRI 平扫（箭头示骨折处）

突出伴双侧隐窝狭窄。

　　患者全身麻醉后，取俯卧位。术前 X 线机定位引导进钉点，术野常规消毒铺巾，以 L1 椎体为中心做椎旁切口，先做左侧椎旁纵行切口长约 8cm，逐层切开皮肤、皮下组织及深筋膜，显微镜下沿 Wiltse 间隙钝性分离椎旁肌肉，显露左 T12～L2 上关节突外侧横突中点线，保护关节突关节，应用脊柱内固定复位钉 3 枚在术中 X 线机引导下分别自 T12、L1、L2 椎弓根打入，到达 T12、L1、L2 椎体，再做同水平右例椎旁等长纵行切口，同法在 T12、L1、L2 椎弓根置入复位钉 3 枚，操作步骤同左侧。应用脊柱内固定连接棒 2 根及螺母结合螺钉，行复位后内固定，术中 X 线透视（图 8-8-7）T12、L1、L2 椎体后缘复位、内固定位置满意。手术过程顺利。术后患者腰痛症状明显缓解，四肢肌力感觉、二便功能正常（图 8-8-7）。

术后 1 个月复查 X 线片示，T12、L1、L2 椎体后缘复位、内固定位置满意（图 8-8-8）。

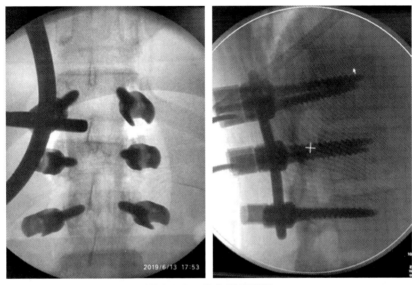

图 8-8-7　术中 X 线透视

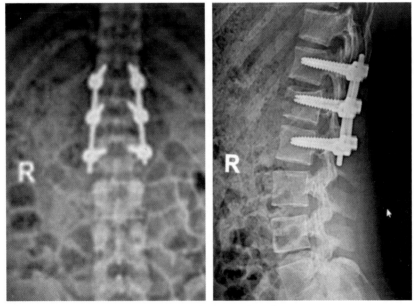

图 8-8-8　术后正侧位 X 线

（陈春美）

参 考 文 献

陈春美，张伟强，蔡刚峰，等 . 双侧椎旁 Wiltse 间隙入路治疗腰椎滑脱 13 例 [J]. 中华神经外科杂志，2014, 30(11):1136-1140.

戎利民，董健文 . 微创脊柱外科手术与图谱 [M]. 广州广东科技出版社，2011.

Aebi M, Arlet V, Webb JK . AO 脊柱手册 [M]. 济南山东科学技术出版社，2010.

Backer D, Antoine. Handbook of neurosurgery, 8th edition[J]. Acta Chirurgica Belgica, 2016:1.

Herkowitz HN, Garfin SR, Eismont FJ, et al. Rothman-Simeone The Spine E-Book:Expert Consult[M]. Elsevier Health Sciences, 2011.

第九节　后路椎体间融合术和经椎间孔
入路椎体间融合术

一、概述

　　腰椎退行性疾病中，特别是椎间失稳、严重疼痛和（或）神经组织受压等，行单节段或多节段椎间关节融合术是有效的治疗方法。椎间融合器置入及联合钉棒系统支撑，可促进前、中柱椎间融合。后路椎体间融合术（posterior lumbar interbody fusion，PLIF）可双侧放置椎间融合器，对小关节的破坏小。经椎间孔入路椎体间融合术（Transforaminal lumbar interbody fusion，TLIF）需行单侧或双侧小关节切除，这样可为入路椎间隙提供较大的空间，对神经组织牵拉程度较 PLIF 明显减小，并且椎间隙可放置单侧或双侧体积较大的融合器。

二、手术适应证与禁忌证

（一）适应证

　　Ⅰ度或Ⅱ度腰椎滑脱、行术后邻椎节段退变或假关节形成的手术翻修、椎间盘退变引起的椎间盘源性疼痛、椎间盘突出复发导致背部疼痛及下肢放射痛再次出现、腰椎畸形、矢状位或冠状位失衡、椎间高度丢失出现神经根孔狭窄等。

（二）禁忌证

　　目前文献报道的多为严重骨质疏松、双侧硬膜周围纤维化及由于间盘退变导致椎体间骨质增生而致椎间隙消失等。

三、麻醉

全身麻醉。

四、手术步骤

(一) TLIF 手术 (L4、5 为例，图 8-9-1 ~ 图 8-9-5)

1. 显露椎间隙

(1) X 线准确定位手术节段，范围包括其上下节段水平的棘突和椎板。确认后，行正中切口或旁切口，保留对侧椎旁肌肉完整。切开过程中，要避免损伤上一节段水平的关节囊。如果硬膜囊背侧受压需行椎板减压，可行头侧水平 (L4) 椎板部分或完整切除。

(2) 在有症状侧行内侧小关节 (L4 下关节突关节) 完全切除。如果双侧均有症状，可行两侧内关节切除。用高速磨钻或骨凿完全横断 L4 峡部。过程中要使用钝性器械保护硬膜囊和神经根。

(3) 关节囊面和黄韧带可用单极电凝或刮匙剥离。咬骨钳咬除内侧小关节，咬碎植骨备用。L4 神经根出口根在头侧水平 (L4) 节段椎弓根的下方，辨认后，接着使用咬骨钳扩大神经根孔。然后，尾侧水平节段 (L5) 的上关节突关节 (外侧关节) 可去除，直到尾侧水平 (L5) 节段椎弓根的上方显露，达到"椎弓根对椎弓根"显露。

(4) 高速磨钻磨除骨赘，使进入椎间隙水平的通道最佳化，可减少在融合器放置过程中对神经根的牵拉。骨结构显露不佳也可能导致放置的融合器大小不合适。

2. 椎间盘切除

(1) 用尖刀切开纤维环，刮匙和髓核钳去除髓核组织和软骨终板，显露至椎体骨性终板。要注意保护好骨性终板，以预防术后融合器沉降。

(2) 为了达到椎间融合器最佳的融合水平，彻底的椎间盘切除是非常重要的。椎间隙备以填充颗粒骨。

3. 椎间融合器置入

(1) 选择合适大小的椎间融合器，用自体骨或其他可融合材料填充后，小心置入椎体间隙。放置过程中，用神经根拉钩牵拉保护神经。

(2) 融合器大小不能突出超过邻近椎体水平背面。X 线透视确认融合器位置和深度。

(3) 如果椎间高度丢失明显，在椎间融合器放置前，可行椎弓根钉置入，撑开器辅助增大椎间隙水平。

4. 椎弓根钉置入

(1) 椎弓根进钉点：可选在副突与椎弓根峡部之间形成的"人"字嵴的顶点，也可选在上关节突的根部。进钉方向：在水平位上应该向中线倾斜 10° ~

15°，从 L1 ～ 5 内倾角逐步增大。椎弓根螺钉长度一般为 40 ～ 50mm 或达椎体的 4/5 深度，直径 6.5mm。钉道在矢状平面内应该平行于上终板，与该节段椎体的弧度垂直。

（2）生成诱导成分的异体骨放置在双侧磨出的骨槽中以促进骨融合。防止骨碎片掉入到椎板切除后缺损处。

（3）椎弓根置入满意后，将钉棒折成前凸状放置，拧紧钉帽并加压。以恢复腰椎生理前凸，增加融合器轴向压力避免其移位或脱出，维持腰椎间高度，促进骨融合。

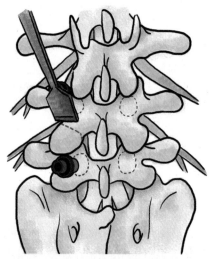

图 8-9-1　TLIF 切除一侧下关节突（1）

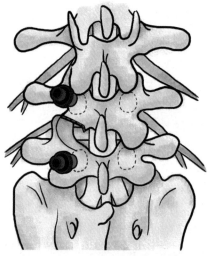

图 8-9-2　TLIF 切除一侧下关节突（2）

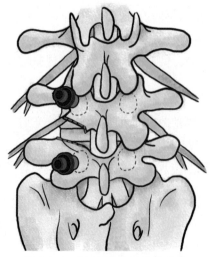

图 8-9-3　TLIF 切除一侧上节突

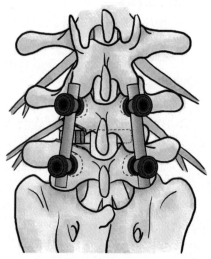

图 8-9-4　TLIF 一侧关节突切除后，显露并切除椎间盘，钉棒固定融合

5. **切口缝合** 根据术中情况，放置引流管；用可吸收线分层缝合腰背肌肉及皮下组织、皮钉或尼龙丝线关闭切口。

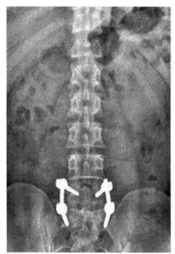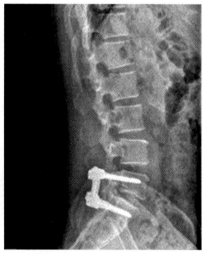

图 8-9-5　TLIF 术后椎间融合好

（二）PLIF（图 8-9-6 ～图 8-9-10）

1. PLIF 和 TLIF 在显露、椎间盘切除及切口关闭方面类似。关键不同点是进入椎间隙的方向更靠中间，小关节完整保留或部分去除小关节。牵拉神经结构比 TLIF 更显著。

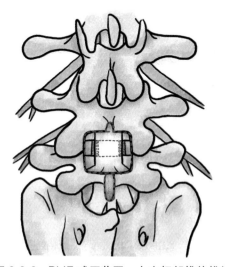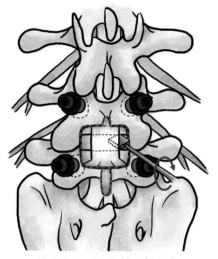

图 8-9-6　PLIF 减压范围：上方相邻椎体椎板下 1/3 部分咬除，关节突关节内侧 1/2 切除，包括将重叠的下关节突和椎板边缘外侧部分　　图 8-9-7　PLIF 处理椎间盘

2. 常规切除椎板，可使用磨钻或咬骨钳操作，然后去除黄韧带显露硬膜囊。咬骨钳扩大双侧神经根孔，确保神经根足够减压，但神经根走行更远端显露较 TLIF 差。

3. 硬膜囊牵开，显露其下方的椎间盘。

4. 椎间盘切除，融合器放置，椎弓根钉置入和 TLIF 类似。椎间隙操作过程中，要避免神经结构的过度牵拉。

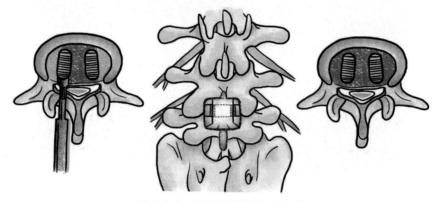

图 8-9-8　PLIF 双侧置入融合器

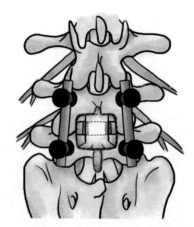

图 8-9-9　PLIF 椎弓根钉棒置入固定融合器

五、手术要点

1. PLIF 更适用于 L5 ～ S1 节段，因为椎管直径较宽，可减少神经组织牵拉。

2. PLIF 不适用于上腰椎的手术（圆锥末端到 L2 水平）。

3. TLIF 由外侧向中间入路，这可减少神经根牵拉或避免牵拉。

4. 磨除峡部时用钝性器械保护神经孔，这样可避免损伤椎弓根及神经根出

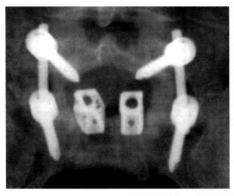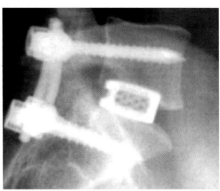

图 8-9-10 PLIF 手术双侧融合器放置

口神经根。

5. 对于有明显骨质疏松的患者，在行椎弓根钉撑开时要小心谨慎，避免椎弓根发生骨折。

六、手术并发症

1. 硬膜囊损伤的发生率可高达 17%，常发生在硬膜囊及神经根出口根显露过程中。

2. 神经根损伤常继发在牵拉时，发生率可高达 13%，继发神经放射痛，多为一过性。

3. TLIF 与 PLIF 比较，前者出血少，手术时间短，硬膜囊和神经根损伤发生率低。

4. 血管损伤常在椎间盘切除过程中，前纵韧带缺损处进入，需紧急闭合切口，必要时行开腹手术或血管介入治疗修补血管缺损。

七、预后

75% ～ 90% 的患者术后下腰痛和（或）下肢放射痛得到有效改善。研究提示椎间融合率可达到 90% 及以上。建议早期活动；如果术后 1d 不能活动，可使用预防下肢静脉血栓药物；术后镇痛药物泵入，患者根据自身情况自行控制，尽早过渡到口服给药；24h 引流液 < 100ml 可拔除；牵拉引起相关神经根症状，可短期使用激素治疗，有利于促进恢复。

（吴 浩）

参 考 文 献

吴浩, 王曲, 菅凤增, 等. 微创经椎间孔腰椎间融合术联合经皮螺钉内固定融合术治疗退行性腰椎滑脱 [J]. 中国现代神经疾病杂志, 2016: 123-129.

吴浩，王曲，菅凤增，等. 微创经椎间孔腰椎间融合术联合经皮椎弓根螺钉内固定长节段融合术治疗退行性腰椎侧弯 [J]. 中国现代神经疾病杂志，2016, 16:197-203.

Cole CD, McCall TD, Schmidt MH, et al. Comparison of low back fusion techniques: transforaminal lumbar interbody fusion (TLIF)or posterior lumbar interbody fusion (PLIF) approaches[J]. Curr Rev Musculoskelet Med, 2009, 2(2):118-126.

Kunder SL, Kuijk SMJ, Rijkers K, et al. Transforaminal lumbar interbody fusion (TLIF)versus posterior lumbar interbody fusion (PLIF)in lumbar spondylolisthesis:a systematic review and meta-analysis[J]. Spine J, 2017, 17(11):1712-1721.

Mehdian H, Kothari M PLIF and modified TLIF using the PLIF approach[J]. Eur Spine J, 2017, 26(S3):420-422.

Mobbs RJ, Phan K, Malham G, et al. Lumbar interbody fusion:techniques, indications and comparison of interbody fusion options including PLIF, TLIF, MI-TLIF, OLIF/ATP, LLIF and ALIF J Spine Surg, 2015, 1(1):2-18.

Putzier M1, Hartwig T1, Hoff EK, et al. Minimally invasive TLIF leads to increased muscle sparing of the multifidus muscle but not the longissimus muscle compared with conventional PLIF-a prospective randomized clinical trial[J]. Spine J, 2016, 16(7):811-819.

Teng I, Han J, Phan K, et al. A meta-analysis comparing ALIF, PLIF, TLIF and LLIF J Clin Neurosci, 2017, 44:11-17.

第十节　斜外侧椎间融合术和极外侧入路腰椎椎间融合术

一、概述

2006 年，Ozgur 等首次提出极外侧入路腰椎椎间融合术（extreme lateral interbody fusion，XLIF）概念，经腰大肌建立工作通道，处理椎间盘；或称其为直接侧方椎间融合术（direct lateral interbody fusion，DLIF）。1997 年，Mayer 等首次介绍在腹膜后经腰大肌前缘与腹部血管鞘之间进行手术操作，以降低直接经腰大肌而继发的腰丛神经损伤；2012 年，Silvestre 等再次系统报道该项技术，并命名为斜外侧椎间融合术（Oblique lumbar interbody fusion，OLIF）。传统前路椎间融合手术（nterior lumbar interbody fusion，ALIFA）存在大血管与内脏损伤、男性逆行射精等风险；后路椎间融合手术（PLIF and TLIF）则需广泛剥离肌肉和韧带，造成椎间关节与后方韧带等结构破坏，术后易致椎旁肌肉缺血、挛缩、失神经化、硬膜外瘢痕粘连和继发腰椎失稳，增加腰椎手术失败综合征发生的风险，常降低甚至完全抵消融合手术的疗效。在多节段腰椎退变性疾病中，XLIF 或 OLIF 特殊的"滑动手术窗"技术，可在侧腹壁小切口下完成多个节段的融合及矫形手术。

二、手术适应证与禁忌证

（一）适应证

术后邻近椎体节段退变、腰椎退行性变引起的下腰部轴性疼痛、轻中度的腰椎管狭窄、Ⅰ度或Ⅱ度椎体滑脱、椎间孔狭窄（间接减压）、完全椎间盘置换、胸腰联合处椎体爆裂骨折或肿瘤、行椎体次全切除、成人脊柱畸形（特别是前柱松解）、以矫正腰椎前凸及矢状面躯干偏移（sagittal vertical axis，SVA）。

（二）禁忌证

严重的骨质疏松、既往有腹部手术病史、腰椎滑脱（Ⅲ度和Ⅳ度）、椎管狭窄显著需行直接减压术、小关节及椎间隙已发生骨性融合等。

三、麻醉

全身麻醉。

四、手术步骤

（一）斜外侧椎间融合术（OLIF）

OLIF 是 X/DLIF 的衍变，是目前脊柱外科领域开展的一项新技术。从前侧方斜行在腹膜后经腰大肌与腹部大血管鞘之间的自然间隙建立直视椎间隙的工作通道，完成前中柱的椎间融合，恢复椎间隙及椎间孔的高度，间接减压狭窄的椎管或神经根管。不同点主要有：①不是经腰大肌肌纤维之间的正侧方入路，而是前侧方斜行，在腰大肌前内侧壁和腹部大血管鞘左侧壁的自然间隙入路（图 8-10-1），减少腰骶丛神经及腰大肌的损伤风险。②术前需要仔细阅读腰椎 MRI、CT 及腹部 CTA，评估腰大肌与腹腔大血管之间的间隙及周围组织脏器毗邻情况。对于部分患者因主动脉高分叉或腰大肌发达而导致的该间隙狭窄＜1cm 要慎用 OLIF。③手术切口一般取目标椎间隙前方 4cm，肌纤维切开顺序同 X/DLIF。若需行多节段手术，可利用"滑动手术窗"技术，沿原切口上下滑动重置工作通道，可处理 3、4 个节段。

1. **手术体位**　患者通常 90°侧位，放置在可透视及折叠的手术床上，折刀位，髂嵴位于最高点；通常左侧入路，除非是髂嵴高于手术节段或左腹部曾行手术治疗。

手术床弯曲，使髂嵴和肋骨之间的距离增大，以更好的进入相应节段椎间隙（特别是 L4、5 水平辨别髂嵴，L3 以上水平辨别清楚肋骨）；X 线准确定位手术节段椎间盘及椎体前后缘。对于多节段入路，一个纵行切口包括每个椎间盘节段，利用"滑动手术窗"，可进行操作（图 8-10-2）。

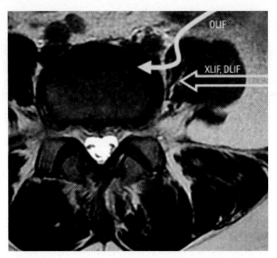

图 8-10-1　OLIF 与 XLIF，DLIF 不同入路示意

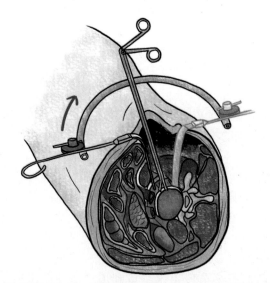

图 8-10-2　OLIF 手术入路，腰大肌前入路；O/XLIF 常用固定器械，侧卧位

2. 进入腹膜后间隙（图 8-10-3）　钝性分离腹外斜肌、腹内斜肌、腹横肌；出现亮黄色脂肪及失去肌肉组织阻力，即进入腹膜后间隙；可用手指探查和分离腹膜后和腰大肌之间的间隙。

3. 椎间盘处理及椎间融合　尖刀切开纤维环，采用髓核钳、不同型号的铰刀及终板刮匙清理椎间盘软组织，直至切开对侧纤维环。选择合适大小的椎间融合器，填塞自体骨或含有骨生成诱导成分的异体骨，X 线下透视放置至良好位置。放置融合器时要注意先斜行进入，然后旋转将其垂直植入椎间隙（图 8-10-4），避免损伤对侧腰骶丛神经；再次透视确认融合器位置，避免损伤对侧神经根或压迫后方硬囊。

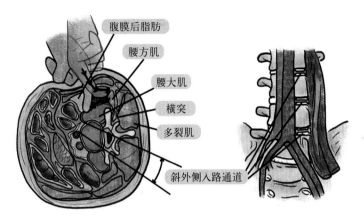

　　腹膜后脂肪
　　腰方肌
　　腰大肌
　　横突
　　多裂肌
　　斜外侧入路通道

图 8-10-3　轴位及冠状位显示 OLIF 手术入路通道

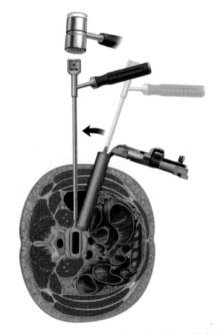

图 8-10-4　调整通道方向以准确放置融合器

　　可再改体位至俯卧位，行后路椎弓根钉内固定术。或单纯 Stand-alone 椎间融合术，不再行后路固定。

　　若需行前路松解（anterior column release MIS-ACR），椎间盘处理后需要再做处理：用带曲度的牵开器放置在前纵韧带和大血管及腰丛神经之间，以避免血管和神经损伤；尖刀切开前纵韧带；将自带角度的融合器（20°或30°）放置在椎间隙。

　　在牵开状态下缓慢取出牵开器，以便观察腰大肌有无出血。一般不放置引流。间断非连续分层缝合腹横肌、腹内斜肌、腹外斜肌，皮下组织，缝合皮肤。

　　（二）极外侧入路腰椎椎间融合术（X/DLIF）手术

　　和 OLIF 不同的是，X/DLIF 入路需要分离及牵拉腰大肌（图 8-10-5、图8-10-6）。

　　1. 牵开器通道放置需要在电生理监测下进行；这对于用手辅助牵开器放置到椎间盘很重要，避免进入腹膜腔。

　　2. 侧位 X 线辅助牵开器通道，钝性分离腰大肌肌纤维后，确定放置在间盘2、3区位置。克氏针放置到定位椎间盘并固定，安放套筒，直径由小到大，全程在电生理监测下进行。拔除克氏针，撑开牵片，显露椎间盘。

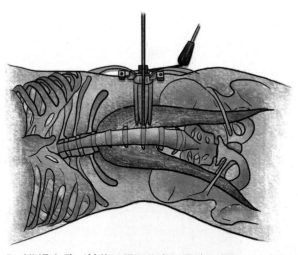

图 8-10-5　XLIF 入路（轴位）需要分离及通过腰大肌，到达责任椎间盘

五、手术要点

　　1. 手术开始前标准的前后位及侧位 X 线透视非常重要；最好是认真仔细的摆放患者体位，而不是通过调整 C 臂机来实现。

　　2. 摆放体位时同侧大腿屈曲降低腰大肌紧张度，术中减少腰丛神经的牵拉压力及时间。

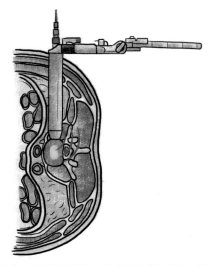

图 8-10-6　XLIF（前后位示意）入路通过腰大肌到达责任椎间盘

3. 可用手指钝性分离腹膜后间隙，引导牵开器放置并牵开，防止腹膜损伤。

4. 术中电生理监测，减低神经根撕裂或牵扯伤。

5. 做 MIS-ACR 手术需要术者熟练精通侧方手术方法。切开前纵韧带过程中要仔细辨别大血管防止损伤。

六、手术并发症

1. 屈髋乏力：有自限性，和腰大肌牵拉损伤有关。

2. 大腿麻木：绝大多数行保守治疗，3 个月随访时多可恢复。

3. 股神经损伤会出现股四头肌无力。

4. 对侧股神经损伤，生殖股神经痛，腹部脏器损伤，大血管损伤，肾脏 - 输尿管损伤，融合器沉降，前纵韧带破损，同侧或对侧腰大肌 / 腹膜后血肿，腹壁麻痹，横纹肌溶解，逆行性射精等。

七、预后

椎间融合率在 91% ～ 100%；术后 ODI 及 VAS 评分较术前明显改善；腰椎畸形患者矢状位及冠状位失衡可得到较好改善（图 8-10-7）。对于单节段手术患者，术后早期活动，可以不必佩戴护具；告知患者术后早期会在手术同侧出现屈髋乏力，使其有心理预期；单节段手术患者术后 1d 可安排手术；术后预防性使用抗生素 24h；若出现下肢肌力较术前下降 > 2 级及以上，行 CT 或 MRI 排除腰大肌血肿等发生。

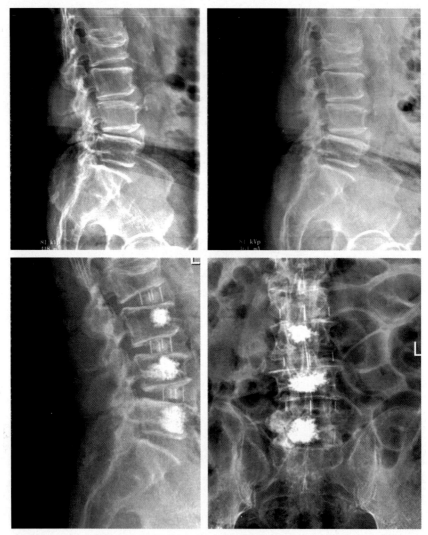

图 8-10-7　侧方入路手术前后对照，腰椎前凸和椎间高度得到较好恢复

（吴　浩）

参 考 文 献

钟华璋，田大胜，周云，等．斜外侧椎间融合技术的研究进展 [J]．中华骨科杂志，2018, 38:46-52.

Flouzat-Lachaniette C, Delblond W, Poignard A, et al. Analysis of intraoperative difficulties and management of operative complications in revision anterior exposure of the lumbar spine:a report of 25 consecutive cases[J]. Eur Spine J, 2013, 22:766-774.

Isaacs RE, Hyde J, Goodrich JA, et al. A prospective, nonrandomized, multicenter evaluation of extreme lateral interbody fusion for the treatment of adult degenerative scoliosis:perioperative outcomesand complications[J]. Spine (Phila Pa 1976), 2010, 35:322-330.

Kai W, Can Z, Hao W, et al. The Anatomic Characteristics of the Retroperitoneal Oblique Corridor to the L1-S1 Intervertebral Disc Spaces[J]. Spine, 2019, 1.

Mobbs RJ, Phan K, Malham G, et al. Lumbar interbody fusion:techniques, indications and comparison of interbody fusion options including PLIF, TLIF, MI-TLIF, OLIF/ATP, LLIF and ALIF[J]. J Spine Surg, 2015, 1:2-18.

Silvestre C, Mac-Thiong J, Hilmi R, et al. Complications and Morbidities of Mini-open Anterior Retroperitoneal Lumbar Interbody Fusion:Oblique Lumbar Interbody Fusion in 179 Patients[J]. Asian Spine Journal, 2012, 6:89-97.

Teng I, Han J, Phan K, et al. A meta-analysis comparing ALIF, PLIF, TLIF and LLIF[J]. J Clin Neurosci, 2017, 44:11-17.

Walker CT, Farber SH, Cole TS, et al. Complications for minimally invasive lateral interbody arthrodesis:a systematic review and meta-analysis comparing prepsoas and transpsoas approaches. Journal of Neurosurgery[J]. Spine, 2019, 30:446-460.

Walker CT, Farber SH, Cole TS, et al. Complications for minimally invasive lateral interbody arthrodesis:a systematic review and meta-analysis comparing prepsoas and transpsoas approaches[J]. Journal of Neurosurgery:Spine, 2019, 30:446-460.

Zhang C, Wang K, Jian F, et al. Efficacy of Oblique Lateral Interbody Fusion in Treatment of Degenerative Lumbar Disease[J]. World Neurosurg, 2018.

第十一节　经皮椎间孔镜下腰椎间盘切除术

一、概述

随着手术技术的不断提高和手术器械的改进，椎间孔镜技术使用范围不断扩大，除腰椎外，目前已经应用于颈、胸椎间盘突出的治疗中，但是由于颈、胸病例数量较少，疗效还有待验证。

经皮椎间孔镜技术治疗腰椎间盘突出症具有很多优点，如创伤小、脊柱稳定性影响小、疗效明显等，临床上已经广泛开展。根据入路的不同，椎间孔镜技术可以分为经皮椎间孔入路椎间孔镜下椎间盘切除术（percutaneous endoscopic transforaminal discectomy，PETD）和经皮椎板间入路椎间孔镜下椎间盘切除术（percutaneous endoscopic interlaminar discectomy，PEID）。

二、手术适应证与禁忌证

（一）适应证

适用于各类型的腰椎间盘突出、腰椎管狭窄症、轻度腰椎滑脱、腰椎间盘感染、特殊位置的脊柱脊髓肿瘤等。随着手术技术的提高，椎间孔镜的手术适应证也在不断扩大。

（二）禁忌证

明显的腰椎不稳、多节段退变、大部分脊柱脊髓肿瘤等。

三、麻醉

（一）局部麻醉

适用于多数患者。局部麻醉具有费用低、术中可以与患者交流、及时了解神经根刺激情况、提高手术安全性、术后恢复快等优点，应用较为广泛。但是部分局部麻醉患者术中仍有疼痛不适感，从而降低了手术感受，甚至不能耐受手术。

局部麻醉药物多选择利多卡因和罗哌卡因，麻醉的范围以皮肤、胸腰筋膜和关节突以上关节突为中心，尽可能大范围浸润，以上关节突尖部和基底部为重点。

（二）局部麻醉加静脉复合麻醉

在局部麻醉的基础上静脉增加右美托咪定等药物，可以降低患者疼痛感，改善患者手术中的紧张情绪，是笔者首选的麻醉方式，适用于所有接受局部麻醉手术的患者。

（三）全身麻醉

适用于无法耐受局部麻醉的患者，使患者全程无痛，但是无法了解患者术中感受，不能及时获得神经损伤信息，目前神经电生理监测，可以弥补这方面的缺陷。

四、手术技术

（一）手术体位

体位可选择侧卧位或俯卧位。多选择侧卧位，优点是患者较为舒适，缺点是体位摆放不正，影响到透视图像质量。术前体位摆放要稳定、标准便于手术操作。手术体位不当或患者体质差、不舒适可导致手术风险。体位摆放时要使后背与床面垂直，手术部分的脊柱与床边平行（图 8-11-1）。

（二）机器准备：摆放 C 形臂或 G 形臂

X 线侧位显示双侧上关节突并重叠，保持投射方向与椎间隙平行是穿刺定

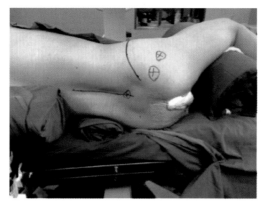

图 8-11-1　**患者体位**

位成功的基础（熟练后摆放 C 形臂可以与穿刺同步进行）。

（三）穿刺点选择

通过旁开棘突距离和离开髂嵴距离来确定穿刺点（图 8-11-2）。旁开棘突距离为腰部侧平面及水平面的交界线，可以在髂嵴与肋缘之间最凹陷处下压皮肤，同时在躯干背侧于水平面方向压紧皮肤，二者垂直相交，交点与皮肤相接触的点为测量点，测量该点与棘突连线的垂直距离，即旁开棘突距离；大多数患者双侧髂嵴最高点连线平 L4/5 椎间隙，离开髂嵴距离一般选择在体表离开髂嵴最高点 4cm，这种方法确定的穿刺点为 L4/5 的穿刺点。L3/4 的穿刺点旁开棘突距离要减少 2cm，离开髂嵴距离约 8cm；L5/S1 的穿刺点旁开距离要增加 2cm，离开髂嵴距离约 1.5cm。另外一种定位点确定方法是在正位和侧位 X 线透视下分别标记出穿刺线，交点即为穿刺点。

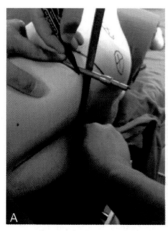
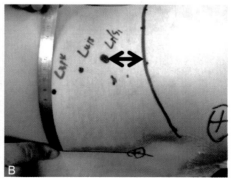

图 8-11-2　**卡压确定旁开中线距离（A），根据所做椎间盘节段确定距髂嵴距离（B）**

（四）手术步骤

1. 穿刺针穿刺（与注射麻药同时完成），上关节突尖为最佳穿刺点（图 8-11-3）。

2. 置入导丝，切开皮肤约 8mm。

3. 扩张器逐级扩张软组织及肌肉。

4. 取出扩张器，沿导丝置入定位器。

5. 锤入定位器，突破关节突，达椎体后缘（图 8-11-4）。

6. 逐级骨钻扩孔，一般扩张至 8～9mm，可置入工作通道。

7. 置入扩张器，沿扩张器放入工作通道，拔出导丝及扩张器，穿刺完成（图 8-1-5）。

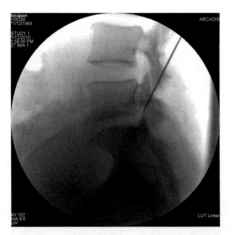

图 8-11-3　穿刺针穿刺，定位在上关节突

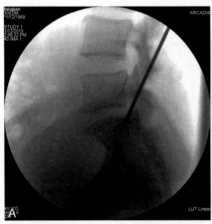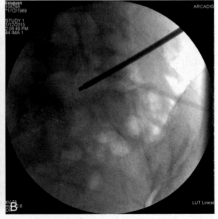

图 8-11-4　A. 侧位 X 线片，定位器穿过关节突，到达椎体后缘；B. 正位 X 线片，定位器尖到达棘突连线

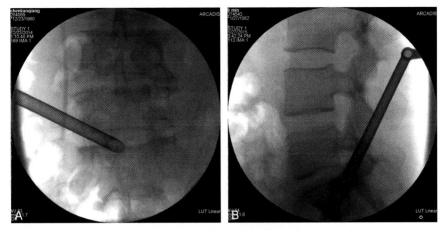

图 8-11-5　**工作通道理想位置**

A.正位 X 线片，工作鞘头端接近棘突连线；B.侧位 X 线片，工作鞘头端位于下位椎体的后上缘

8. 开始镜下操作：刚放入镜子时，镜下的解剖结构是杂乱无章的，充满血和碎屑，反复冲洗之后，视野逐渐清晰。不能分辨解剖结构时，不要轻易用钳子盲目钳夹组织。

9. 吸引器吸出碎屑并显露关节面及黄韧带：显露上关节突磨削关节面及黄韧带，找到基准点，明确局部解剖关系。

10. 突出椎间盘的切除及行走根的显露：在明确解剖结构后，开始在神经根的腹侧做椎间孔韧带清理，此时可以显露突出的椎间盘，切除突出的椎间盘，随着手术的进行，逐步显露神经根（图 8-11-6）。

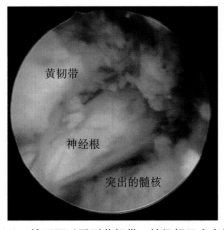

图 8-11-6　**镜下可以看到黄韧带、神经根及突出的髓核**

11. 致压物的彻底清除：完成突出髓核的初步切除后，将套筒向尾端移动，做侧隐窝致压物的切除。椎间孔镜进入二区及一区，由尾端向头端做行走根腹

侧致压物的清理。

12. 椎间隙探查：在椎管内的清理完成后，探查椎间隙，取出松散的间盘组织。用射频电刀电凝纤维环。

13. 彻底检查神经根减压情况：此时神经根充分减压后周围有充足的空间，神经根表面血管充盈，硬膜囊搏动明显，直腿抬高试验时可见神经根滑动（图 8-11-7）。

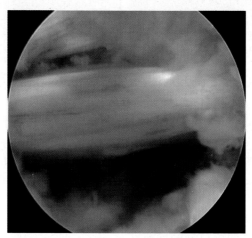

图 8-11-7　神经根减压完成时镜下图像，神经根周围空间充足，神经根表面血管充盈

14. 结束手术：拔除镜子及工作套筒，黏合切口或缝合一针。

五、手术要点

1. 要特别注意胸腰筋膜和关节突的局部麻醉，否则在扩张肌肉和椎间孔成形时会出现难以忍受的疼痛。

2. 建立通道时，一定要询问患者的感受，如果患者出现下肢的麻木和放射性疼痛，一定不要盲目操作，要结合影像学的检查，分析原因，及时调整穿刺或扩孔方向。

3. 不必刻意显露出口神经根，除非术前患者有出口根受压症状或术前影像学资料显示出口根有受压表现。显露出口神经根时，一般只显露出脂肪组织即可，无须完全显露出口根。

4. 因为椎间孔头端有出口神经根及伴行的动静脉，容易出血，建议首先清理尾端，遵循最后清理头端的顺序。

5. 遇到电凝无法控制的出血时，可以增长冲洗盐水的压力，静置几分钟，出血一般可以停止。

6. 长期卧床不利于患者恢复，鼓励患者早下床、早活动。

六、手术并发症

（一）神经根损伤

神经根损伤是较为严重一种并发症，患者会出现相应神经支配肌肉的瘫痪，症状恢复一般需要 6 个月以上，甚至无法完全恢复。神经损伤多发生在建立工作通道、剥离与神经粘连的髓核时。术者术前要充分了解脊柱的解剖特点和神经根的走向和变异，熟悉镜下解剖结构和方位，在安全三角范围操作。另外，术中一定要注意患者的主观感觉，患者出现神经刺激症状时，要及时调整手术方案。

（二）硬膜囊损伤

出现硬脊膜损伤时，可引起假性脑脊膜膨出、脑脊液外漏或脑脊膜炎，这些并发症具有潜在的危险性。通常情况下硬膜小的破口都无须处理，可自行愈合。若有明显脑脊液漏而无法控制，需转开放手术修补。

（三）类脊髓高压综合征

术中硬膜囊破裂后，患者出现肢体麻木、肛周会阴区麻木、心率和血压升高、烦躁、濒死感等症状。类脊髓高压表现出现时，应迅速降低冲洗生理盐水压力，降低冲洗液悬挂高度，可增加吸引器功率，加大抽吸力，以减小椎管内压力，尽快完成或停止手术。

（四）椎间隙感染

椎间孔镜手术感染发生率较低，与手术操作、手术器械的消毒是否达标密不可分。术后感染的患者，静脉足量使用抗生素 3 周以上。必要时行再次手术镜下清除感染灶，抗生素反复冲洗。

（五）术后反应痛

患者术后出现腰痛、腿痛，一般持续 1～3 周，对症治疗后多可自行缓解。

七、预后

椎间孔镜手术的手术效果良好，报道的总有效率为 72%～94%，平均85%，与开放手术无明显差异。椎间孔镜手术的复发率为 5.7%，高于开放手术的 2.9%，这与椎间盘切除范围、松动髓核的残留等因素有关，随着手术技巧的提高，复发率也在逐渐下降。

（王作伟）

参 考 文 献

白一冰 . 椎间孔镜 BEIS 技术操作规范 [M]. 2015 年 . 北京：人民卫生出版社 : 26-28.

斯皮瓦克，康诺利 // 韦峰，脊柱外科学 [M]. 第 3 版 . 北京：北京大学医学出版社 , 2013.

王作伟 经皮椎间孔镜技术治疗腰椎间盘突出症：椎间孔入路和椎板间入路的对照研究 [J]. 中华神经外科杂志 , 2016.

Chen P, Hu Y, Li Z, Percutaneous endoscopic transforaminal discectomy precedes interlaminar discectomy in the efficacy and safety for lumbar disc herniation[J]. Biosci Rep, 2019, 39(2).

Hoogland, T. Transforaminal posterolateral endoscopic discectomy with or without the combination of a low-dose chymopapain:a prospective randomized study in 280 consecutive cases[J]. Spine (Phila Pa 1976), 2006, 31(24): E890-897.

Ruetten, S. Full-endoscopic interlaminar and transforaminal lumbar discectomy versus conventional microsurgical technique:a prospective, randomized, controlled study[J]. Spine (Phila Pa 1976), 2008, 33(9): 931-939.

Yeung AT. Tsou PM, Posterolateral endoscopic excision for lumbar disc herniation:Surgical technique, outcome, and complications in 307 consecutive cases[J]. Spine (Phila Pa 1976), 2002, 27(7): 722-731.

第十二节　脊髓肿瘤切除术

一、概述

脊髓髓内肿瘤（IMSCT）仅占所有中枢神经系统肿瘤的 5% ~ 6%。IMSCT 可发生于任何年龄，主要由原发性神经胶质瘤组成，包括室管膜瘤和星形细胞瘤和神经节胶质瘤及血管母细胞瘤。预后和治疗效果取决于肿瘤的组织学诊断。恶性脊髓髓内肿瘤占髓内肿瘤的不到 15%。脊髓髓内转移癌很少见。髓内肿瘤的患者其症状可能是非常轻微，发病隐匿。术前的神经功能缺陷常表明术后存在神经功能缺陷。手术切除是目前明确诊断和治疗的主要方法，应在术中神经电生理监测的指导下进行。辅助治疗包括术后化学治疗和放射治疗，可用于较高级别的胶质瘤，但不是典型的一线治疗。

二、适应证

1. 当患者出现临床症状恶化或神经影像学进展时，为了明确诊断或治疗髓内病变。

2. 进行性感觉或运动缺陷及括约肌功能障碍。

3. 背部局限性疼痛，非机械性疼痛，仰卧位时加剧。

4. 全面检查是否为免疫缺陷和（或）炎性疾病，包括多发性硬化或横贯性脊髓炎在内，应完全排除这些病变。

5. 合并种植转移或已知高级别肿瘤的患者，不应被视为手术候选者，推荐辅助治疗。

三、手术技术

1. 患者俯卧位，摆放体位时以便使脊柱位于中立位。颈部和上胸部病变的患者应使用三点 Mayfield 头架固定。

2. 应进行行术中神经电生理监测，包括连续体感诱发电位（SSEP）、运动诱发电位（MEPs），并与麻醉医师进行讨论，在麻醉用药上以尽量减少监测信号的干扰为宜。

3. 应常规给予术前类固醇皮质激素，血压监测和广谱抗生素。

4. 手术切口采用后正中切口，骨膜下剥离肌肉。应根据术前神经影像合理设计切口的长度。

5. 骨性减压可采用椎板切除或椎板成形两种方式进行，注意保护侧方的韧带附着点和小关节，以尽量减少术后节段不稳定的发生。

6. 应在硬脑膜切开前进行充分止血，以尽量减少手术中血液倒灌进入硬膜下腔。

7. 在硬膜切开之前，可以采用术中超声确认肿瘤的部位和范围。

8. 应在硬膜中线进行切开，并将硬膜进行悬吊，以扩大对术野的显露并最大限度地减少硬膜外出血的倒灌。

9. 术前有明显局部疼痛的患者可能处于椎管内压力增高的状态，在硬膜切开时可能有脊髓从切口疝出的风险。一旦发生脊髓疝出，应及时进行瘤内减压，来降低椎管内压。

10. 蛛网膜切开后，可以使用小血管钛夹将其固定在硬脑膜边缘。

11. 进行脊髓切开时应尽量减少对神经组织的损伤。如果肿瘤是弥漫性生长，则选择脊髓后正中沟切开以减少对脊髓后柱的损伤（图 8-12-1）。如果肿瘤在侧面生长，则可以沿着一侧背外侧沟进行脊髓切开术。

12. 可以通过检查双侧背根入口区域的中点或通过汇入后正中沟的血管的来判断确定脊髓的后正中切开位置。

13. 如果在脊髓背部表面不能辨别肿瘤，那么可以利用枪状双极钝性张开分离脊髓组织，直到肿瘤清晰可见。

14. 软膜缝线悬吊可用于提供轻柔的牵引力，但这种操作通常会在脊髓后索施加额外的牵引力，并可能导致术后脊髓组织的损伤。

15. 应立即对切下的病变组织进行冷冻切片的病理分析。低级别病变应该积极切除，而高级别肿瘤应该只进行小范围的切除，因为高级别肿瘤都需要术后辅助治疗。

16. 肿瘤切除范围取决于肿瘤与正常脊髓组织之间的界面（图 8-12-2、图 8-12-3），或根据术中神经电生理监测的情况决定。

17. 手术期间术中电生理检测显示 MEP 的丢失与暂时性的运动功能障碍有关。而 MEP 下降超过基线的 50% 可能会导致永久性运动功能障碍。

18. 肿瘤切除可以采用肿瘤内部减压切除的方式进行，以减少对周围正常脊髓组织的损伤。手术切除是可以通过吸引器或超声乳化吸引的方式进行。

19. 手术结束时应利用生理盐水进行大量冲洗，以确保所有出血均已停止。应避免对脊髓前动脉或其分支的电凝，减少脊髓的损伤。

20. 必须水密缝合硬脊膜，可以使用 5-0 Prolene 缝合线连续缝合关闭硬膜。

21. 利用硬膜补片或自体筋膜修补，可以扩大硬膜囊。尤其是有放疗病史

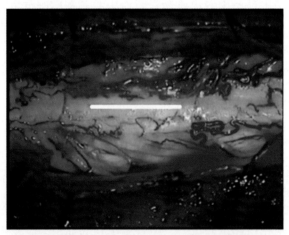

图 8-12-1 脊髓中切开，白线为切开处

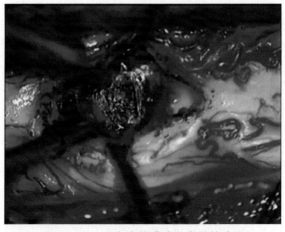

图 8-12-2 分离室管膜瘤和脊髓的边界

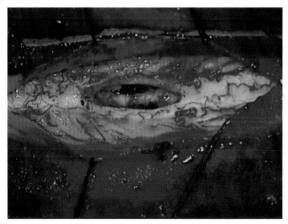

图 8-12-3　肿瘤切除后的残腔

或难以修复的硬膜缺损的患者。

22. 硬脑膜黏合剂的使用可能引起占位效应，在椎板成形术时应谨慎使用。

23. 椎板成形时可用钛板和螺钉固定，而且椎板成形术可以降低术后脑脊液（CSF）漏的发生。

四、并发症

1. 可能发生的神经功能损伤，包括运动、感觉和括约肌功能障碍。

2. 后正中线脊髓切开时，可能导致严重的本体感觉障碍。

3. 脑脊液漏和相关的脑膜炎。

4. 切口裂开及引起的切口感染。

5. 可能发生椎板切除术后的脊柱后凸畸形，该并发症的发生率在长节段椎板切除术的患者、儿童和围术期放疗的患者中更高。

6. 高颈髓病变的患者可能导致术后膈肌麻痹和通气困难，可能需要行气管切开术或留置胃管。

五、术后护理

1. 为避免术后 CSF 漏，应采取预防措施以尽量减少对手术切口的压力。颈部或颈胸交界区病变的患者术后应该抬高床头。胸腰椎或腰骶部病变的患者术后应保持平卧 24 ~ 48h。

2. 围术期使用类固醇激素与否，可根据对术后脊髓水肿的判断和病理诊断决定。

3. 术后如需 MRI 检查，应在手术后最初 48h 内完成。

4. 肢体康复锻炼对于具有深感觉障碍的患者也至关重要，即使患者的下肢肢体运动功能完好。

5. 围术期下肢深静脉血栓（DVT）的预防非常重要，应考虑使用下肢抗血栓弹力袜（TED），以及围术期的皮下肝素使用。

6. 术前应充分预判患者括约肌功能障碍的发生，并在手术后保留 Foley 导尿管，直到患者可以下床走动为止。

7. 可根据术后的病理学结果选择化疗或放射治疗等术后辅助治疗，并应考虑咨询肿瘤科和放疗科医师。

8. 术后的辅助放疗和（或）化疗应该延迟到直至切口愈合，通常在术后 3 ～ 4 周后。

六、预后

患者术后肿瘤无进展生存期的长短依赖于肿瘤的病理分级和切除范围。术前患者的神经功能状态与术后神经功能改善程度密切相关。术前运动功能障碍较严重的患者术后更有可能出现神经功能障碍加重，并且不太可能有明显的恢复。术前有感觉障碍的患者在术后最初 3 个月内将出现明显的症状改善。然而，术后神经功能恢复的时间过程可能需要 1 ～ 2 年。

七、手术要点

1. 手术应仅在下述情况下选择：患者神经功能下降、大的囊肿或空洞形成或影像学复查时肿瘤明显进展。

2. 术前与患者充分沟通，就可能的术后神经功能缺陷或相关并发症进行充分讨论至关重要，因为大多数患者术后会出现一定程度的脊髓后索功能障碍。

3. 术中神经电生理监测应包括 SSEP、MEP。

4. 椎板成形术可能有助于降低发生术后脑脊液漏的风险，但对预防椎板切除术后的后凸畸形发生没有帮助。

5. 肿瘤周围的囊性成分不需要切除减压，因为这些囊肿通常是非肿瘤性的。在出现脊髓疝的情况下，囊肿开放释放囊液有助于降低肿瘤内压力。

（王兴文）

参 考 文 献

Delia Cannizzaro, Cristina Mancarella, Davide Nasi, et al. Intramedullary spinal cord tumors:the value of intraoperative neurophysiological monitoring in a series of 57 cases from two Italian centres[J]. J Neurosurg Sci, 2019, Epub ahead.

Dino Samartzis, Christopher C Gillis, Patrick Shih, et al. Intramedullary spinal cord tumors:part II-Management options and outcome[J]. Global Spine J, 2016, 6 (2) :176-185.

Dino Samartzis, Christopher C Gillis, Patrick Shih, Intramedullary spinal cord tumors:part

I-Epideminology, pathophysiology, and diagnosis[J]. Global Spine J, 2015, 5 (5) :425-435.

John Ogunlade, James G Wiginton, Christopher Elia, et al. Primary spinal astrocytomas:A literature review[J]. Cureus, 2019, 11 (7) :5247.

Kirsty R Hamilton, Sharon Si Lee, James C Urquhart., et al. systematic review of outcome in intramedullary ependymoma and astrocytoma[J]. J Clin Neurosci, 2019, 63 :168-175.

Lawrence F Borges. Spinal intramedullary ependymoma:surgical approach and outcome[J]. J Neurosurg Sci, 2018, 62 (1) :51-62.

Matthew K Tobin, Joseph R Geraghty, Herbert H Engelhard, et al. Intramedullary spinal cord tumors:a review of current and future treatment strategies[J]. Nurosurg Focus, 2015, 39(2): 14.

N Svoboda, O Bradac, P de Lacy, et al. Intramedullary ependymoma:long-term outcome after surgery[J]. Acta Neurochir (Wien), 2018, 160 (3) :439-447.

Sherif Rashad, Amr Elwany, Ahmed Farhoud. Surgery for spinal intramedullary tumors:technique, outcome and factors affecting resectability[J]. Neurosurg Rev, 2018, 41 (2): 503-511.

Syed Khalid, Ryan Kelly, Adam Carlton, et al. Adult intradural intramedullary astrocytomas:a multicenter analysis[J]. J Spine Surg, 2019, 5 (1) :19-30.

第九部分

手术并发症预防及处理

第一节　硬膜损伤与脑脊液漏

硬膜损伤与脑脊液漏是脊柱手术后常见的并发症。据文献报道，脊柱手术后硬膜损伤、脑脊液漏的发生率为 1% ~ 17%。硬膜损伤、脑脊液漏可导致低颅压性头痛，切口延迟愈合，若未及时处理，可进一步引起硬脊膜假性囊肿、椎管内感染甚至颅内感染，严重危及患者生命。因此，早期识别硬膜损伤和脑脊液漏，并采取积极、有效的处理措施是治疗此并发症的关键。

一、病因

在脊柱手术中，意外损伤是脊柱手术硬膜损伤和脑脊液漏最常见的原因。当骨化的颈椎后纵韧带或胸椎黄韧带与硬膜粘连较重，甚至硬膜出现骨化，在切除后纵韧带或黄韧带骨化物及松解粘连的操作过程中极易损伤硬膜（图 9-1-1）。椎体边缘增生的骨赘突出的椎间盘组织与硬膜发生粘连，术中在椎板切开或椎间盘切除时也会意外损伤紧密粘连的硬膜。术中止血不彻底或患者本身原因导致出血较多，视野不清，操作时容易误伤硬脊膜。对于脊柱及椎管内肿瘤，若肿瘤组织与硬脊膜发生粘连或肿瘤组织侵犯硬膜，术中可出现硬膜大面积缺损。脊柱术后翻修手术，硬膜与周围组织粘连导致解剖结构不清，翻修手术时损伤硬膜的可能性明显增加。

术后的一些因素同样可引起硬膜损伤及脑脊液漏。如术中的碎骨块未能及时清除，可能在术后刺破硬膜。术后患者咳嗽、便秘等因素导致胸腔和腹腔压力增高，致硬膜囊内压力骤然增加，术中受损但尚未破裂的硬膜或术中经修补的硬膜因突然增加的囊内压而被撑开。

病例：39 岁男性，主诉上肢麻木疼痛，术前 CT 提示 C2 ~ 5 连续型后纵韧带骨化（B）轴位 CT 提示骨化物呈宽基底，伴 C 征及分层考虑存在硬膜囊骨化，行颈椎前路椎体次全切除 + 钛笼置入 + 钛板内固定术，术中切除骨化物后，出现大面积硬膜缺损，但蛛网膜保持完整，无大量脑脊液漏，术中采用人工材

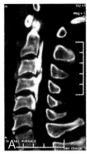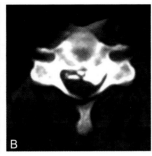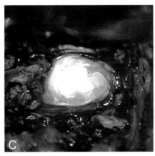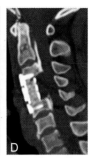

图 9-1-1　A. 术前 CT 提示 C2 ～ 5 连续型后纵韧带骨化；B. 轴位 CT 提示骨化物呈宽基底，伴 C 征；C. 术中大面积硬膜缺损，蛛网膜保持完整；D. 术后 CT 提示减压充分，椎体前方无液体积聚

料进行覆盖修补，术后 CT 提示减压充分，椎体前方无液体积聚。

二、诊断

硬膜受损之后，立即进行修补十分重要，这就要求在能够快速而准确的发现受损的硬膜。硬膜损伤既可表现为术中明显的脑脊液漏出或硬膜外出血过多、囊壁塌陷，也可表现为术后姿势性头痛或持续引流出清亮的脑脊液。术后若出现姿势性头痛，引流液或切口渗出液为淡红色血性液或清亮液体，术区引流出大量淡红色血性液体或清亮液体，切口及其术区周围皮下积液，穿刺抽出积液呈淡红色血性液体或清亮液体，均可考虑为脑脊液漏存在的客观证据。影像学可以检测术中、术后脑脊液漏，MRI 可提示是否存在假性脊膜膨出，CT 脊髓造影可对脑脊液流出动态实时进行显像。

三、术中硬脊膜损伤的处理

术中硬膜损伤是导致术后脑脊液漏的直接原因，因此在脑脊液漏风险高的手术中，应极为注意，防止硬膜破裂损伤。若术中出现硬膜损伤，积极修复受损的硬膜是预防脑脊液漏的关键。术中一期修补已经被认为是术中硬膜破裂的最佳治疗方式。在硬脊膜修补中，应扩大椎板切口，显露足够的术野，以免修补时操作难度大导致修补不充分，甚至造成新的硬脊膜或周围组织损伤。修补硬脊膜的具体方法：用 6-0 的缝线直接行撕裂口连续缝合或边距 1mm、针距 2 ～ 3mm 间断缝合。除了直接缝合，胶原蛋白、纤维蛋白胶等封闭剂也被证实有效。对于硬膜囊缺损较大或张力较大无法缝合时，可使用硬膜补片、脂肪、筋膜或肌肉进行修补（图 9-1-1）。是否需要在筋膜下放置引流尚有争议，笔者提倡一期修复，筋膜下放置引流，卧床休息 1 ～ 3d。

四、术后脑脊液漏的处理

在硬膜直接修补过程中，即使缝合十分严密，术后仍可能有脑脊液漏的出现。因此，脊柱手术术中均需放置引流，以便术后每日记录引流量及颜色，发现问题及时处理。目前，治疗脊柱术后脑脊液漏的方法主要有体位调节及切口加压包扎、延长引流时间并间断夹闭引流管、腰大池置管引流及硬膜外血斑修补等方法。局部加压和体位调节已被证实可以防止假性脊膜膨出的发生。切口加压包扎可平衡硬脊膜破损处的内外压差，使破口关闭，促进硬脊膜损伤处组织的愈合。体位调节由于需一直维持某种特殊体位，多数患者一般不能耐受，因此体位调节和切口加压包扎只适合脑脊液漏量不大（引流量＜100ml/d）、身体情况良好、无腹压增高和无严重心肺疾病的患者。间断夹闭引流管，可通过减少硬膜内外压力差，使损伤的硬脊膜裂口关闭。腰大池置管引流可有效降低蛛网膜下腔内压力，使破裂的硬膜张力减低，有利于其自行修复，同时由于压力的下降，硬膜血供得到改善，组织营养充足，从而促进硬脊膜修复。每日 120 ～ 360ml 的腰大池引流，连续 3 ～ 5d，可妥善处理 90% ～ 92% 的患者（图 9-1-2）。硬膜外血斑修补法也是一种治疗术后脑脊液漏的非手术方式。该方法的原理是通过注入硬膜外腔的自体静脉血，在硬脊膜损伤处形成血凝块，从而实现对破损口的封堵。硬膜外血斑修补法步骤简单，但是仍然应谨慎进行操作，注射血液时需注意有无阻力并严密观察患者有无任何不适。

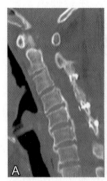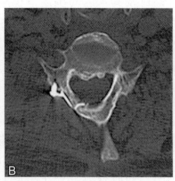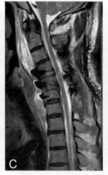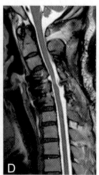

图 9-1-2　A、B. CT 提示 C4 ～ 6 连续型后纵韧骨化；C. 术中硬膜完好，椎前液体聚积考虑脑脊液漏；D. 腰大池引流术后，颈前液体消失

病例：51 岁男性患者（图 9-1-2A、B）CT 提示 C4 ～ 6 连续型后纵韧带骨化，宽基底、K 线阴性，既往椎板成形手术史，入院后行颈椎前路椎间盘切除 + 融合器置入 + 钛板内固定术，术中未发现硬膜缺损，但术后患者出现无症状颈前包块，磁共振提示椎前液体积聚，考虑脑脊液漏。患者行腰大池引流术，保留腰大池引流 8d 后拔除，出院 3 个月后复查磁共振，颈前液体聚积消失，提示脑脊液漏治愈。

五、结论

术中硬膜损伤及术后脑脊液漏是脊柱手术中比较常见的并发症。预防术中硬膜损伤是关键。若出现硬膜损伤，早期识别并及时修复，患者有较好的预后。绝大多数情况下，一期修补硬膜，卧床休息，具有较高的成功率。若术后引流较多，低颅压头痛，筋膜下或皮下化验提示脑脊液，应怀疑存在硬膜损伤。术后体位调节及切口加压包扎、延长引流时间并间断夹闭引流管、腰大池置管引流及硬膜外血斑修补等方法均可取得较为理想的效果。若保守治疗仍失败，应行手术修补漏口。据目前研究来看，硬脊膜的各种修补方法在临床应用中均取得了较好的治疗效果，但同时也都存在着各自的不足，术者可根据术中情况及自身对处理方式的熟练程度来选择修补方法。

（杜越崎）

参考文献

吴浩，齐猛，菅凤增. 颈椎后纵韧带钙化前路手术并发脑脊液漏的处理策略 [J]. 实用医院临床杂志, 2015, 3: 4-6, 7.

Du YQ, Duan WR, Chen Z, et al. Risk Factors and Management of Dural Defects in Anterior Surgery for Cervical Ossification of the Posterior Longitudinal Ligament[J]. World neurosurgery, 2018, 111:527-538.

Espiritu MT, Rhyne A, Darden BV II. Dural Tears in Spine Surgery[J]. Journal of the American Academy of Orthopaedic Surgeons, 2010, 18(9):537-545.

Khan MH, Rihn J, Steele G, et al. Postoperative management protocol for incidental dural tears during degenerative lumbar spine surgery-A review of 3, 183 consecutive degenerative lumbar cases[J]. Spine, 2006, 31(22):2609-2613.

Yoshihara H, Yoneoka D. Incidental dural tear in spine surgery:analysis of a nationwide database[J]. European Spine Journal, 2014, 23(2):389-394.

第二节　脊柱手术后感染

脊柱术后手术部位感染是脊柱术后潜在的严重并发症。尽管随着抗生素的发展、手术技术和术后管理的不断进步，术后感染的发生率较前明显下降，但脊柱术后手术部位感染仍然会影响脊柱手术患者的预后，增加患者假关节形成、遗留神经症状、慢性疼痛、脊柱畸形甚至死亡的风险。

一、发病率

手术部位感染是最常见的医院获得性感染，常发生在术后早期。文献报道，脊柱术后感染的发生率差异很大，从 0.7% ~ 16%。不同类型的脊柱手术的侵袭性不同，术后感染的风险也不同。微侵袭性手术，如椎间盘切除术，术后感染发生率较低；而侵袭性较大的手术，如融合内固定手术，术后感染发生率较高。除了侵袭性外，内固定器械在术后感染的发生发展中也起着重要的作用。内固定器械能引起刺激局部软组织，导致局部炎症和血清肿的形成，从而为微生物的生长提供了温床。细菌形成的多糖被膜可促进细菌黏附在内固定器械表面，并形成抵御抗生素的屏障。最后，内固定金属的沉着，导致肉芽肿形成，为细菌定植提供媒介。

二、分类

从解剖学角度看，手术部位感染可分为浅表感染和深层感染。浅表感染仅局限于皮肤或皮下组织，不累及筋膜。深层感染累及筋膜和（或）肌肉。浅表感染表现为疼痛、红肿、发热、渗液，但缺乏全身症状和体征。椎间盘炎、骨髓炎或硬膜外脓肿被认为是深部感染发展的结果。

按时间顺序，发生在术后 3 周内的感染称为早期感染，发生在术后 3 周以上的手术部位感染称为晚期感染。另外，区分成人感染和儿童感染也十分重要。

三、危险因素

脊柱术后手术部位感染的发生发展受多种因素的影响，其影响因素可分为可变因素、与患者相关因素及不可变因素三类。所谓不可变的危险因素包括患者的年龄（> 70 岁）、ASA 评分和身体状况，其中重要的因素有糖尿病、心血管疾病、肥胖、吸烟、恶性肿瘤、类固醇使用、既往腰椎手术、营养状况、慢性阻塞性肺疾病、免疫能力低下等。患者的营养状况应被视为一个独立的危险因素。低白蛋白水平和低白细胞计数被认为是感染的危险因素，提示免疫力低下。而手术时间、估计出血量、输血、置入内固定、分期手术、融合节段数量、患者在麻醉恢复单元的停留时间和术前住院时间则是重要的可变因素。

Koutsoumbelis 等的研究表明，术中手术室中人员数量，特别是护士的数量，是感染的危险因素。但并不是所有的危险因素都可以消除，因此医院获得性感染的风险也无法降低至零，但术前改变可变因素，可以降低患者的整体风险，从而改善患者的预后。

四、微生物学

脊柱手术后的手术部位感染，最常见的微生物是金黄色葡萄球菌。表皮葡萄球菌和肠球菌在术后感染中也越来越常见，免疫力低下的患者可出现低毒力致病菌感染。在过去的几年里,其他种类的微生物,特别是革兰阴性菌相对增加。有研究表明,常规预防性使用抗生素已经改变了术后脊柱感染的细菌谱。

五、诊断

白细胞计数作为诊断脊柱感染的指标并不可靠。红细胞沉降率、C 反应蛋白(C-reactive protein,CRP)等炎症指标对脊柱感染的诊断更有意义,但必须结合术后的时间对指标进行解释。一般情况下,术后 6 周内经细胞沉降率可持续升高,而 CRP 在术后 2 周内可恢复正常。因此,CRP 是诊断脊柱术后感染更为敏感的指标。皮肤细菌培养或引流液细菌培养,都不能可靠地确定感染病原体。有学者已经提出了将切口穿刺作为一种早期诊断感染的方法。然而,术中组织培养仍是明确术后感染致病微生物的金标准。

六、影像学表现

脊柱平片很少用于早期感染的诊断。在椎间盘炎的情况下,可有椎间盘高度丢失和终板侵蚀的表现。磁共振成像(MRI)是诊断脊柱术后感染最有用的检查手段(图 9-2-1)。在怀疑感染时,应进行增强 MRI 检查提高诊断的准确性,然而结果必须根据术后时间长短进行解释,因为手术和其他潜在的情况可能会引起类似的影像学表现,如非感染性原因引起的组织水肿等。术区积液伴边缘强化、硬膜外积液增多、骨破坏、骨髓信号改变均提示可能存在感染。如果怀疑脊柱内置入物感染,早期进行计算机断层扫描(CT)可发现置入物周围的透明带。

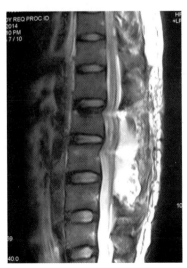

图 9-2-1　腰椎核共振 T_2 加权像显示术区积液,局部软组织结构混乱,穿刺证实为局部积脓

七、预防

脊柱外科术后感染的一系列预防措施，其目的在于尽可能减少前面所提到的可变危险因素的发生。首先，基于术后感染风险选择手术方式至关重要；因此，在可能的情况下应采用侵袭性较小的方法。对于内固定的使用也应采取同样的理念。建议在围术期积极治疗合并的其他部位感染，以减少术后感染的发生。随着围术期预防性抗生素的常规使用，已经将脊柱术后感染控制到了 6% 以下。

通常使用头孢菌素作为预防性抗生素，对这类药物过敏的患者，万古霉素、克林霉素或环丙沙星也是有效的替代药物。研究表明，围术期抗生素的使用可使椎间盘切除术后感染风险降低 10 倍，对于使用内固定的患者，术后感染率也大大降低。

Rubinstein 等的一项研究认为，在脊柱手术围术期中使用预防剂量的头孢唑林并不会降低术后感染的发生率，但会降低最终发生感染的严重程度。也有其他学者表示，围术期过度预防性应用抗生素，有产生细菌耐药性的风险。在预防术后感染中，手术室的无菌操作尤为重要。在手术部位存在 10^5 个以上的细菌，临床感染才有可能出现。人们普遍认识到大多数术后感染是细菌直接在术区种植的结果，因此需要术中注意严格的无菌操作技术。手术的侵袭性和复杂性也直接关系到术后感染的发生率。

不同的辅助措施被用来降低术后感染的发生率，如局部应用抗生素和消毒剂或术中放置引流管。术中局部使用万古霉素粉末是降低术后脊柱切口感染发生率的有效预防措施。文献表明，局部辅助应用万古霉素散可明显降低胸腰椎后路内固定融合术后切口感染率，且具有统计学意义。Cheng 等也报道了术中使用稀释碘伏溶液灌洗对于预防脊柱手术的术后感染的疗效。预防性引流术在脊柱外科手术中很常见。术后引流使用的优势包括可引流术区血液和血清，从而降低切口感染和切口裂开的风险。与这一普遍接受的原则相反，Brown 和 Brookfield 等发现，放置或不放置引流管在脊柱手术中并没有差异。在北美脊柱协会基于循证医学的脊柱外科抗生素预防指南中，并不建议在单节段脊柱手术使用引流管作为降低感染率的手段。

术前备皮时刮除术区体毛是非常常见的做法，然而 Celik 和 Kara 对切口部位的备皮是否可以降低感染风险存在质疑，他们通过比较 789 例患者发现，接受术前备皮的患者比没有接受的备皮患者有更高的感染率。术前备皮会导致术区皮肤屏障功能破坏，术区的微损伤增加了细菌定植的机会，提高了术区感染的风险。

八、治疗

脊柱手术后感染患者的管理具有挑战性，患者往往需要长期住院，使用抗生素治疗，甚至需要切口清创引流甚至内固定器械移除。早期识别、清创引流和根据培养结果使用抗生素治疗是脊柱术后感染的常用治疗方案。

通常情况下，在深部切口感染确诊后，患者应立即在全身麻醉下行彻底清创，若组织没有坏死且在清创结束时组织较为洁净，则切口可放置负压引流，并可闭合切口。如果清创后的组织仍较为污秽，则切口应暂时填塞，并在 2～4d 重新清创。若术后感染延迟 > 37 周，内固定术后的脊柱已较为坚固，此时已经可以移除内固定。

深部切口感染常需要长期抗生素治疗。许多学者认为，感染切口应根据细菌培养结果来指导静脉抗生素的使用。Weinstein 等认为，虽然需根据细菌培养确定抗生素的种类，但通常脊柱厌氧菌感染含有多种微生物，需静脉使用抗生素治疗，因此应使用万古霉素或甲硝唑等广谱抗生素进行至少抗感染治疗 6 周。抑菌性抗生素包括复方磺胺甲噁唑等，但这种抑菌性抗生素对敏感的金黄色葡萄球菌和大肠埃希菌是不必要的。

近年来，真空辅助切口闭合疗法（VAC）和闭式灌洗系统在感染创面的临床治疗中越来越普遍，可大大加快创面的愈合过程。Rohmiller 等认为，持续负压冲洗装置的出现极大地改变了术后切口感染的管理，他报道了 28 例术后深部切口感染患者，应用清创术和持续冲洗吸引系统，使用无菌生理盐水，未添加抗生素，所有感染切口 4d 内均治愈。Labler 等研究结果表明，VAC 装置可以不断地清除创面内的液体，从而抑制有丝分裂、蛋白质合成和成纤维细胞胶原蛋白合成，并防止其在创面内停滞。细胞外液体的排出还能降低组织间压，增加血液流动，从而增加局部营养。他们报道了一组 15 例脊柱术后切口感染病例，采用清创冲洗、静脉抗生素治疗及 VAC 装置治疗，均取得了良好的效果。此外，Mehbod 等使用 VAC 治疗脊柱感染切口，使清创术的次数从之前的 2.7～4.7 次降至 2.2 次。

关于脊柱术后切口感染的情况下内固定装置是否需要取出，仍存在不同意见。Abbey 等建议，只有在多次清创和长期抗生素治疗未能使感染恢复时，才应取出内固定装置。相反，Picada 等认为，在急性感染中没有必要取出固定装置，固定装置应保持原位，直到实现理想的关节固定。

九、小结

在临床工作中，尽管已经采取了各种措施来降低脊柱手术的术后感染的发生率，但脊柱手术的术后感染仍然是较为危险的并发症之一。在脊柱手术后感染的防治过程中，预防感染是其中最重要的环节，我们应仔细分析每例患者的危险因素，尽可能排除可变因素。无论是术后早期还是晚期，医师都应提高警惕，严密观察，一旦出现感染，就应该立即制订并采用相应的治疗策略。治疗的重点是积极的外科治疗和精准的抗生素治疗，以根除感染和限制局部组织及神经的损伤。

（杜越崎）

参 考 文 献

Chen K, Lin JT, Sun SB, et al. Vacuum-assisted closure combined with a closed suction irrigation system for treating postoperative wound infections following posterior spinal internal fixation[J]. J Orthop Surg Res, 2018, 13(1):321.

Pawar AY, Biswas SK. Postoperative Spine Infections[J]. Asian spine journal, 2016, 10(1):176-183.

Pull ter Gunne AF, Cohen DB. Incidence, prevalence, and analysis of risk factors for surgical site infection following adult spinal surgery[J]. Spine (Phila Pa 1976),2009, 34:1422-1428.

Rohmiller MT, Akbarnia BA, Raiszadeh K, et al. Closed suction irrigation for the treatment of postoperative wound infections following posterior spinal fusion and instrumentation[J]. Spine (Phila Pa 1976),2010, 35:642-646.

Weinstein MA, McCabe JP, Cammisa FP Jr. Postoperative spinal wound infection:a review of 2, 391 consecutive index procedures[J]. J Spinal Disord, 2000, 13:422-426.

第三节　脊髓、神经损伤

一、概述

脊髓、神经损伤是脊柱手术最严重的并发症。尽管总体发生率不超过1%，但其造成的后果非常严重，通常会导致严重的症状，甚至瘫痪、死亡。脊柱手术所造成的脊髓、神经损伤多数为手术操作过程中的直接损伤，少部分为术后脊髓、神经生理性损伤。脊髓、神经损伤的风险取决于所执行的手术操作、脊髓或神经根的操作量、脊柱器械的使用和术前脊柱畸形及稳定性的程度。损伤可以是完全的或不完全的，也可以是永久性的或暂时性的。脊髓、神经损伤应本着预防为主的原则，尽一切可能降低发生的风险，而非着眼于损伤后治疗。脊柱手术期间的神经生理监测和导航工具的使用对于降低脊髓、神经损伤的发生率至关重要。

二、脊髓、神经损伤部位特点

（一）枕颈交界区手术

枕颈交界区解剖结构复杂，毗邻脑干、椎动脉及脑神经，脊髓、神经损伤风险较高。此处手术入路有经鼻入路、经口入路及后外侧入路等。该区域手术已发生的脊髓、神经损伤并发症有延髓直接损伤、下脑神经麻痹、椎动脉损伤导致的脑干梗死，并发症多是不可逆的严重损伤。

（二）颈椎手术

颈椎手术常见的神经损伤有脊髓、神经根、脑神经、喉上神经、喉返神经及交感干损伤，前 3 种损伤多为直接损伤，多是不可逆损伤，预后较差。喉上神经、喉返神经、交感干损伤以牵拉损伤居多，多可恢复。

颈椎手术中的脊髓损伤可因麻醉插管时颈椎过伸而引起，这一并发症以老年患者更为多见。颈部交感神经的损伤在临床上表现为霍纳综合征（瞳孔缩小、多汗症和上睑下垂），通常可自行恢复。喉上神经损伤多在前路颈椎间盘切除术中发生，因为喉上神经非常靠近甲状腺上和下血管。颈椎间盘前路切除术也可能会损伤喉返神经，导致声带麻痹。由于喉返神经左右不同的解剖结构，在右侧手术入路中，喉返神经更常受到损伤。颈椎后路手术脊髓、神经损伤发生率不高，通常为直接损伤，可通过仔细操作避免。

（三）胸椎手术

胸椎前路手术，术中如果损伤了根动脉，可能会中断脊髓的血供，导致脊髓缺血。特别是 T3 及 T10 平面，由于侧支循环不良，则会发生脊髓缺血坏死。胸椎后路椎间盘切除、后纵韧带骨化切除风险很大，脊髓损伤导致的截瘫发生率高（10%），原因是脊髓过度回缩造成。应首选前路或其他入路手术，以减少这种情况的发生。

（四）腰椎手术

腰椎间盘手术，可能会造成神经根损伤。损伤原因多因物理损伤、热损伤、缺氧、过度回缩而发生。神经根常由于神经根辨认不足导致，充足的手术光照及显微镜放大视野可减少损伤概率。另外，术中吸引器抽吸也会造成神经根损伤，在靠近神经根的区域应开放侧孔。腰椎间盘切除术后马尾综合征的发生率约为 0.2%。血肿、椎间盘碎片残留和明胶海绵导致压迫腰椎管手术层面的狭窄，是椎间盘切除术后导致马尾综合征最常见的原因。可行椎板切除术以扩大椎管，解除马尾压迫。

三、诊断

（一）症状和体征

脊髓、神经损伤患者术后通常具有明确的症状和体征。彻底查体后，患者感觉、运动与术前相比出现明显变化，尤其是进行性加重者，应立即寻找神经损伤原因，并进一步干预。查体踝阵挛试验有助于早期判断脊髓功能状况，麻醉苏醒期进行踝阵挛试验可早期发现术中脊髓损伤。

（二）影像学检查

脊髓、神经损伤通常无法通过 X 线检查或 CT 进行诊断。MRI 可以发现脊髓水肿、出血及部分神经根挤压，如果出现上述影像学结果，强烈提示出现脊髓或神经损伤。

（三）术中神经电生理监测

使用术中神经电生理监测的目的是实时提示神经功能情况，在出现不可逆脊髓、神经损伤之前提供损伤的信息，并指导进一步干预。对于体感诱发电位，与基线值相比，信号潜伏期改变 > 10% 或幅度下降 > 50%，强烈提示神经功能受损。运动诱发电位使用电刺激或经颅磁刺激进行监测，经颅磁刺激可直接评估皮质脊髓束、神经根功能，敏感性较体感诱发电位更高。信号潜伏期改变 10% 或振幅改变 80% 提示神经功能受损。

四、预防及处理

（一）防范措施

1. 熟悉解剖结构并做好术前预案　脊柱解剖结构复杂，手术种类繁多，不同部位的不同手术入路损伤脊髓、神经的风险均不相同。因此，应熟悉手术目标区域的解剖结构，术前根据实际情况制订个性化的手术预案，对可能发生的脊髓、神经损伤做好防范预案。

2. 维持脊柱稳定性　术前小心摆放体位，保持脊柱力线，维持脊柱稳定性。对于上颈椎手术，一般应使用 Mayfield 头架保证颈椎稳定性，寰枢椎脱位患者还可行颅骨牵引，以保证上颈椎的稳定性。同时也要避免过度牵引，以免过度拉伸脊髓，造成缺血梗死。

3. 精细操作　脊柱手术操作风险很大，对术者操作技术、术中精细经验都要求极高。选择精细的专用手术器械非常重要。吸引器的选择应使用带侧孔的吸引器，靠近脊髓及神经根管区域时应开放侧孔，防止负压过大损伤脊髓、神经。应用磨钻时要特别小心，用棉片将磨头与神经根隔开，可使用"蛋壳"技术，慢慢磨除骨质，避免高温灼伤脊髓、神经要及时喷水降温。使用电凝止血要谨慎，特别是靠近脊髓的部位尤其是单极电凝，避免电流及热量灼伤脊髓、神经。在脊髓、神经根区域止血尽量使用明胶海绵、棉片。无效时可小心使用双极电凝，但要控制电流不可过高。术中应彻底止血再关闭伤口，避免椎管内血肿压迫损伤脊髓。

4. 正确使用内固定器械　脊柱手术中内固定器械使用不当可能损伤脊髓、神经，如椎弓根螺钉置钉时穿入椎管或神经根管，颈椎前路钢板螺钉过长穿透椎体损伤脊髓等。因此，必须选用能够熟练掌握的内固定器械，并在术中反复透视确定钉道，避免损伤脊髓、神经。

5. 神经电生理监测　体感诱发电位（SEPs）、运动诱发电位（MEPs）对于有脊髓、神经损伤风险的脊柱手术，均应使用术中神经电生理监测，实时监测脊髓神经状况。及时发现潜在的脊髓神经损伤，避免造成不可逆的后果。

6. 术中导航设备使用　近年来，术中导航设备的应用大幅度降低了脊柱手术的神经损伤风险，尤其对于寰枢椎手术、脊柱畸形矫形手术置钉过程中，以及半椎体切除、齿状突切除等手术中，使用导航后可实时观察脊柱结构与器械的相对位置，避免损伤脊髓、神经。

（二）处理

1. 术中发现有脊髓、神经损伤迹象，应立即去除导致损伤的因素，如内固定器械，矫正的畸形应复原。立即使用甲泼尼治疗。使用升压药，纠正低血压，维持动脉血压，进而维持脊髓血供，减少进一步损害。对于脊柱不稳定的脊髓损伤患者，应进行内固定，保持损伤部位的力学稳定性，避免移位造成二次损伤。

2. 支持疗法，脊髓、神经损伤术后恢复情况常不明确，损伤程度取决于部位等因素。应做好支持治疗，如呼吸机辅助呼吸、清洁导尿等，可用神经营养药物进行治疗，如神经节苷脂类等。对于神经损伤造成的疼痛，可使用加巴喷丁、普瑞巴林等药物进行治疗。

3. 功能康复锻炼，脊髓、神经损伤后进行规范的功能康复锻炼应在脊髓、神经损伤后尽早开始，早期床旁康复治疗有助于预防合并症，如坠积性肺炎、压疮及尿路感染等。同时康复锻炼可以有效增强患者恢复生活的信心，并改善情绪，提高生活质量。常用的康复锻炼方法有物理治疗、作业治疗、针灸、手法治疗及心理治疗等。可根据患者情况个性化选择一种或多种康复锻炼手段，并由专业康复人员进行指导。

第四节　内置入物松动、断裂、不融合处理

即使近年来脊柱非融合技术快速进步，绝大多数脊柱手术仍为融合手术。在脊柱手术中，良好的骨融合通常是维持临床疗效的必要条件。内固定是脊柱手术重建脊柱稳定性的重要工具，其可为骨融合提供足够的融合时间和生物力学环境。由于脊柱手术的复杂性及内固定器械的多样性，临床上内固定失败的处理仍是一大难题。

不融合定义为骨移植物和椎体或椎板之间缺少骨桥，并且存在可透过 X 线的缺损或移植骨丢失。发生率约 10%。不融合可能导致疼痛等症状，并导致假关节形成，进而导致内固定器械的压力增加及微动，最终导致松动、断裂。

内固定松动、断裂、不融合可能导致内固定移位损伤脊髓、神经根及血管，有时会导致严重的后果甚至死亡。临床上内固定失败多与不融合并发，通常需要翻修手术进行处理，处理的基本原则围绕重建可靠的坚强固定及创造更好的植骨融合条件进行。

一、内固定失败

（一）原因

1. **生理因素**　置入椎体内的内固定器械需要与自体骨之间形成足够的抓持力，对于有代谢性骨病（如骨质疏松症）的患者，螺钉与椎体之间不能形成很好抓持力，易导致内固定松动、断裂。

2. **内固定不当**　脊柱内固定器械种类繁多，更新快速，术前固定方案的选择。受到患者个体因素，脊柱固定节段、长度等影响，尤其对于多节段脊柱手术，如脊柱侧弯矫形术。内固定方案选择不当导致器械某些部位应力过高，进而导致松动、断裂。另外，术中内固定时钉棒的固定紧固程度不足，也会导致内固定失败。多节段的内固定较单节段发生内固定失败的概率更大。

3. **不融合**　约66%内固定失败的原因是不融合。在脊柱手术中，内固定的目的是脊柱暂时固定达到骨融合的生物力学环境，而非永久固定，形成骨融合后内固定便完成作用，时间6～9个月。如超出融合时限，内固定器械便会导致金属疲劳进而松动、断裂。

（二）诊断检查

1. **X线检查**　通过正位线片可发现明显的内固定松动、螺帽脱出、钉棒断裂（图9-4-1）。

2. **CT检查**　需要评估融合情况时可进行CT检查。通过三维CT表面重建也可直观观察到内固定松动、断裂。

3. **MRI检查**　由于内固定器械的金属伪影，MRI不是理想工具。

（三）预防与处理

1. 术前应纠正骨代谢异常，如骨质疏松及高代谢状态。

2. 术前做好内固定方案，所有的内固定手术前都应审慎评估患者个体情况，根据手术部位选用成熟、可靠得到广泛证实的内固定器械。如寰枢椎、颈胸交界区、胸腰交界区关节活动较多，更易发生内固定松动、断裂，这些部位的手术应延长固定节段，充分固定或使用更可靠的固定方案。胸椎由于肋椎关节的存在，胸廓提供了强大的支撑，故内固定失败发生较少。

3. 围术期处理：进行了植骨、融合、内固定术的患者通常需要佩戴外用辅助固定支具作为辅助固定器械，时间可根据不同手术从数日到数月。患者良好

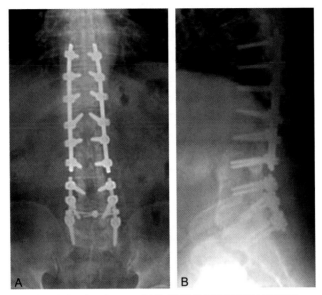

图 9-4-1　A、B.正、侧位 X 线片可见双侧钛棒断裂

的依从性可一定程度上预防内固定失败的发生。

4. 出现内固定松动、断裂时，内固定器械本身没有压迫神经、血管或无不良症状，则可尝试保守治疗，表明骨性融合已完成。如螺钉移位，损伤脊髓或神经根，则需要手术翻修，应立即去除内固定，以防止进一步的损害。

二、不融合

（一）原因

1. 影响骨愈合的因素

（1）年龄：儿童具有最大的骨愈合潜力；通常认为年龄 > 60 岁，骨融合速度减慢，融合率降低。

（2）吸烟：已有较多研究证实吸烟可以显著降低脊柱手术融合率。

（3）放射治疗：放射线可移植成骨细胞增殖，延长融合时间。

（4）营养：营养不良对骨融合有负面作用。

2. 导致不融合的手术相关因素

（1）脊柱稳定性：脊柱内固定的最终目的是提供暂时的稳定性允许与骨融合，通常需要 6 ～ 9 个月。不融合和假关节的出现是手术中持续微动的后遗症。脊柱手术后稳定性不佳通常由于内固定不当导致松动、断裂，进而破坏植骨融合的力学环境，导致不融合。

（2）移植物大小不当：在结构性植骨中，理想的植骨状态为移植物形状与终板完全贴合，移植物高度能够起到支撑作用，一定的应力能够促进植骨融合。如移植物高度不够，一方面可能会导致椎间隙减小、压迫神经根，另一方面可能会导致融合不良。

（3）植骨界面处理：不管结构性还是非结构性植骨，植骨界面均应避免皮质骨完全接触皮质骨。受体植骨床的处理对于融合非常重要。受体植骨床应适当打磨，椎板应去皮质，填充用的碎骨块颗粒不应过大，尽量增大接触面积，同时不能过度去皮质，以免影响骨质结构。植骨面处理不佳也会增加不融合的发生。

（4）植骨材料选择：植骨材料应具有良好的骨诱导性和骨传导性。同时不引起排异反应、没有感染的风险。自体骨是理论上最佳的植骨材料，如果可获得充足的自体骨面，应首选自体骨进行移植。自体骨数量、体积不够，而使用同种异体骨、人工骨，可能会增大不融合的发生率。使用椎间融合器可减少自体骨的使用量，但具有假体沉降等风险。

（二）诊断检查

脊柱手术不融合的诊断是一项具有挑战性的工作。

1. X 线检查　中立位 X 线片检出不融合的敏感性不高，动力位 X 线片中通过测量融合部位活动度可检出部分脊柱不融合，但存在内固定限制活动等使用上的缺陷，并且无法直接评估植骨面的生长情况。

2. CT　诊断不融合的金标准。所有怀疑不融合的患者均应行 CT 评估。通过三维重建，可在矢状位、冠状位直接观察植骨生长情况，并有多种融合评级标准进行评估（如 Brantigan 融合评级）。缺点为部分内固定器械（如钛网）可能会形成伪影，影响骨质观察。

3. MRI　由于内固定器械的金属伪影，MRI 不是诊断不融合的理想工具。

4. 手术探查　如果导致严重症状，并与不融合的特征相吻合，高度怀疑脊柱不融合，而影像学手段无法确切评估融合情况，可行手术探查，可直接发现不融合合并行翻修手术。

（三）预防

1. 术前应考虑患者的年龄、生理状态、合并症、骨代谢紊乱、吸烟等可能阻碍骨融合的因素，并尝试进行干预，尽力逆转这些因素，如术前督促戒烟、停止放射治疗、治疗骨质疏松等。

2. 手术方案制订时应根据患者个体各种检查结果进行个性化分析，谨慎确定手术内固定方案及植骨材料的类型，特别是针对个体节段、融合和固定长度选择。目前已有多种人工骨移植物用于临床，但一般认为，自体骨的融合率仍高于人工骨。骨形态发生蛋白（bone morphogenetic protein，BMP）加入自体骨中已被广泛用作脊柱手术中促进融合的辅助手段，尤其对于不融合后翻修手术或自体骨移植物有限的情况。

3. 对于结构性植骨，术中应尽量使用足够支撑高度的自体骨块或精确匹配的融合器并充填足够数量的自体骨颗粒，以实现更大的骨融合界面面积。对于非结构性植骨，应仔细将植骨床进行去皮质，并覆盖足够厚度的碎骨粒。

（四）处理

对于发生不融合患者，应及时分析原因，进行针对性处理。对于大多数不融合导致的假关节形成，翻修手术是必要的。最佳翻修策略取决于具体的临床情况。

多节段颈椎前路融合术（ACDF、ACCF）单节段不融合的发生率较高，对于假关节形成的患者如移植物没有明显移位，可行后路侧块螺钉固定、融合术，在颈椎后外侧新的植骨面进行植骨，以期获得良好融合。如移植物有明显移位，有来自前路移植物及内固定导致的症状，压迫脊髓、神经或血管，应先行前路翻修手术，进行再次植骨、融合、内固定术。

腰椎手术不融合有多种翻修技术，最广泛使用的为后路原位椎骨、融合、内固定，可通过增大植骨量、使用 BMP、增大植骨面或固定相邻节段等方法获得稳定地固定及更好地融合。

（马龙冰）

参 考 文 献

饶书城, 宋跃明. 脊柱外科手术学 [M]. 北京: 人民卫生出版社, 2007.

胥少汀, 葛宝丰, 徐印坎. 实用骨科学 [M].4 版. 北京: 人民军医出版社, 2014.

Ayers R, Miller M, Schowinsky J, et al. Three cases of metallosis associated with spine instrumentation[J]. Journal of materials science Materials in medicine, 2017, 29(1):3.

Bai DY, Liang L, Zhang BB, et al. Total disc replacement versus fusion for lumbar degenerative diseases-a meta-analysis of randomized controlled trials[J]. Medicine (Baltimore), 2019, 98(29):16460.

Lin EY, Kuo YK, Kang YN. Effects of three common lumbar interbody fusion procedures for degenerative disc disease:A network meta-analysis of prospective studies[J]. Int J Surg, 2018, 60:224-230.

Nagashima K, Koda M, Abe T, et al. Implant failure of pedicle screws in long-segment posterior cervical fusion is likely to occur at C7 and is avoidable by concomitant C6 or T1 buttress pedicle screws[J]. J Clin Neurosci, 2019, 63:106-109.

Park SB, Kim KJ, Han S, et al. Instrumentation Failure after Partial Corpectomy with Instrumentation of a Metastatic Spine[J]. J Korean Neurosurg Soc, 2018, 61(3):415-423.